好命女人靠养

花养女人

花茶、花食、精油 让女人保养得更年轻

熊瑛 主编

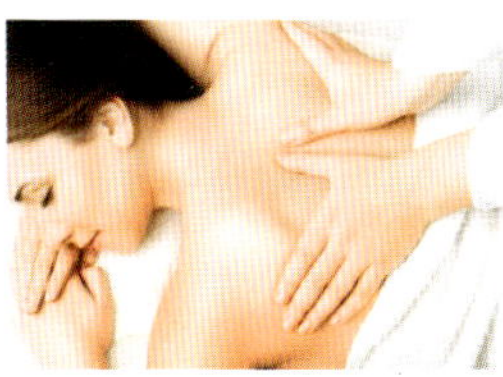
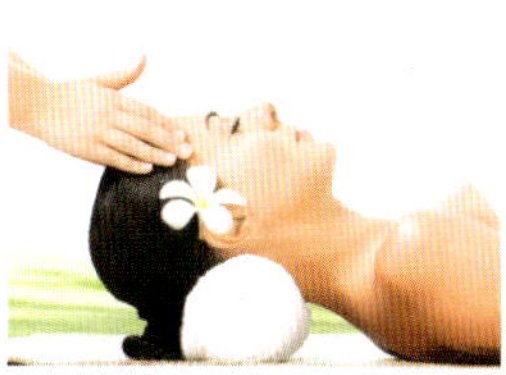
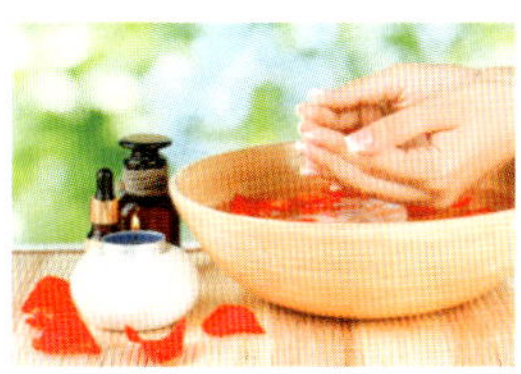
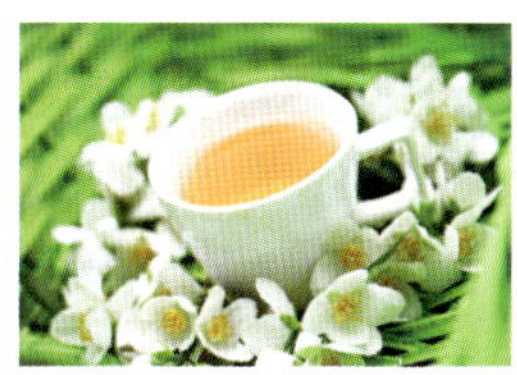

黑龙江出版集团
黑龙江科学技术出版社

图书在版编目（CIP）数据

花养女人:花茶、花食、精油让女人保养得更年轻/
熊瑛主编. --哈尔滨:黑龙江科学技术出版社,2017.2
ISBN 978-7-5388-9029-7

Ⅰ. ①花… Ⅱ. ①熊… Ⅲ. ①女性－花卉－食物养生
Ⅳ. ①R247.1

中国版本图书馆CIP数据核字(2016)第231702号

花养女人:花茶、花食、精油让女人保养得更年轻

HUAYANGNÜREN:HUACHA、HUASHI、JINGYOU RANGNÜREN BAOYANGDE GENGNIANQING

主　　编　熊　瑛
责任编辑　马远洋
摄影摄像　深圳市金版文化发展股份有限公司
策划编辑　深圳市金版文化发展股份有限公司
封面设计　深圳市金版文化发展股份有限公司
出　　版　黑龙江科学技术出版社
地址：哈尔滨市南岗区建设街41号　邮编：150001
电话：（0451）53642106　传真：（0451）53642143
网址：www.lkcbs.cn　www.lkpub.cn
发　　行　全国新华书店
印　　刷　深圳市雅佳图印刷有限公司
开　　本　723 mm×1020 mm　1/16
印　　张　10.5
字　　数　120千字
版　　次　2017年2月第1版
印　　次　2017年2月第1次印刷
书　　号　ISBN 978-7-5388-9029-7
定　　价　29.80元

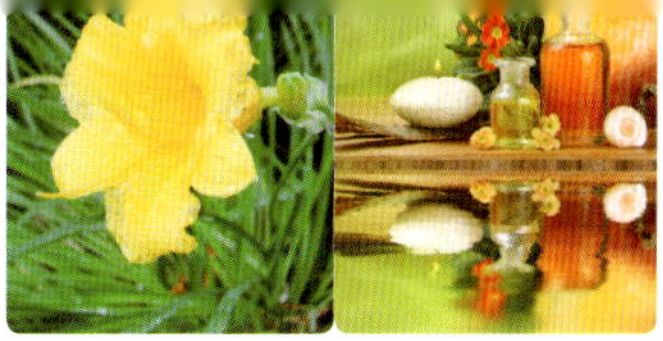

前言 PREFACE

女人，谁不想青春永驻，拥有二八年华的容貌，成熟丰满的身材，永葆美丽和魅力。为此，女人总是想方设法让自己不老去，身材不变形。可是岁月不饶人，每个人都会老，不管是容颜还是身体器官，只是老得快还是老得慢的区别。所以，女人只能努力延缓衰老的步伐，让自己保养得更年轻。

每个女人都渴望收到鲜花，那种精神上的满足感，环绕周身的花香，低头可见的美丽，可以让女人心情愉悦、心胸舒畅，开心的女人更不容易变老。莳养花草，也能让多愁善感的女人情有所寄，将情感释放出去，更不容易郁结于心，可以保持身心平和周正，更不容易生病，老得也不那么快。

花朵，不仅可以调畅情志，花中精华含有特殊功效，还能延缓衰老的步伐，调养失衡的身体，治疗身心不适。可以把鲜花或干品，做成花茶（花果茶、花草茶）或花食（粥、糖水、汤、菜、酒），从口入体，缓慢发挥功效。有些花就是常吃的食材，如金针花（黄花菜）、霸王花（煲汤料）、丁香花（香辛料）；有些花是常用的中药材，如红花、金银花、菊花等。每种花都有其独特的功效，如葛花解酒、凤仙花染甲、玫瑰花调经。

女人常用的护肤品、日用品，很多都含有花类萃取物，如洋甘菊爽肤水、紫罗兰眼霜、花香沐浴露等。添加花类成分，不仅可以改变其气味，让它更好闻、更上档次，也有花的洗护功效，还是纯天然的健康品。而花中萃取出的精油，功效更为显著，常用于芳香疗法，在养生馆、SPA馆、美容馆中经常可以见到。

本书介绍35种常见的花及其用法，8种常用花类精油及其美容养护方法，21种身心不适症状适用的花类及精油穴位按摩方，9种不同体质适宜搭配调养的花。让女人知道怎么用花调养一身和一生，以便使自己保持年轻魅力。

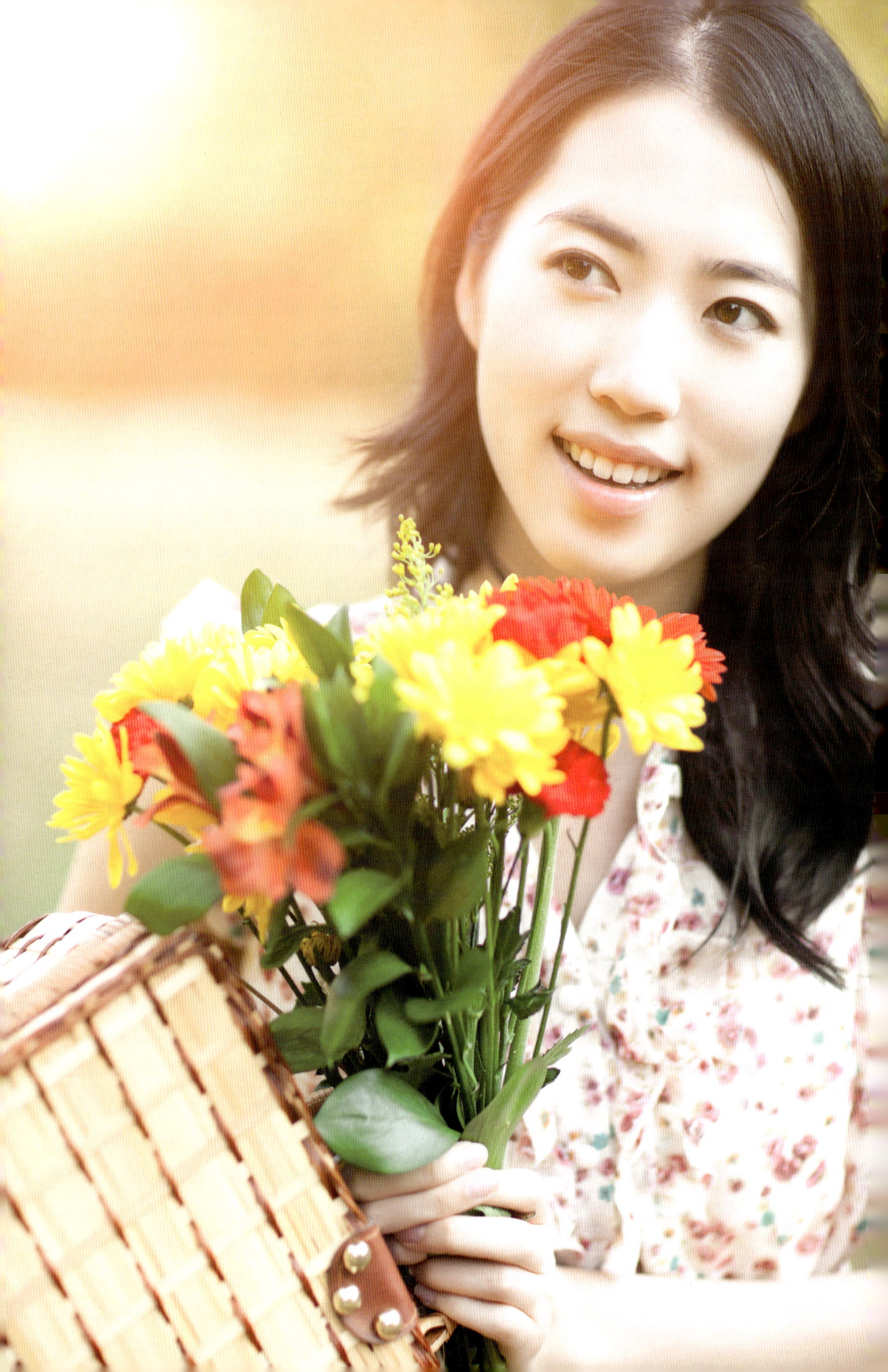

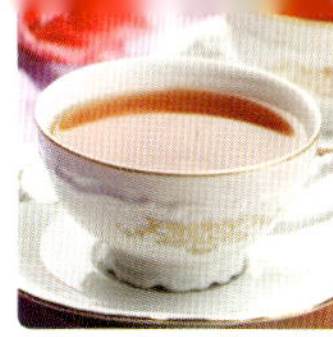
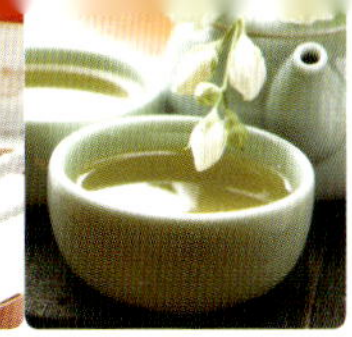

目录 CONTENTS

Part 01 用花养出女子百般风情

目录 CONTENTS

Part 02 花中精华，细润周身

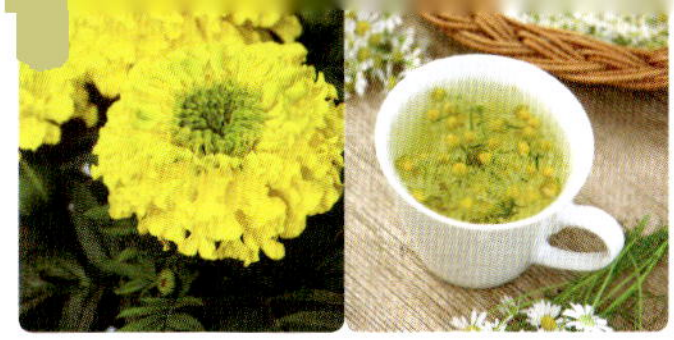

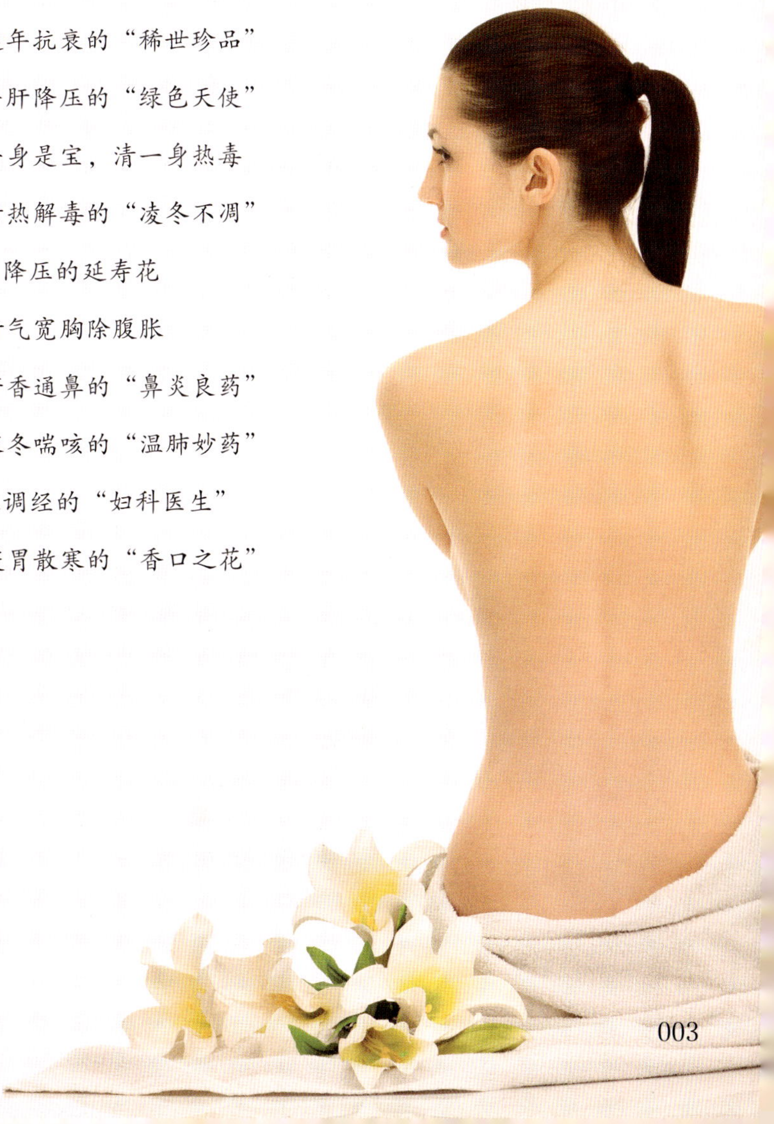

目录　CONTENTS

Part 03 花香精油，养出清秀佳人

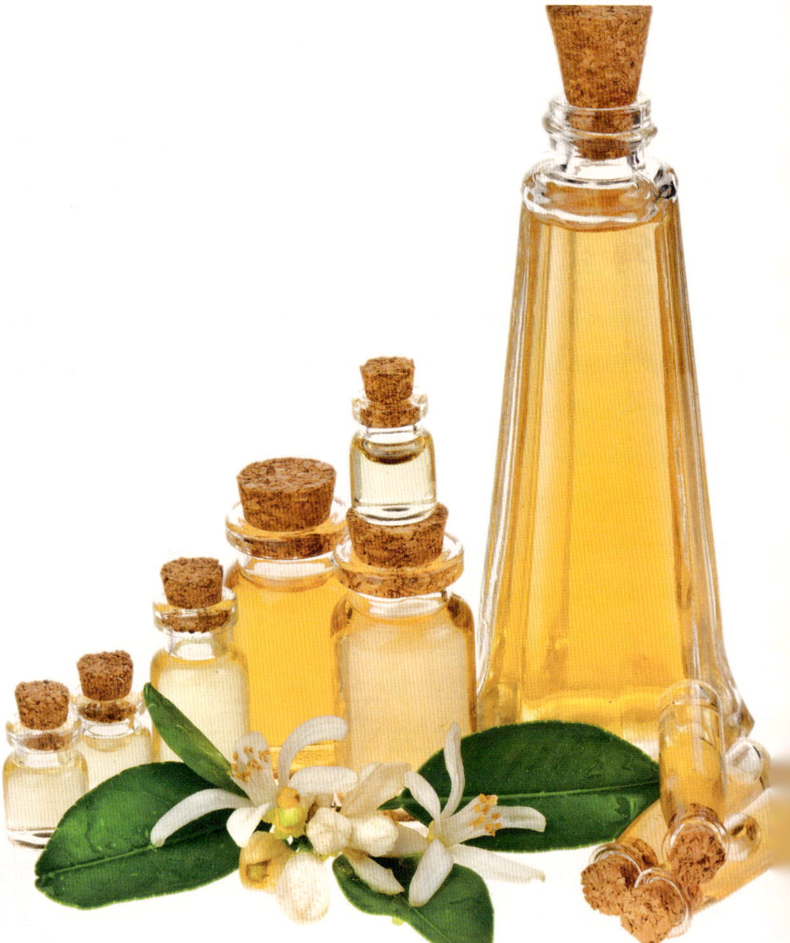

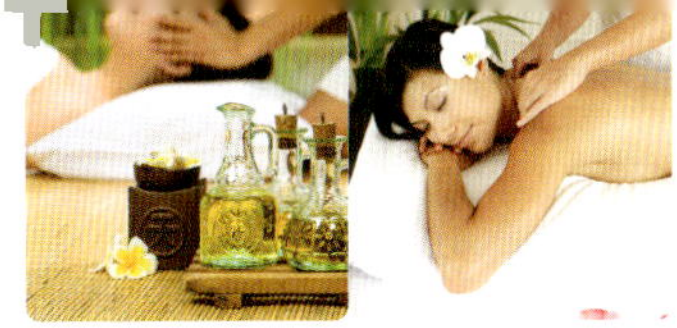

Part 04 生活烦恼，疾病隐忧，花来解决

目录　CONTENTS

Part 05　九种体质，花来调养

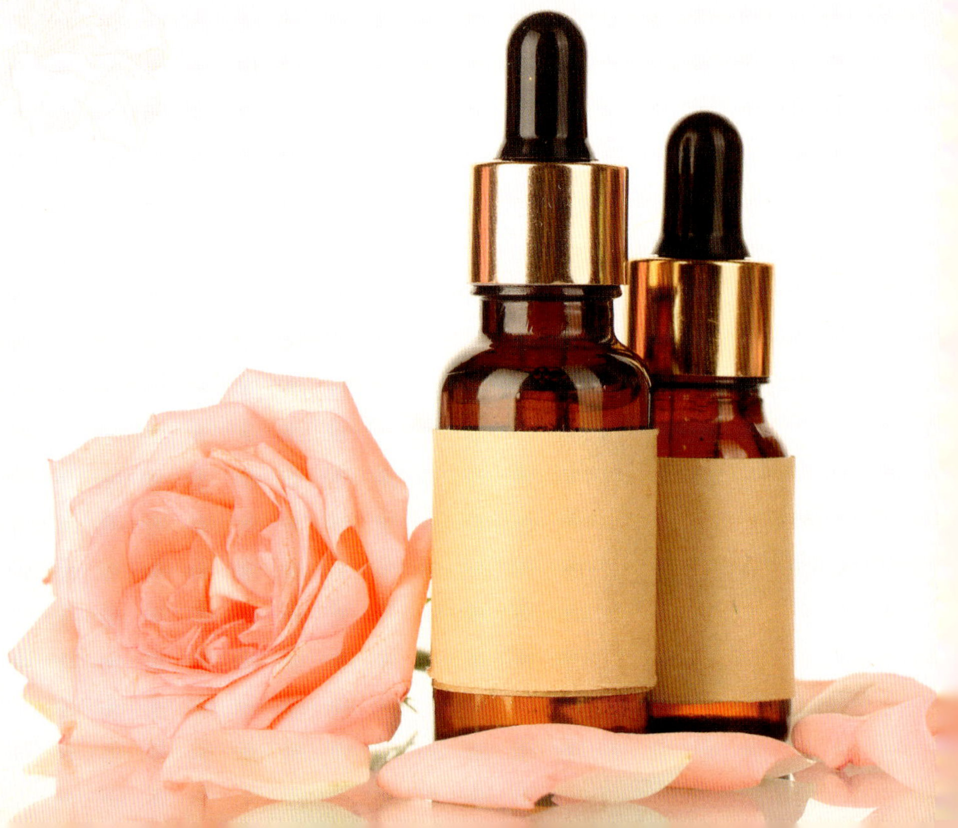

Part 01

用花养出女子百般风情

人们常说女人如花，
女子的美好姿容像花开全盛时，
当容颜不在时如花败凋残去。
花有生长、绽放、凋零，
人如花需精心呵护。
而花儿不仅以形色诱人，更以己身献祭，
为女子永绽光芒增芬加色，
女子也能用花养出百般风情。

花以形色诱人，更添芳香魅力

花开美人随，喜笑逐开颜

四时春光里，总能见花开。春回大地，百花齐放；夏日炎炎，绚烂缤纷；秋风飒爽，迎风盛开；冬雪飘飘，花自独傲。盛开的花儿，涤荡身心，除去一身的烦忧，带来美丽的笑颜。

古有相约踏青郊游，才子佳人，赏花、赏酒、赏美人，只为这一片绚烂花开，留下美人音容笑影，成就千古佳话。现今忙碌的我们，步履匆匆，偶尔为路边那星星点点的美景驻足，吸入一口花香，也能会心一笑，稍解心中烦闷。闲暇时，不甘寂寞的我们总往郊区、景点跑，感受自然风光里的野花野草，观赏汇聚世界各地的怒放花卉，带着相机，留下花旁美人的笑靥。

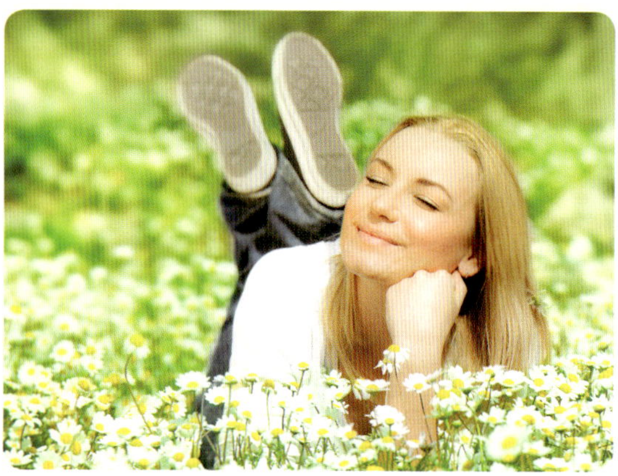

Tips

对花粉过敏的人，在花开时节谨慎外出，可佩戴口罩。

花语心事，万般女人

梅兰竹菊“四君子”，古人喜养之，喻意高洁。很多花，被人为赋予情意，是踌躇满志的慰藉，是得意时的高歌，是两心相交的默语。养花，养的不仅是花，养的是育花人的一身思绪、人格品性、周身气韵。

女子养花，怡情冶性，磨去急躁烦忧，周身淡然素雅，为美丽加分。容貌好，气质佳，内外兼备，才是名副其实的名花佳人。

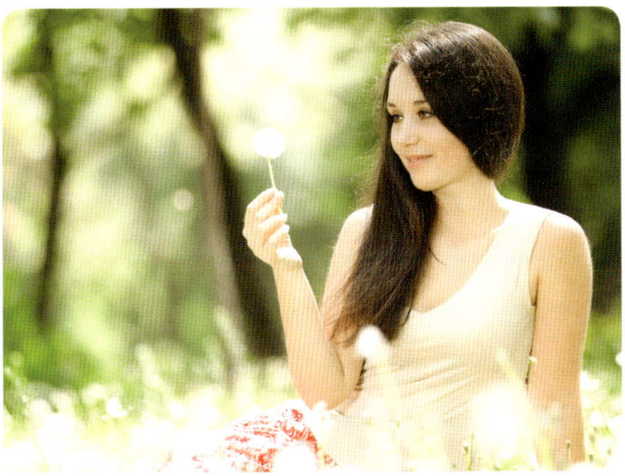

Tips

花卉植物一般不适合养于居室，有些花卉影响身体健康。

容貌如花，难以永绽

花儿盛极一时，难以永绽。

女子如花，青春期是最美的二八年华，成熟期芳华正盛，其间怀孕生子，平添几分韵味，容颜几经变化，到更年期、老年期，容颜已逝，美貌难再寻。

女人，光阴中的花朵，女人一生如花四季。

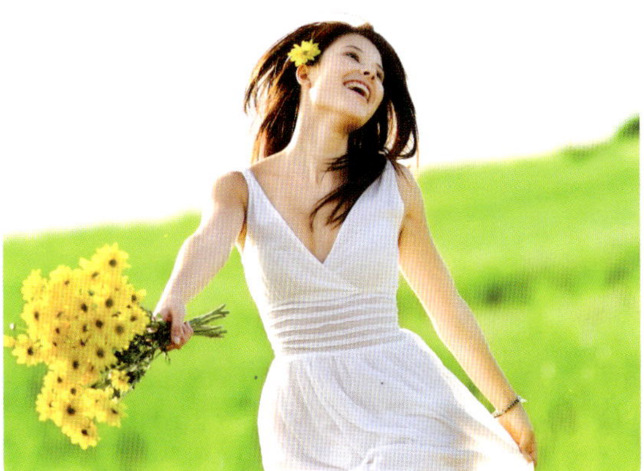

Tips

女人如花般娇嫩，需悉心呵护。

花以己身献祭，荣养身形色味

花，有的不仅仅是供人观赏，让人善心悦目，入口、外搽、香浴、香熏等，能让女人更美。

（1）花开结子，繁育后代，是花的本性。

（2）莳养怡情，赏心悦目，是花的无意。

（3）花语心事，寄托相思，是花的爱语。

（4）花心甜蜜，蜂采花食，是花的密友。

（5）酒水相伴，茶饮佳酿，是花的芬芳。

（6）化成美食，舌尖享受，是花的滋味。

（7）烘干鲜用，赋予药性，是花的奉献。

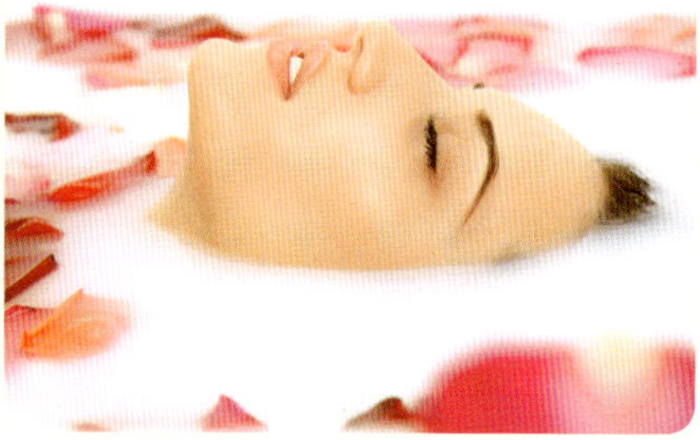

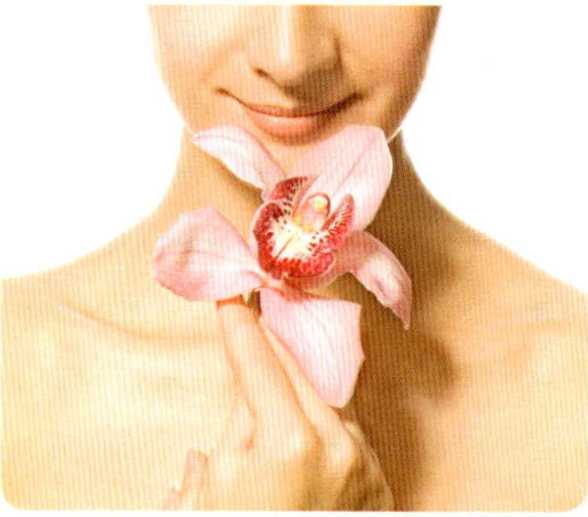

【养身】——调养身体增强体质

花有其特性功效，能调体质、治病症，如玫瑰能行气理血、调经养颜，槐花能凉血止血、祛风解毒。女子选对花用，能很好地调养身体，改善体质，使气血旺盛、经络通畅，解除病痛，美容养颜，可以好好调理经带胎产，平稳度过人生每个阶段。

【养形】——丰胸瘦腰美腿

花的养形功效，能帮助身体达到良好状态，有益于塑造完美身材。有些花有消脂的作用，能帮助瘦身；有些花有润肠通便的功效，能帮助瘦腰腹；有些花有行气宽胸功效，能帮助打造胸型；有些花有利尿祛湿的功效，能减少下肢肿胀，有利于瘦腿。

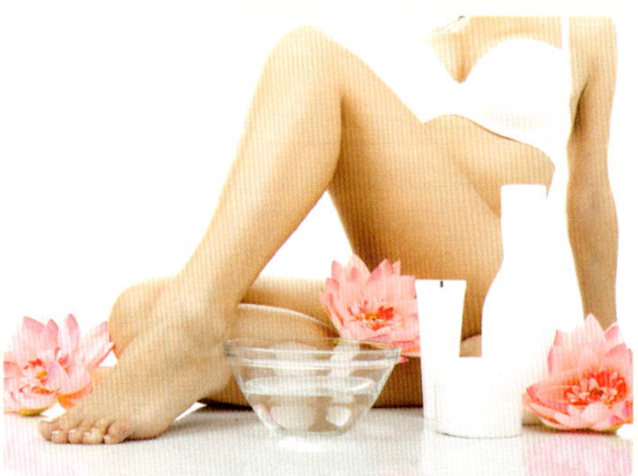

【养色】——如花般美丽的外表

现在好多洗护产品，都打着某某植物精华或花卉精华的广告，由此可见花的美容养颜效果是公认的非同一般。当然这是花提取精华后的外养功效，如果花直接外用，需要的量比较大，效果没有那么显著，但其一样起着相似的护肤功效。除了外用，花的内养功效，能改善肌肤气血、延缓其衰老，虽没有外用效果明显，但这是从根本上调养肌肤，能增加肌肤的抵抗力。

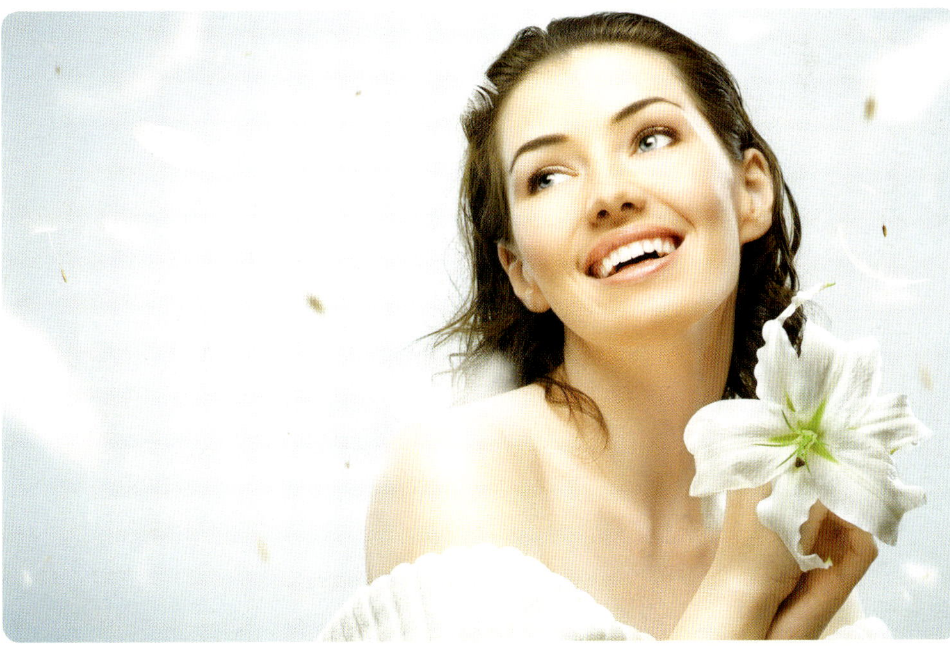

【养味】——迷人的体香没有异味

花本芳香，从古传承至今的香包，能满足女性身带花香的需求，还有防感冒、提精力、解疲乏等功效。花的内调外用效果，还能帮助祛除白带异味、口腔异味、粪便恶臭，减少流汗和汗臭，治疗脚气和除脚臭。

女子如花，需精心呵护

买回的鲜花，我们会经常换水、修枝以延长花期。养花人精心莳弄，以延长花的寿命，让花开更多场，开得更久。会保养的女人，也应该懂得呵护自己，延长自己的花期，留住自己的年华，延缓迈向中老年的步伐。

青春期过后，女性的身体基本完成发育，细胞的新陈代谢速度减慢，就要开始注重保养了。不能等到三四十岁，细纹已经很明显了才开始关注各种防衰老的方法。

经、孕、产、乳，环环相扣，都需要精心呵护。经带正常，没有妇科病的女人，身体健康，气色上佳，容易孕育哺乳，不易早衰。正常孕育的女人，不曾流产、引产、早产，没有过多对子宫造成伤害，不易得妇科病。月子里保养得好的女人，可以再次荣光焕发。乳房健康的女人，不仅有一种外在美，也是身体健康的重要关口。可见，女子如花，精心呵护调养，可以改善女人的体质、精神状态，对女性一生的健康美丽起着重要的作用。

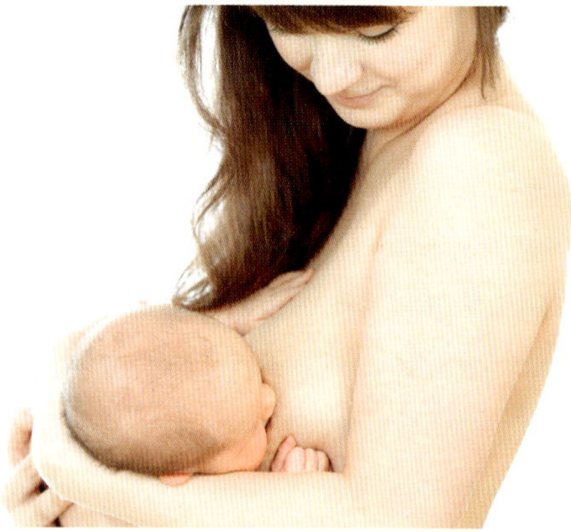

Tips

推崇自然哺乳，不仅对宝宝好，还有益于女性乳房健康。

裸露出来的皮肤容易暴露女人的年龄，以脸和脖子为最，所以很多女性往往只关注脸，忽略了其他各处肌肤的养护，其实全身一色更美，肤色均匀，夏天怎么露都不怕。皮肤保养确实重要，但身体不好也会影响外在的容貌，所以一定要内外兼调。

现代人追求骨感美，认为“一肥百丑”，结果很多女性减肥后发现自己确实腰瘦了、腿细了、脸小了、身材苗条了，可是胸也平了、肌肤也没弹性了、气色也不好了、体质也虚了，反而显老了。其实美不美不能以胖瘦界定，百花入百眼，健康美才是真的美。

爱惜自己，警惕妇科病找上门

养花非为果，花自独傲然

有些女人频繁重复着怀孕→流产或怀孕→生产的过程，为了生育耗损了身体的底子。孕一次，丑一次，老一次；流一次，伤一次，损一次。每次孕育、流产、生产都会耗损女人的“生命力”，所以女人不要轻易伤害自己。

还有些男女为了激情或者方便，经常不采取避孕措施，很容易怀上孩子又去堕胎；就算事后服药补救，对女性的身体也不好。所以，女人要学会爱惜自己，不想要孩子的时候，要合理避孕。

养成良好的卫生习惯

二八年华的女孩一般未经人事，较少被妇科病困扰。但若没有做好清洁卫生，特别是经期卫生，容易惹上妇科病。或者出门在外，经常憋尿或不注意卫生护理，又或者喜欢穿紧身裤、皮裤、非棉质内裤、使用护垫等，也容易患上妇科病或泌尿系统疾病。

正如那花开蜂采，女子总会经历人事，若没有养成良好的卫生习惯，特别是性卫生习惯，容易被妇科病缠身。很多女性在妇科正常的情况下也用各种清洗液清洁，如妇炎洁、洁尔阴。在身体正常的情况下，只需清水清洗即可，过于干净也会破坏正常菌群的平衡。

外阴清洁：

1.清洗外阴时最好采用温水淋浴冲洗。

2.如果无淋浴条件，也可以用盆代替，但要专盆专用，专用毛巾需晒干或在通风处晾干。

3.一般在出差或无淋浴条件下也可用专用外阴清洗液清洗。

外阴清洁顺序：

1.在清洗外阴前要洗干净手，用手轻柔的清洗外阴，减少对皮肤的摩擦刺激，不要用湿布擦洗。

2.此外清洗外阴时也有先后顺序——先从前向后清洗外阴，再洗大、小阴唇，最后洗肛门周围及肛门。这样可以防止肛门口的细菌污染阴道及尿道口。

3.清洗完外阴后再排尿，可以使细菌被尿液冲出体外。

阴道清洁的五大误区：

误会一：防炎症

阴道不适，适时用清水冲洗，能起到一定的缓解作用。但不能天天冲洗，甚至用阴道护理液冲洗。毕竟阴道健康情况下也是有正常菌落的，它们维护着阴道的酸碱平衡，是阴道卫士之一。使用醋/水/抗菌剂等成分，往往在把有害细菌冲洗出阴道的同时，连带把保护人体的菌落也杀得一干二净，从而破坏了局部的酸性环境，使阴道无法实现自我保护。更为糟糕的是，如果冲洗过程中方法错误，病菌还会趁机搭上顺风车，长驱直达子宫。

误会二：防受孕

有些人为防止受孕而进行阴道冲洗，这不过是掩耳盗铃罢了。射精后，精子在几分钟内就可通过子宫颈到达宫腔，在女子认真冲洗的时候，精子大军的先锋部队早已进入宫腔安营扎寨了。

误会三：防性病

有些女性平时会依靠阴道冲洗来预防性病，其实这只是一厢情愿的美好愿望。因为同房时，女性到达兴奋点，大小阴唇会肿胀，造成阴道口狭窄，阴道壁血管充血，生殖器压力增加。此时的冲击和摩擦，可造成肉眼难以发现的组织损伤，病菌常能通过这些方便之门进入体内。且在性交活动中，腺体处于开放状态，更容易受到病菌的侵害。因此，如果男方患有性病，病原微生物几分钟内便可在子宫颈、阴道黏膜、性腺和组织损伤处潜伏下来，此时想借助事后的阴道冲洗来预防性病，根本无济于事。

误会四：除异味

据了解，不少女性为消除异味而进行冲洗。事实上，许多人所认为的阴道异味只是阴道自然气味，这种气味恰是身体健康的表现，根本无须多虑。而换个角度看，即阴道真的产生了异味，光靠冲洗也是不行的，因为冲洗仅能维持较短时间的无味状态，病菌不除，异味很快会再次光临。

误会五：生男孩

坊间流传着“阴道冲洗可以生男孩”一说，其理论根据是：决定生男孩的精子（携带Y染色体的精子）喜好碱性环境，故用含碱的水冲洗阴道，可使携带Y染色体的精子提高活动力，同时抑制携带X染色体的精子。如此一来，生男孩的概率将大大增加。这话看似有根有据，而专家表示其实并无科学依据。

特殊时期私处清洁：

月经期间

1.勤换卫生巾，每天用温热水清洗外阴2次。

2.洗澡时最好使用淋浴，如不能淋浴清洗，应做到一人一盆一巾。阴部与足部不用同一盆水洗。

3.不要洗冷水浴，在夏天也如此。

怀孕期间

1.女性在怀孕期间，白带会明显增多，特别容易感染病菌，因此，每天用温水清洗至少两次。

2.内裤要每天更换，并立即洗干净，挂在日光下晾晒。

3.如果白带量明显增多且有臭味，应在第一时间就医。

产后

1.女性在产后因阴道受到损伤，不宜立即洗浴。一般情况下，夏天产后3天以上、冬季产后一周以上方可洗浴，每天一次或两天一次。

2.用温热水淋浴，以活络经脉。

3.千万不要坐浴，即使是用盆洗也要站立。

不明原因的外阴瘙痒

1.每天用温水清洗外阴两次以上。

2.每次洗后在外阴部涂抹止痒剂。

3.如无好转，立即去医院查找病因。

患滴虫性阴道炎

1.每天可清洗2次左右。

2.选用偏酸性清洗液，防止滴虫生长。

3.不仅要清洗外阴部，同时还需清洗阴道。

患霉菌性阴道炎

1.每天清洗2次左右。

2.选用碱性清洗液，防止霉菌生长。

3.外阴部和阴道同时清洗。

花茶常伴，甜蜜花香

花果茶，细挑选

花果茶是以水果、花朵、茗茶为材料制作而成的一类饮品；花草茶是以花蕾、花瓣或嫩叶为材料制作而成的一类饮品。在冲泡后口感上佳，不仅有花的清香，果实的清甜，茶或嫩叶的回甘，还有很好的调理身体功效，体现着中国传统的药食同源宗旨。

花茶一般是用干燥的容器装，保存放在阴凉、干燥的环境；开封后尽快饮用，保证新鲜度；取用时，要用干汤匙。将花茶放入冰箱冷冻库里可以保存更久，注意储藏时应远离腥味，避免与鱼、海鲜等食物摆放在一起。市场上销售的花果茶容易造假，需仔细鉴别。

①观色

使用了色素的果粒，颜色厚重无光泽，同类果粒颜色一致无差异。天然花果，色泽自然。由于水果成熟度不同，同类水果的果粒色泽显现天然的差异性。

②闻香

用了香精的花茶，在开盖的瞬间，便可闻到浓郁的不自然的香味。天然花果干，保持了其原有的自然香味，靠近瓶口，可嗅到一股复合了植物花草与水果甜味的淡然悠香。

③尝味

添加香精色素的产品，喝起来有明显的香精味，饮用后会感觉口干，且不同颜色的果粒品尝起来却是同一种味道。天然花干和果粒，采用先进加工工艺，最大限度地保留原有水果的营养和美味。饮用后口有余甘，绝对不会口干！

花的滋味，加糖更甜蜜

花有着浓郁的香气，但味道较淡，做成花果茶因有了水果的甘甜味道尚可，但做成花草茶则一般较苦涩，加糖能改善口感，且用糖搭配得好，能加强花养效果。

蜂蜜、白糖是花的百搭之品，不管花性寒热温凉，一般都能搭配。但一般要在温度降下来之后才能添加蜂蜜，以免破坏其有效成分。白糖不适合用太多，以免太甜影响花茶的口味。性质寒凉，有清补滋润效果的花，适宜和冰糖搭配。性质温热，有祛寒通络效果的花，适宜和红糖搭配，搭配有甜味的甘草也是可以的，但甘草用量宜小且不能长期使用。如菊花茶一般配冰糖，桂花茶和红糖搭配，风味更佳。

蜂蜜

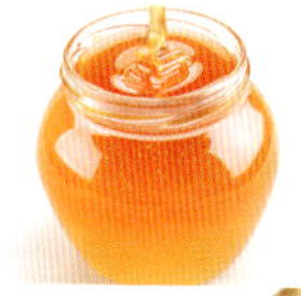

白糖

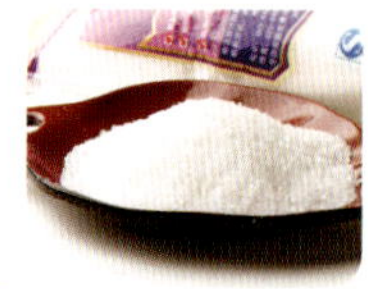

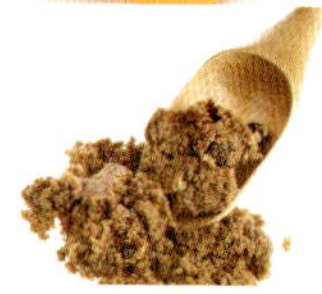

红糖

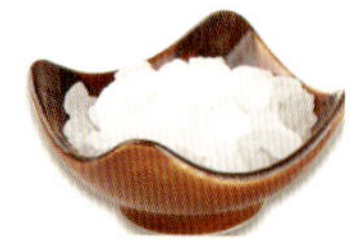

冰糖

Part 02

花中精华，细润周身

以花入药、以花入馔，疗病养生，美容养颜，这就是神奇的花香疗法。所谓的花香疗法，就是利用鲜花独有的香气及其养生功效来防治疾病的一种自然疗法。

花香令人沉醉，不同的花香有不同的治病功效。

玫瑰、百合、茉莉、菊花、梅花、桂花……

百花争艳，各具其效。

花中自有健身药，花中自有养生经，

花中自有驻颜术。

TOP
01

玫瑰花【养血调经的“花中皇后”】

玫瑰花药性平和，能够温养人的心肝血脉，舒发体内郁气，起到镇静、安抚、抗抑郁的功效，还能活血调经、美容养颜。

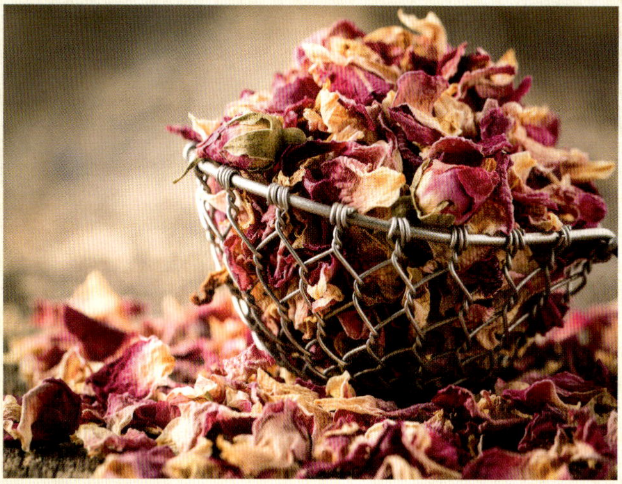

Data

性味归经：

味甘、微苦，性温，无毒。

入肝、脾、胃经。

功效主治：

疏肝解郁，活血化瘀，调经止痛，养颜美容。主治乳房胀痛、月经不调、痛经、跌打损伤、风痹、痈肿。

注意事项：阴虚火旺慎服。

花性专养

养身 玫瑰，是一味养血调经的良药，能调理经带异常，帮助消除人体疲劳，缓解烦闷情绪，改善气虚、血瘀、痰湿体质，有益于减肥瘦身，内服外用皆可。

养形 玫瑰能舒畅胃气、帮助消化，减少腰腹脂肪堆积；能帮助平衡人体内分泌，消脂瘦身。玫瑰能疏肝解郁，缓解乳房胀痛、乳腺增生，有益于防止胸外扩。

养色 玫瑰能理气调中，减少中焦湿热熏蒸头面，牙齿不黄，头面不油；能调理气血，促进人体新陈代谢，养出皮肤好气色。外用，有美白消斑除痘之效。

养味 玫瑰外用，能让身体保留玫瑰芬芳，掩盖汗臭和脚臭。玫瑰能理血调经止带，帮助除下体异味；能畅中焦，治口臭。

百变花用

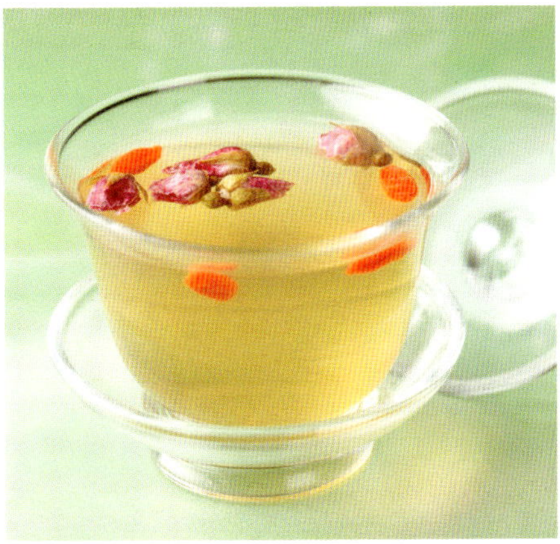

玫瑰枸杞百合茶

● 枸杞8克，玫瑰花3克，干百合20克。

百合先用水煮熟后捞出，在剩下的水中加入玫瑰、枸杞闷5分钟。

▶ 有柔肝疏肝、养血调经、美容润肤的效果，适合虚火旺的女性。

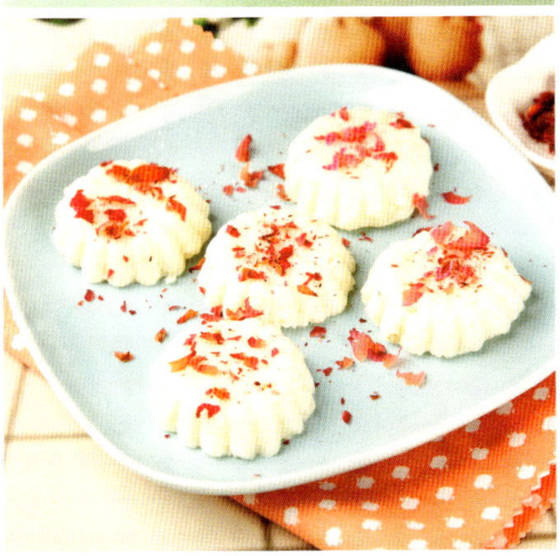

玫瑰山药

● 去皮山药150克，奶粉20克，玫瑰花5克，白糖适量。

山药蒸熟后，加白糖和奶粉压成泥和匀，印成自己喜欢的形状。用保鲜袋压，方便又干净。最后将玫瑰花撒在制成的山药泥上。

▶ 本品是健脾补肾、疏肝调经的美食，温补养颜的效果很好。

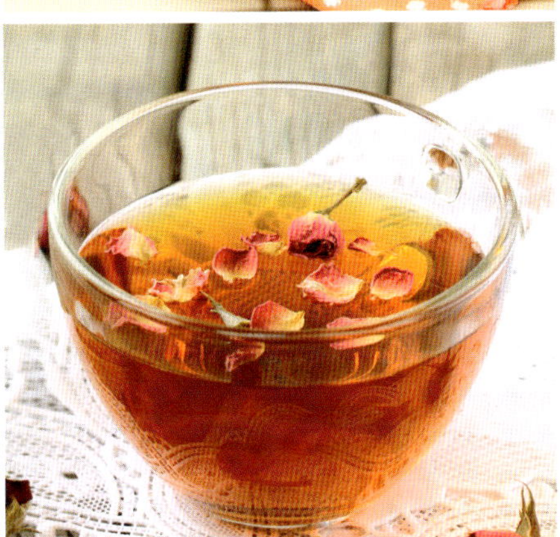

玫瑰酒

● 干玫瑰花约250（鲜玫瑰花约350）克，白酒约1500毫升，冰糖约250克。

玫瑰花的品种一般选用野玫瑰而不是花店的观赏玫瑰。将玫瑰花、冰糖、白酒同时放入酒罐中（陶瓷或玻璃，不能用塑料，不能加热或曝晒），密封浸泡30日左右，即可饮用。

▶ 有活血养颜、调经止痛的效果。

TOP 02

牡丹花【养血和肝的“国色天香”】

牡丹为百花之王，又有“国色天香”之称。其含有16种氨基酸和近20种微量元素，有美容养颜、补血养肝、防癌抗癌、降压降脂等作用。

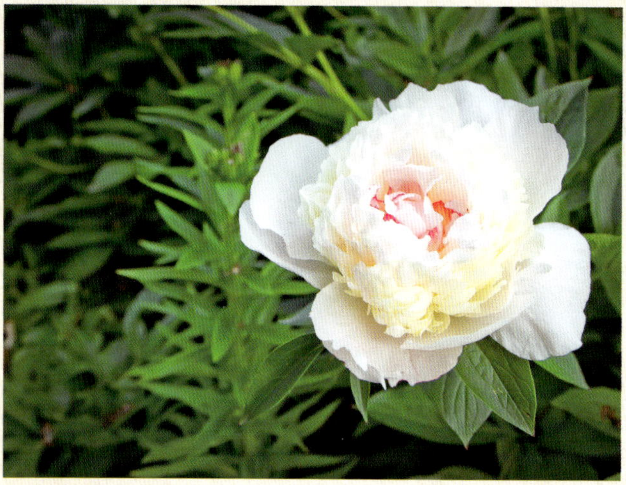

Data

性味归经：

味苦、淡，性平，无毒。

入肝、脾经。

功效主治：

养血和肝，活血调经。主治贫血、月经不调、经行腹痛、闭经诸病症。

注意事项： 月经量多者慎食，每次不宜过量；孕期忌用。

花性专养

养身 牡丹花有凉血、活血、消炎的功效，适合气滞血瘀和血热体质的人食用，能调肝脾气机，治胸胁胀痛、月经不调；能通经络、利关节，缓解痹痛。

养形 牡丹能清肝火、行肝气，可宽胸和胃，缓解乳房胀痛和胃胀不适，有利于塑胸和保持腹部平坦。

养色 牡丹能凉血活血，可改善皮肤血液循环，清利肌肤，对经前或经后长痘有很好的疗效。

养味 牡丹有活血消炎之效，能减少炎症性白带增多，能缓解肝郁胃热导致的口臭、消化不良症状。

百变花用

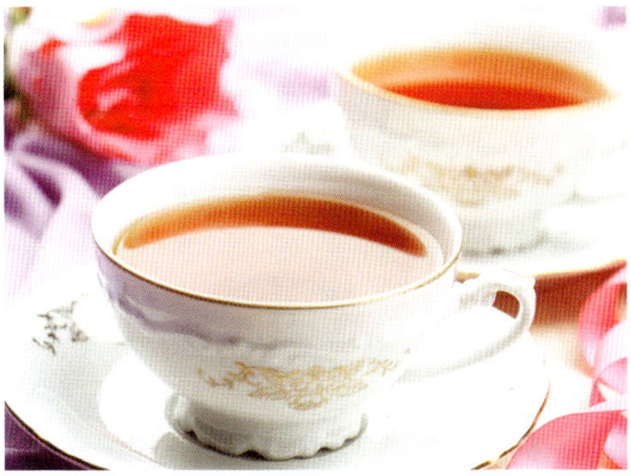

牡丹玫瑰蜜茶

• 干牡丹花1匙，干玫瑰花3朵，葡萄干1匙，龙眼蜜30克，柳橙皮丝适量。

将牡丹花、玫瑰花和葡萄干用沸腾开水冲泡，并闷约4分钟后，加入龙眼蜜、柳橙皮丝，搅拌至均匀即成，滤渣，代茶饮。

▶ 此茶能镇痛、清血，并治虚汗、月经不调。

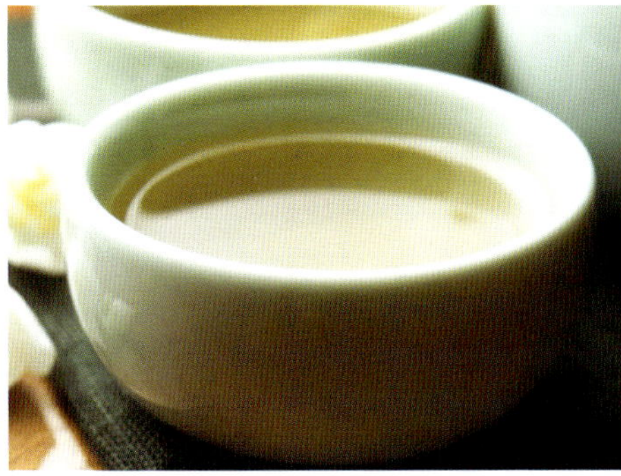

牡丹绿茶

• 牡丹花3克，绿茶2克，白糖适量。

将牡丹花、绿茶倒入茶壶中，用热水冲洗一遍，再用沸水冲泡3分钟，加入白糖即可饮用。

▶ 能清肝和胃、消食化积，适合烦热、胃口差者饮用。

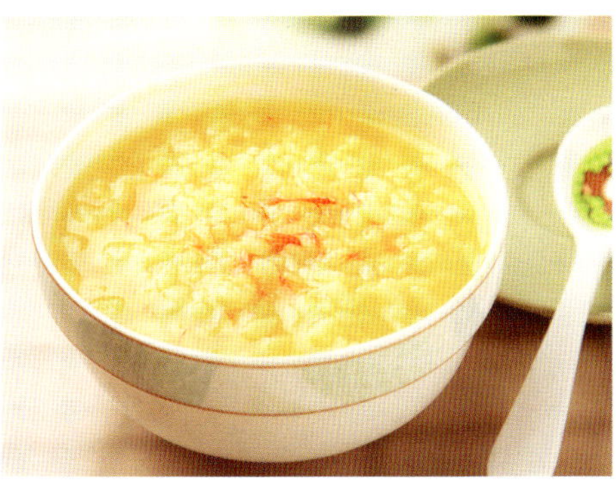

牡丹红花粥

• 干牡丹花5克，红花5克，粳米适量。

将三者洗净，加适量水熬成粥，温热食用。

▶ 能起到活血调经、化瘀止痛的效果，能美白肌肤。

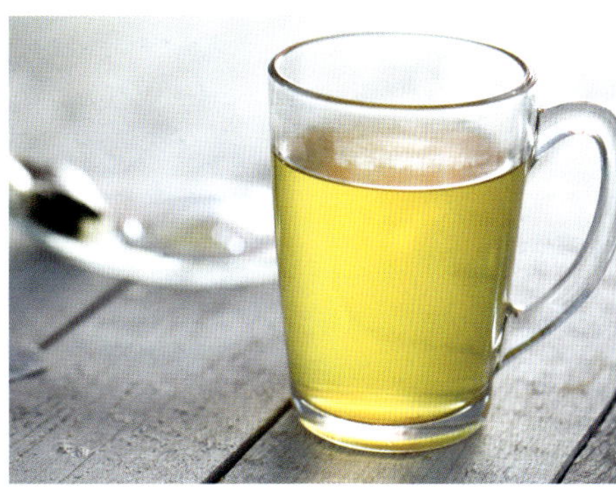

牡丹花酒

• 牡丹花4朵，高度白酒500毫升。

牡丹花洗净沥干，扯瓣，放入白酒中浸泡1周。

▶ 日酌少许，能活血止痛、调经养颜，适合血液瘀阻所致疼痛和肌肤失养。

TOP 03

月季花【美颜调经的“长春花”】

月季花茶消肿解毒，行血活血，润肤美颜，能有效促进血液循环、消斑抗皱、美白祛痘，还能有效预防冻伤。

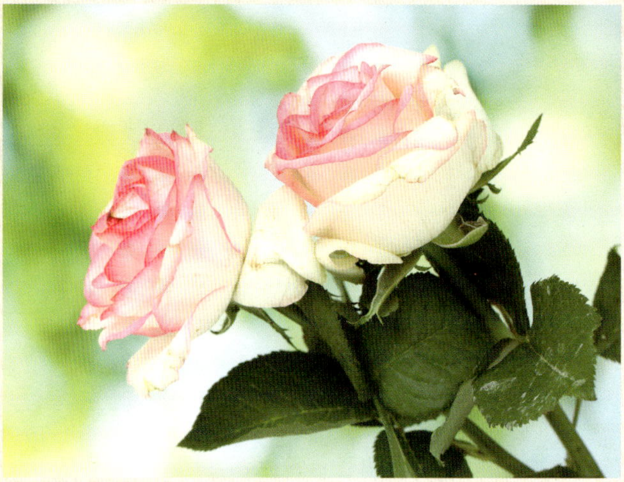

Data

性味归经：

味甘，性温，无毒。入肝经。

功效主治：

活血调经，疏肝解毒。可治气滞血瘀引起的痛经、月经不调、产后下腹痛、闭经、胸胁胀痛等，对跌打损伤、瘀肿、痈疽肿毒、烫伤也有效。

注意事项：血热、血虚勿用。

花性专养

养身 月季的祛瘀、行气、止痛作用明显，对瘀阻不通或疼痛有很好的缓解效果，能预防心血管堵塞，能排毒消肿养颜，适合气郁、血瘀体质的人。

养形 月季与玫瑰类似，能行气活血、调经宽胸，能加强新陈代谢，有益于瘦身和养胸。

养色 月季能理气活血解毒，内服外用皆宜，有益于改善皮肤气色，能帮助消斑祛痘。

养味 身带干花或身上残留使用月季花后的香味，能让你拥有迷人的体香，还能帮助祛恶秽、防感冒。和玫瑰一样，月季也能帮助除白带异味和治脚气。

百变花用

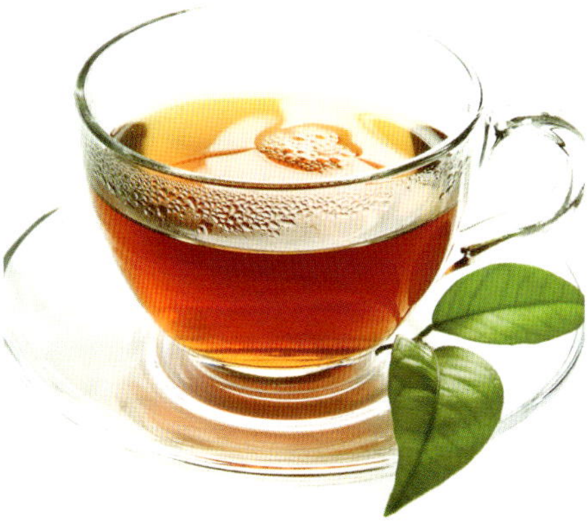

月季花清香茶

• 月季花10克，红糖20克。

月季花用清水洗净沥干，加红糖用热水冲泡10分钟，滤取茶汤饮用。

▶ 有暖宫调经、暖身美颜的效果，适合虚寒瘀的女性。

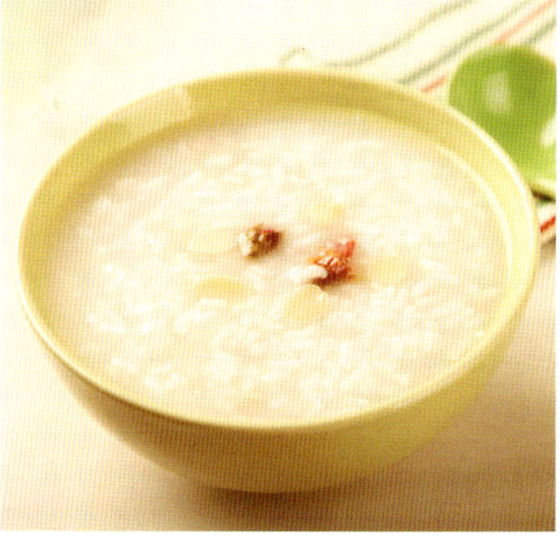

月季花杏仁粥

• 水发大米140克，杏仁25克，月季花少许，白糖少许。

将杏仁和大米一起煮成粥后，撒上洗净的月季花和白糖，续煮5分钟即可。

▶ 有润肺润肠、养颜排毒的效果。杏仁不能用太多，以免中毒。

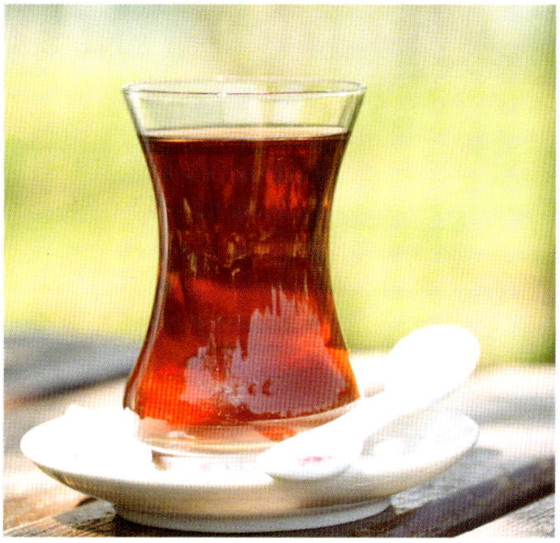

月季花黄酒

• 月季花12朵，黄酒适量。

将月季花研成细末，用黄酒冲服。

▶ 可活血调经、消肿止痛，适合痛经和跌打损伤。

TOP 04

玳玳花【减脂瘦身的“芳香佳品”】

玳玳花香气浓郁，可安神定志，解除紧张不安，也有助于缓解压力所导致的腹泻，能加快人体新陈代谢，起到减脂瘦身的效果。

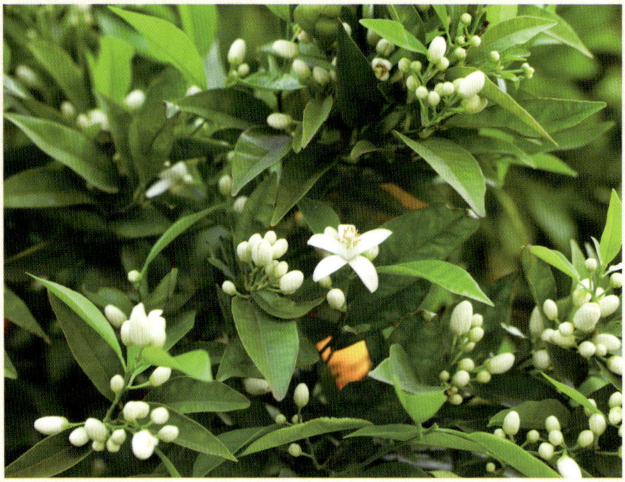

Data

性味归经：

味辛、甘、微苦，性平，无毒。入肝、胃经。

功效主治：

疏肝理气，化痰消食。主治胸中痞闷、脘腹胀痛、呕吐、少食、痰多、肥胖等。

注意事项： 孕妇不宜饮用。

花性专养

养身 玳玳花所含挥发油气味芳香，能开胃消食、行气通络，可化痰湿、通血脉、轻身养颜，能缓解疲乏头痛，可镇定心情、解除紧张不安，有益于睡眠质量，适合气郁和痰湿体质的人。

养形 玳玳花能疏肝和胃，减轻胸腹胀痛，还能祛湿排毒、减轻体重，适合容易食积而肥胖的女性，可预防乳腺增生。

养色 玳玳花能促进血液循环，加强皮肤营养的供给，改善皮肤气色；可以清通血脉，以减少痰湿蕴结肌肤所发痘痘；能缓解抑郁的情绪，调节内分泌以养颜。

养味 玳玳花的香气和味道与橙皮一样，时嗅能开胃、轻身、防感冒；内用能行胃气以除口臭，能祛湿浊以治白带。

百变花用

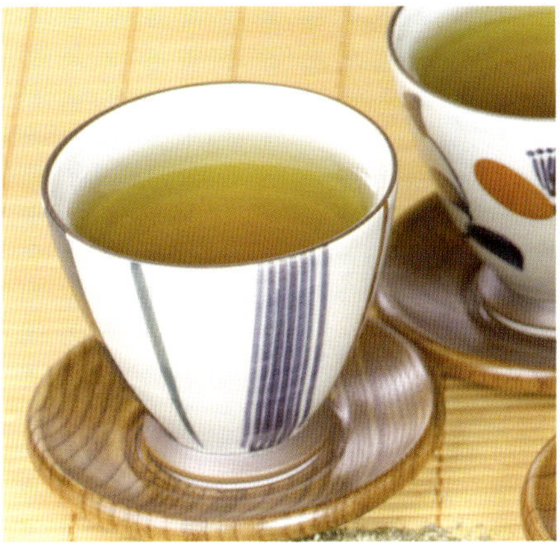

玳玳陈皮饮

• 玳玳花几朵，陈皮几片，蜂蜜适量。

将玳玳花、陈皮放入杯中，加温水冲洗一遍，再加沸水闷10分钟，稍凉后调入蜂蜜即可。

▶ 能理气化痰，痰多、肥胖者可每日代茶饮，想变瘦的女性，也可以常喝。

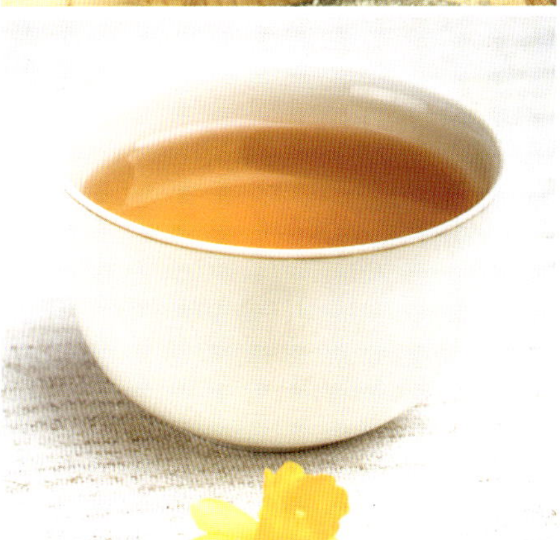

玳玳生姜茶

• 玳玳花几朵，生姜2片，红糖少许。

将玳玳花、生姜洗净沥干，放入杯中，倒入红糖，加沸水闷20分钟即可。

▶ 能暖胃止痛、降逆止呕，适合情绪不佳引起的胃脘胀闷、呕逆。

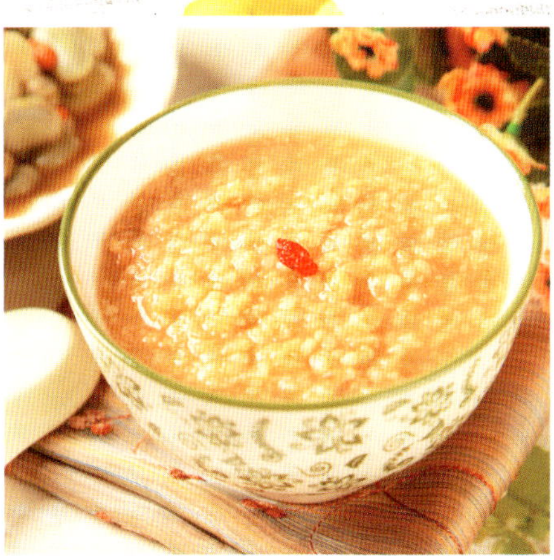

玳玳玫瑰大麦粥

• 干玳玳花、干玫瑰花各一小把，大麦200克。

用水将大麦煮至半熟；两花装袋，在另一个锅用水煎15分钟，取汁；将药汁加入粥中续煮至粥熟即可。

▶ 能理气消食、和胃止胀、美容养颜。

TOP 05

白玉兰【芳香化湿的“空谷佳人”】

白玉兰全身都是宝，根和叶能清热利尿，治疗泌尿系统感染疾病。花能行气化湿，对湿阻中满、胸闷腹胀、中暑疗效较好。

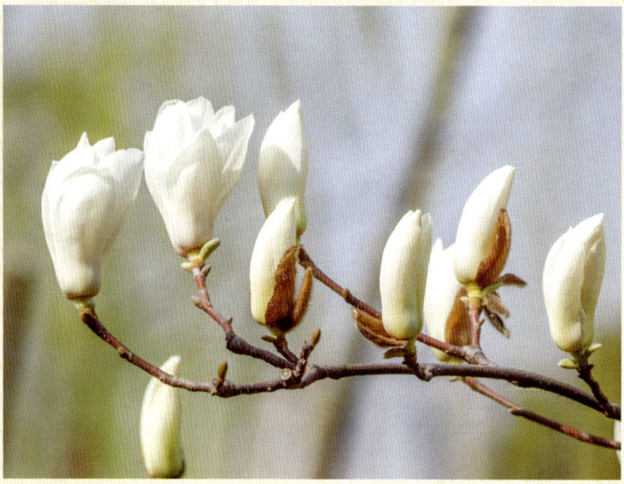

Data

性味归经：

性温，味辛，无毒。

入肺、胃经。

功效主治：

行气化湿，宣肺化痰。主治暑湿感冒、暑湿腹泻、血瘀痛经、胸闷腹胀、中暑、咳嗽痰多、前列腺炎、带下等。

注意事项：孕期、热证慎用。

花性专养

养身 玉兰花气味芳香，能行气通络、温经散寒，可缓解头晕脑胀、振奋精神，对工作劳累后血压升高、头痛有很好的效果，能除胸腹胀闷疼痛，对常见皮肤真菌还有抑制作用。

养形 玉兰花能和胃化痰、行气通络，能加快血液循环、祛湿瘦身，有益于减轻小腹赘肉。

养色 玉兰花芳香走窜，能疏通皮肤血液循环、加快皮肤新陈代谢，能很好改善萎黄的肤色，荣润肌肤。

养味 玉兰花外置能芳香辟秽；内用能行胃气以除口气，能化痰湿以祛痰液，能通鼻窍以治鼻涕。

百变花用

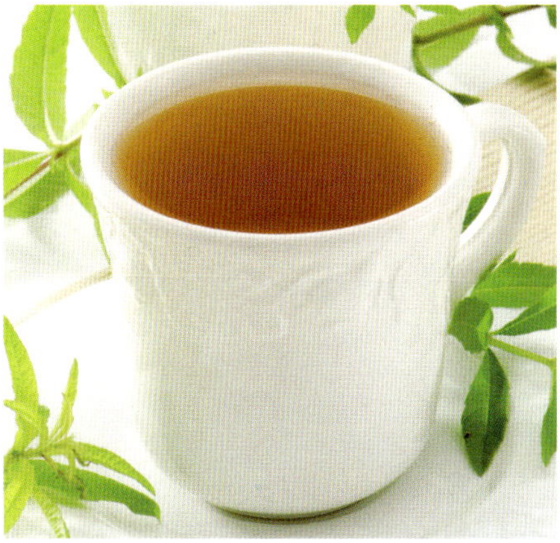

玉兰陈皮饮

• 干玉兰花几朵，陈皮几片，冰糖少许。

将三者放入杯中，用温水冲洗一遍，加沸水闷15分钟即可。

▶ 能理气化痰、暖身祛寒，可用于咳嗽痰多、肥胖、容易受寒感冒者。

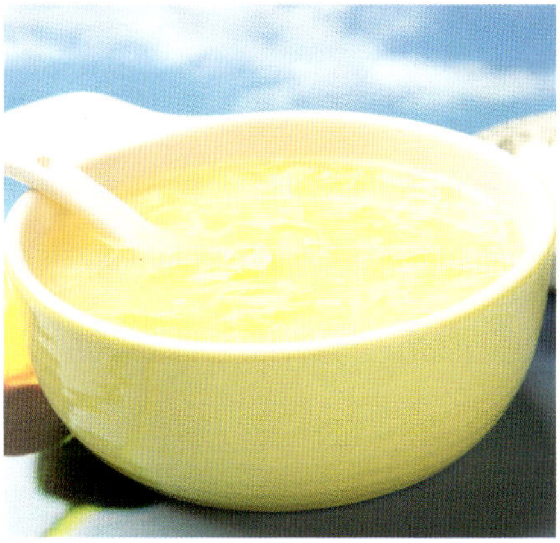

玉兰鸡蛋粥

• 鲜玉兰花2朵，粳米100克，鸡蛋1个。

将玉兰花洗净摘成瓣；粳米加水煮至近熟，放入玉兰花瓣，敲入鸡蛋，搅匀，续煮至熟。

▶ 能养护肺胃、预防感冒。

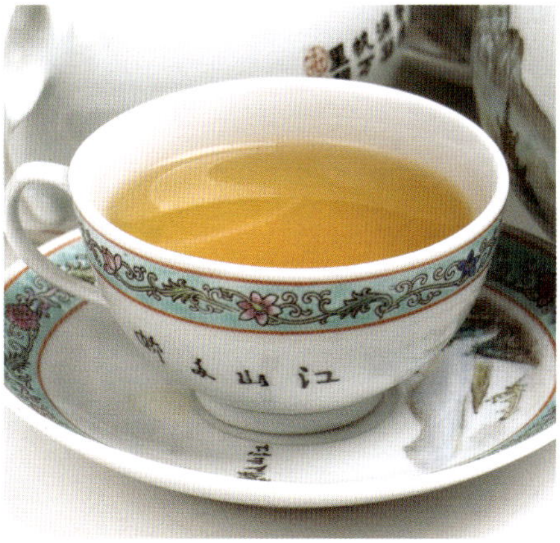

玉兰花果茶

• 干玉兰花5克，方糖适量，雪梨半个，苹果半个，甜瓜半个

干玉兰花洗净；将苹果、雪梨、甜瓜洗净，切片；将玉兰花和三种水果片放入茶壶中，加入沸水，闷10分钟；再放入方糖，搅拌至糖溶化。

▶ 香甜的花果茶，每天来一杯，心情都会好很多。水果可按自己的喜好选择。

TOP 06

金针花【忘忧安神，解人间万古愁】

金针花又名黄花菜，具有“观为花，食为菜，用为药”的美称，能疏肝解郁、美颜通乳，尤其适合产后女性食用。

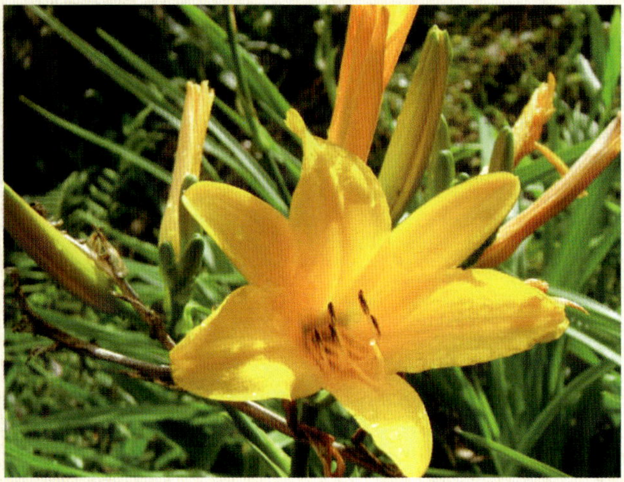

Data

性味归经： 性凉，味甘、微苦，有小毒。入肝、膀胱经。

功效主治： 疏肝解郁，养血美颜，健脾通乳。主治头晕耳鸣、心悸失眠、尿血便血、水肿、产后缺乳、关节肿痛等。

注意事项： 新鲜的黄花菜含秋水仙碱，需60℃高温破坏或长时间干制才能灭活。

花性专养

养身 金针花含有丰富的卵磷脂，有较好的健脑、抗衰老功效，能降低血清胆固醇，疏通血管，对记忆力减退、脑动脉阻塞等有特殊疗效，被誉为“健脑菜”。

养形 金针花富含膳食纤维，能增加肠道内的含水量，能润肠通便、排毒瘦身，身材肥胖的女性可常吃。

养色 金针花能滋润皮肤，抗皱祛斑，增强皮肤的韧性和弹力，它还有中度消炎解毒的效果，对粉刺、痤疮有一定的疗效。

养味 金针花能清肝和胃，清热去火，利尿清肠，有益于清除胃肠燥热引起的口臭，缓解便秘、赤白带下等。

百变花用

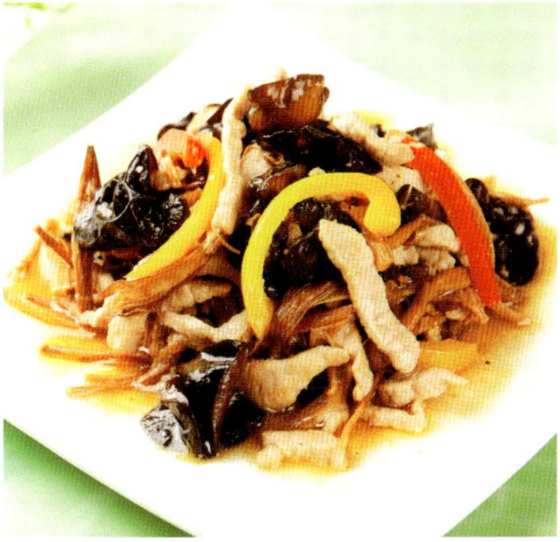

黑木耳黄花菜炒肉

• 水发黑木耳100克，水发黄花菜130克，瘦肉90克，彩椒20克，油、盐、生抽、料酒、水淀粉各适量。

将瘦肉切细丝，加盐、水淀粉腌制10分钟；黄花菜洗净切段，彩椒切丝，和黑木耳一起放入沸水中焯熟，捞出沥干；用油起锅，加少许料酒炒肉丝，倒入焯过水的材料，加生抽炒匀炒透；加入适量盐调味即可。

▶ 黑木耳凉血降压，黄花菜清热平肝，常吃可保护心脑血管。

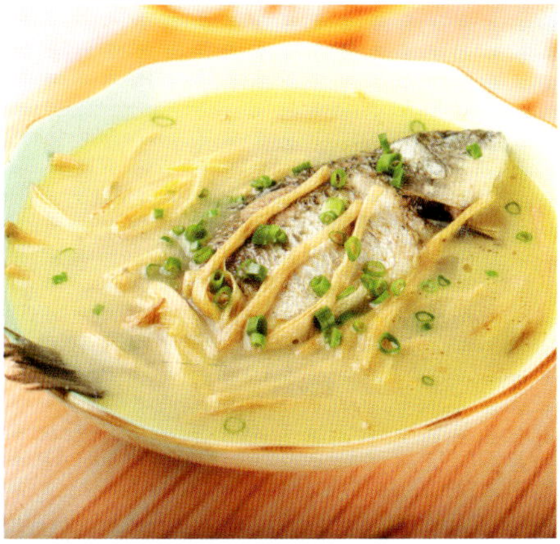

黄花菜鲫鱼汤

• 鲫鱼350克，水发黄花菜170克，姜片、葱花各少许，盐、料酒、胡椒粉、食用油、鸡粉各适量。

热锅注油加姜片爆香煎鲫鱼至两面金黄；倒入适量开水，淋入少许料酒，加入适量盐、鸡粉、胡椒粉、黄花菜拌匀；盖上盖，用中火煮3分钟至断生，起锅后撒上葱花即可。

▶ 黄菜菜疏肝解郁，鲫鱼健脾通乳，两者搭配有补虚生乳、宽胸解郁的作用，适合女性产后食用。

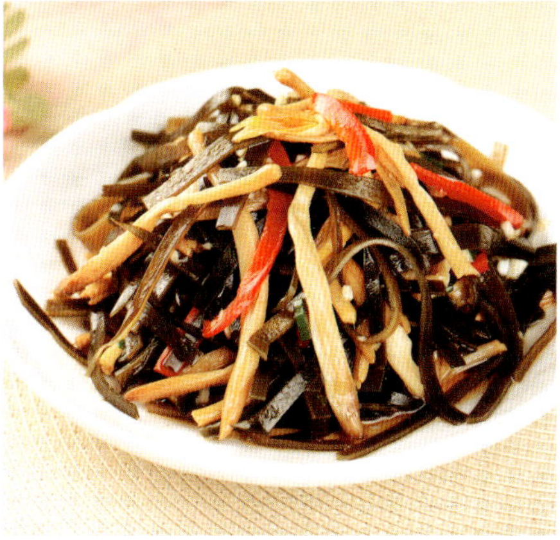

黄花菜拌海带丝

• 水发黄花菜100克，水发海带80克，彩椒50克，蒜末、葱花、盐、生抽、芝麻油、鸡粉各少许。

将彩椒、海带切丝；在锅中加水烧开，加少许盐，倒入海带丝和黄花菜略煮一会，再加彩椒丝续煮至熟，捞出沥干放入碗中；撒上蒜末、葱花，加入盐、鸡粉，淋入生抽、芝麻油搅拌至入味即可。

▶ 可祛湿止痛，有益于改善全身麻木疼痛和痛经。

TOP
07

茉莉花【理气开郁的花茶至尊】

茉莉花茶，有“在中国的花茶里，可闻春天的气味”之美誉。茉莉花有理气开郁、辟秽和中、清肝明目、降压强心、防癌抗癌等功效。

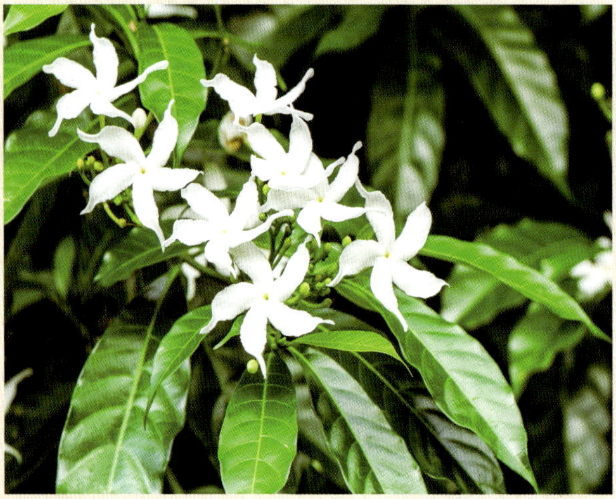

Data

性味归经：

味辛、甘，性温，无毒。

入脾、胃、肝经。

功效主治：

理气辟秽，解毒明目。用于胃脘不舒、胸膈不畅、腹泻或下痢腹痛、头晕头痛、目赤红肿、疮疡肿毒等。

注意事项：上火、便秘慎食。

花性专养

养身 茉莉花气味浓郁，有行气止痛、消炎解毒的作用，适合痰湿体质、气郁体质者。常饮茉莉花，有益于开胃消食、利咽化痰、明目养颜和防老抗衰。

养形 茉莉花能行气化痰，能改善血液循环，有利于瘦身减肥，且性质温和，不容易损伤人体正气。

养色 茉莉花能消炎祛秽，可以缓解眼部红肿、美白牙齿和防龋齿。茉莉护肤品性质温和，能平衡油脂分泌，养颜护肤的功效很好。

养味 茉莉香馥，做花包可身带花香，内服能缓解赤白带下和口臭。

百变花用

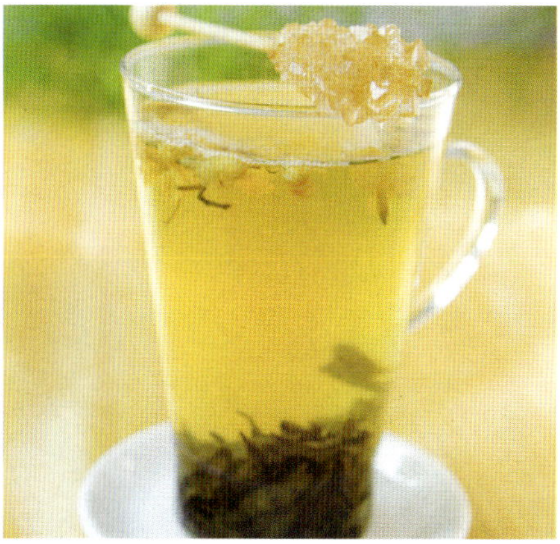

薄荷茉莉花茶

• 茉莉花5克，薄荷叶5克，绿茶少许。

用沸水浸泡5分钟即可服用，用鲜薄荷代替干薄荷，口感会更好。

▶ 能祛风清热、解毒止痛，对眼部不适、颜面痘痘有很好的效果。

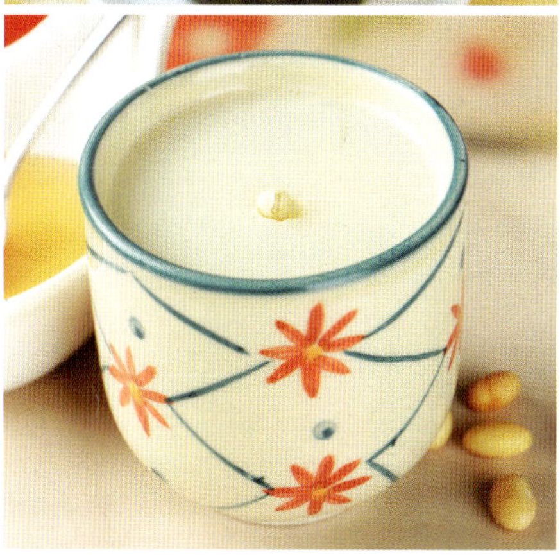

茉莉花黄豆豆浆

• 水发黄豆55克，茉莉花10克，蜂蜜适量。

将洗净的水发黄豆和茉莉花一起放入豆浆机中，加适量的水打成豆浆，滤渣取汁，稍凉后加适量蜂蜜调味即可。

▶ 带着花香的豆浆，计划减肥的女孩可以来一杯，营养丰富，让人胃口大开，又不容易胖。

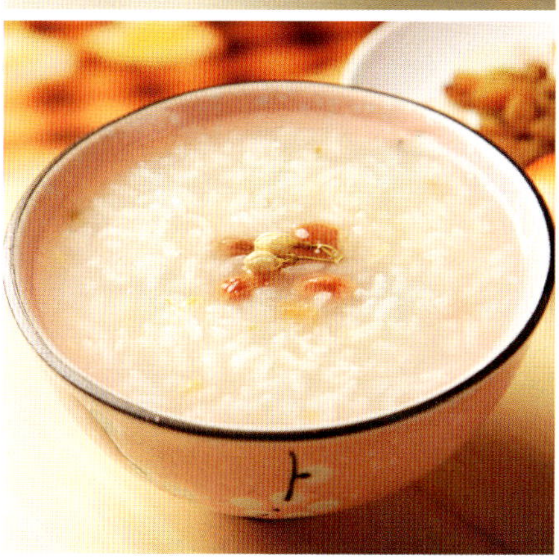

葡萄干茉莉糯米粥

• 水发糯米200克，葡萄干10克，茉莉花少许，白糖适量。

砂锅中注入适量清水，倒入洗好的糯米，放入备好的葡萄干、茉莉花，拌匀。盖上盖，用大火煮开后转小火煮50分钟至熟。揭盖，放入白糖，拌匀，煮至白糖溶化即可。

▶ 此粥清香甜糯，胃口不好时可以试试，能开胃、助消化，让你胸腹舒适。

TOP
08

凌霄花【凉血祛风调经】

凌霄早在《诗经》里就有记载，当时称之为陵苕，“苕之华，芸其贵矣”说的就是凌霄。凌霄花有行血去瘀、凉血祛风的功效。

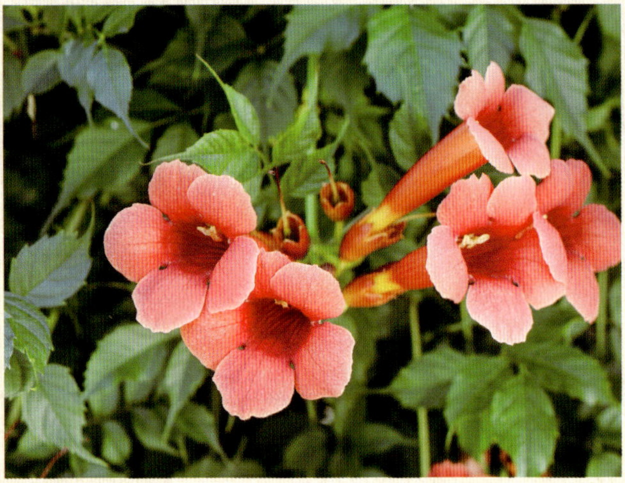

Data

性味归经：

性寒，味甘、酸、辛，无毒。

入肝、心包经。

功效主治：

祛瘀通经，凉血祛风。用于月经不调、闭经、子宫肌瘤、产后乳肿、风疹发红、皮肤瘙痒、痤疮等。

注意事项：孕妇慎用。

花性专养

养身 凌霄花是一味妇科良药，能活血化瘀、调经止痛，对月经不调、血瘀闭经、女性卵巢囊肿、子宫肌瘤均有较好的疗效。

养形 凌霄花能疏通全身经脉，可以促进体内湿毒的排出，有助于减肥瘦身，还能清血热以除皮肤瘙痒。

养色 凌霄花能改善皮肤血氧供给，清血热以控油祛痘，可以恢复光滑干净的脸面，还能养好气色。

养味 凌霄花有凉通之效，能除烦热以止汗。

百变花用

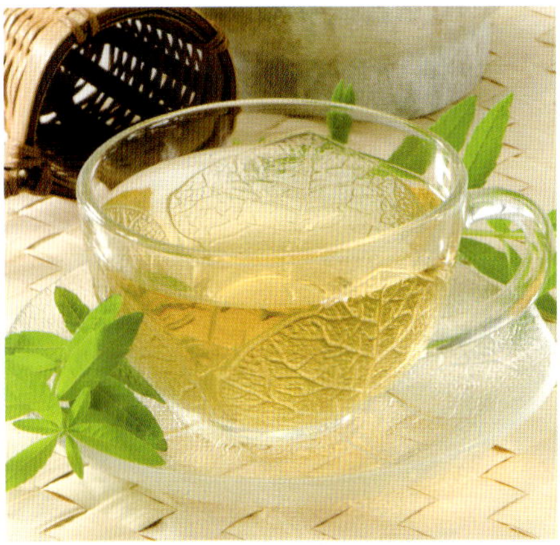

凌霄花茶

• 凌霄花9克。

将凌霄花洗净沥干，放入茶壶中，冲入沸水，闷泡5分钟，代茶频饮。

▶ 能治血热风盛的周身痒症。

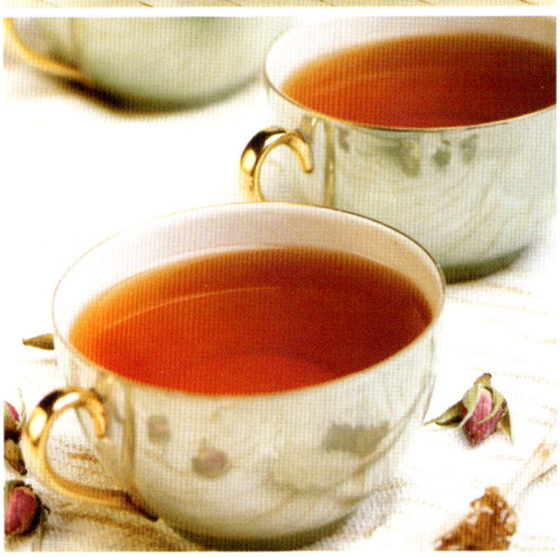

凌霄花调经茶

• 凌霄花5克、月季花10克、红花15克。

将凌霄花、月季花、红花放入茶壶中，用温水冲洗一遍后，加沸水闷泡5分钟，代茶频饮。

▶ 能活血止痛，治腹痛、闭经。

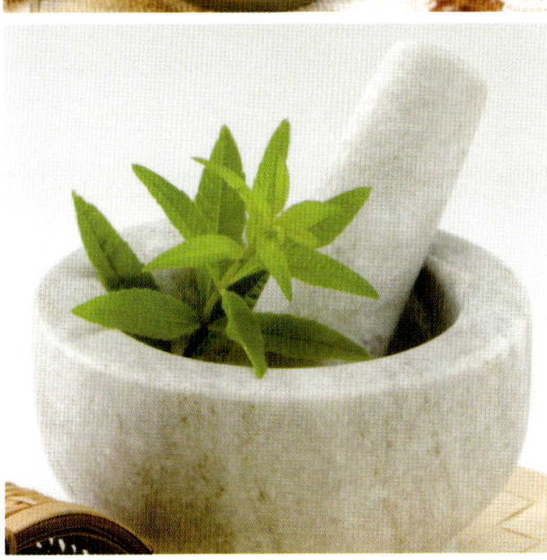

凌霄花汁

• 鲜凌霄花适量。

将鲜凌霄花洗净沥干，放入容器中，用棍棒捣烂，取汁涂擦患处。

▶ 可治糜烂型脚癣。

TOP
09

鸡蛋花【利湿止泻的“胃肠保护伞”】

《岭南采药录》：“治湿热下痢，里急后重，又能润肺解毒。”鸡蛋花清肠止泻、解暑利湿。

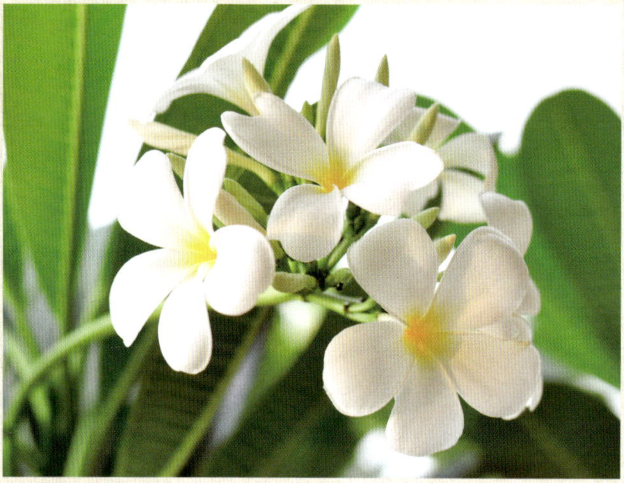

Data

性味归经：

性凉，味甘、微苦，无毒。

入肺、大肠经。

功效主治：

清热利湿，止咳化痰。主治感冒发热、咳嗽、黄疸、泄泻痢疾、消化不良、肝炎、尿路结石、中暑、小儿疳积等。

注意事项：脾胃虚寒者慎用。

花性专养

养身 鸡蛋花调养湿热体质的效果很好，能清肺利咽、清肠止泻，非常适合夏秋容易上火、咳嗽的季节饮用。

养形 鸡蛋花清利肺胃的效果，能帮助润肠排毒、瘦身减肥，特别适合体质强壮的女性。

养色 鸡蛋花能帮助减少肺胃湿热，能美牙去牙渍，能控油祛痘美颜，帮助恢复清爽干净的头面。

养味 鸡蛋花的祛湿毒功效，能治黄臭白带、口臭、大便恶臭和多汗脚臭。

百变花用

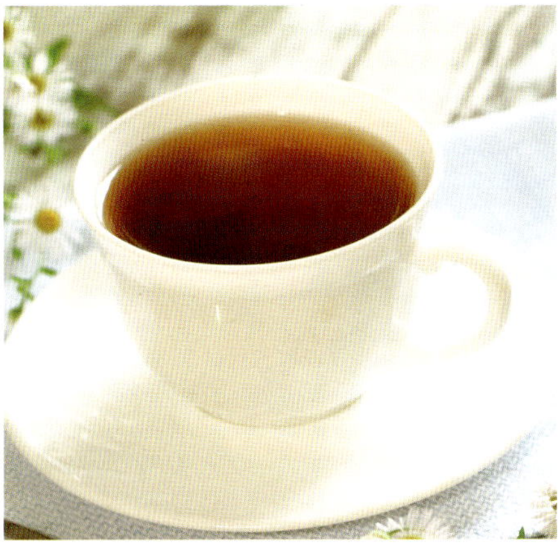

鸡蛋花罗汉果饮

• 罗汉果1个，鸡蛋花10朵。

将材料洗净沥干，把罗汉果掰小块，先用水煮10分钟，然后加鸡蛋花继续煮5分钟，滤渣取汁即可。

▶ 有清热祛湿生津的效果，有助于养颜排毒。

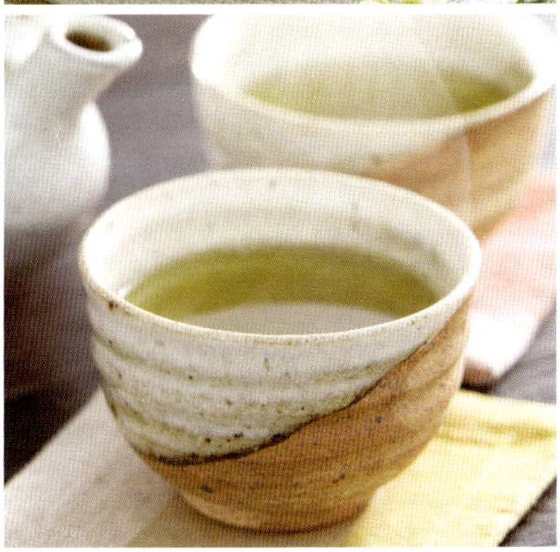

鸡蛋花止咳汤

• 鸡蛋花10克，金银花30克，鱼腥草30克。

加水800毫升，煎取200毫升，分2次服。

▶ 有清热解毒、止咳化痰之效，能治肺热咳嗽、支气管炎。

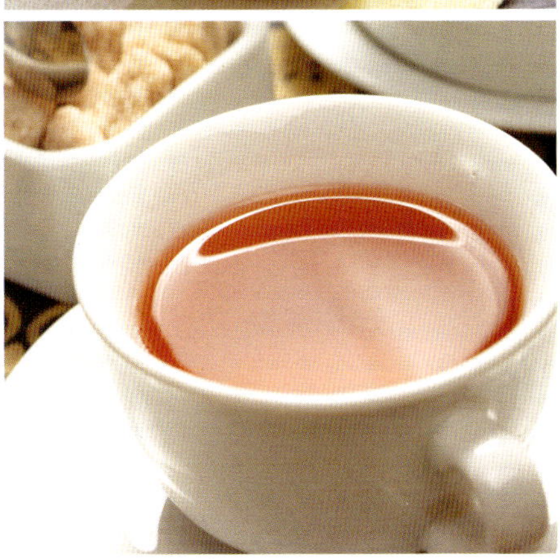

鸡蛋花消食饮

• 鸡蛋花9克，麦芽20克，神曲10克，布渣叶9克。

加水1000毫升，煎取300毫升，分3次服。

▶ 能清胃热、助消化、祛湿毒，可治食积口臭和腹泻，也能帮助减肥瘦身。

TOP 10

芙蓉花【消炎解毒的“天然美容师”】

芙蓉花内服清肺，外用消肿散结、拔毒排脓。其含有丰富的维生素C，能滋润养颜、护肤美容。

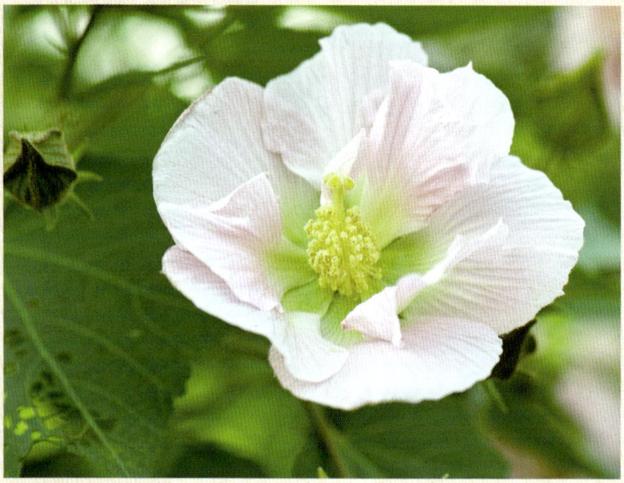

Data

性味归经：

性凉，味辛、苦，无毒。

入肺、心、肝经。

功效主治：

清热解毒，消肿排脓。内治肺热咳嗽、白带黄臭、湿热腹泻；外治疔疮肿疖、乳腺炎、毒蛇咬伤、烧烫伤等。

注意事项：孕妇禁服。

花性专养

养身 芙蓉花有抗菌消炎的效果，能降火祛痘、排毒养颜，能治热性出血和清火毒，适合热性体质的人食用。

养形 芙蓉花能清除体内热毒，减少胃肠实热，减轻腹胀及帮助消除腹部赘肉。

养色 芙蓉花能清利肌肤，有效消除痘痘，缓解皮肤油腻，外用能促进伤口恢复，减少疤痕。

养味 芙蓉花能清胃热除口臭，凉血解毒治湿热带下，能抗菌消炎去脚气。

百变花用

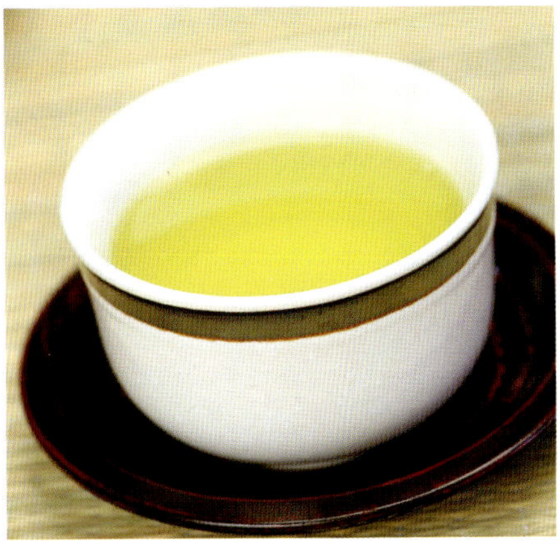

芙蓉花茶

• 干芙蓉花少许，蜂蜜少许。

将芙蓉花放入杯中，用温水冲洗一遍，加沸水闷泡10分钟，稍凉后调入蜂蜜即可。

▶ 能清肺热、润肠道，有排毒养颜之效。

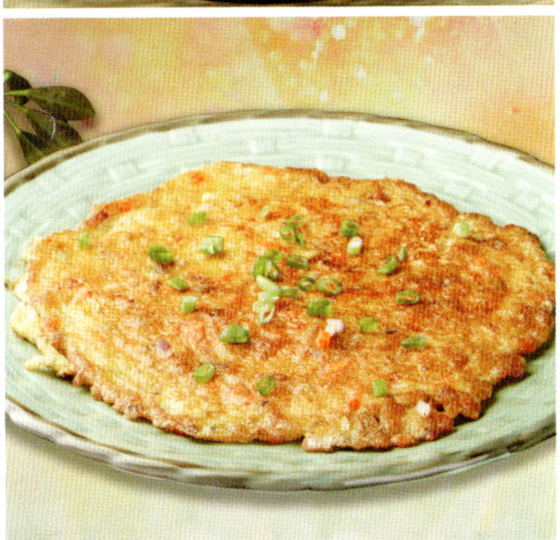

芙蓉花煎蛋

• 鸡蛋3个，鲜芙蓉花适量，油、盐、料酒各少许。

将芙蓉花去除外叶以及蕊，剥开清水洗一遍沥干；鸡蛋打散；用油先将芙蓉花炒至半熟，倒入鸡蛋液中，加盐、料酒混匀；热锅注油，用小火摊鸡蛋即可。

▶ 带有花味的煎蛋，有清热补虚之功。

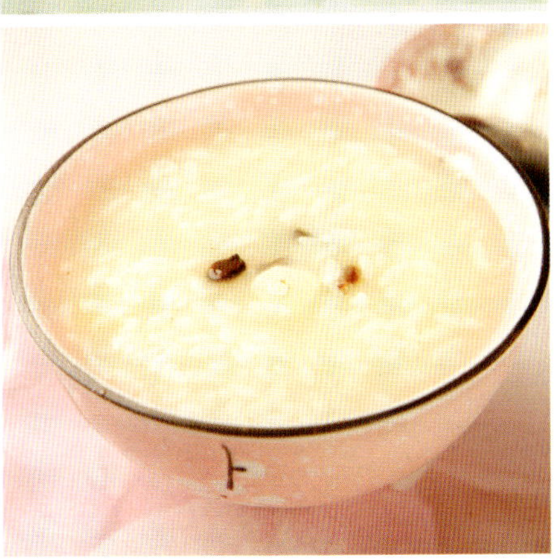

芙蓉花粥

• 鲜芙蓉花适量，粳米50克。

将芙蓉花摘瓣留花，洗净沥干；将粳米用水煮粥，快熟时加入芙蓉花续煮15分钟即可。

▶ 有清热下火祛痘的效果。

TOP 11

百合花【宁心润肺的“云裳仙子”】

百合花富含蛋白质、钙、磷、铁、B族维生素、维生素C等营养素，具有滋阴润肺、安神助眠的功效，病后虚弱、阴虚体质者可经常食用。

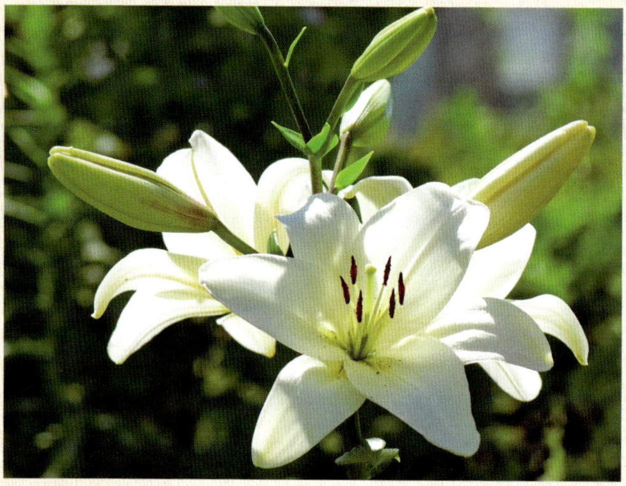

Data

性味归经：

性平，味甘、苦。入肺、心经。

功效主治：

养阴润肺，清心安神，凉血解毒。治久咳、失眠、眩晕、小儿惊风，妇女闭经；干品研末外敷，能治天疱湿疮。

注意事项： 风寒咳嗽、胃寒腹胀、虚寒腹泻等寒证者慎食。

花性专养

养身 百合花有清润的效果，虚热及实热体质均适合饮用，常人体质较强也可适量饮用；对热性病症有缓解作用，尤其适合阴虚火旺、感到干渴的情况。

养形 干瘦的人多阴虚火旺，百合花可以很好的抚慰身心，让身材恢复饱满。

养色 百合花能清虚火，有滋润效果，能减少牙齿发黄变垢，可以让皮肤恢复水润清爽，减少痘痘和皮脂的生成，还能抗老防衰。

养味 百合花对黄臭带下、胃热口臭、便秘排气、汗多味臭有很好的缓解效果。

百变花用

百合银菊饮

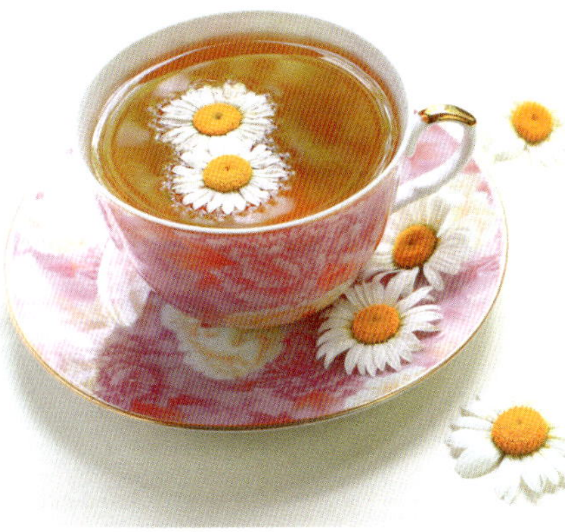

• 百合花、金银花、菊花、枸杞、冰糖各少许。

将三种花和枸杞用温水洗净沥干，加冰糖，倒入沸水闷泡5～10分钟即可。

▶ 能清利肺咽、下火祛痘。

百合花香茶

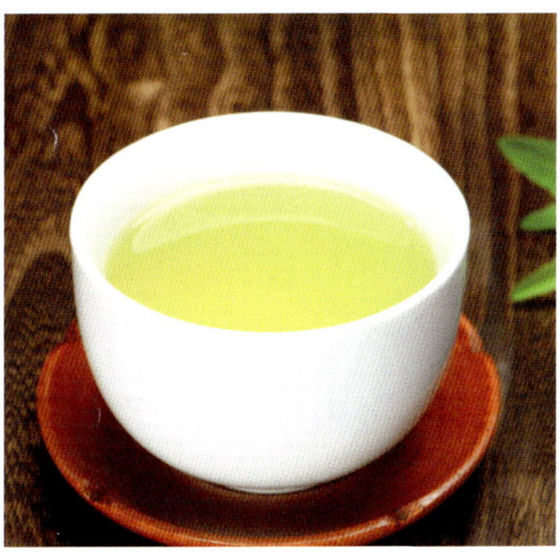

• 百合花15克，冰糖20克。

百合花用清水洗净沥干，放入壶中，加冰糖，用沸水浸泡15分钟，代茶饮。

▶ 有清润的效果，疲乏、烦躁的时候可以来一杯。压力大的人容易上火，可经常饮用。

百合花红豆爽

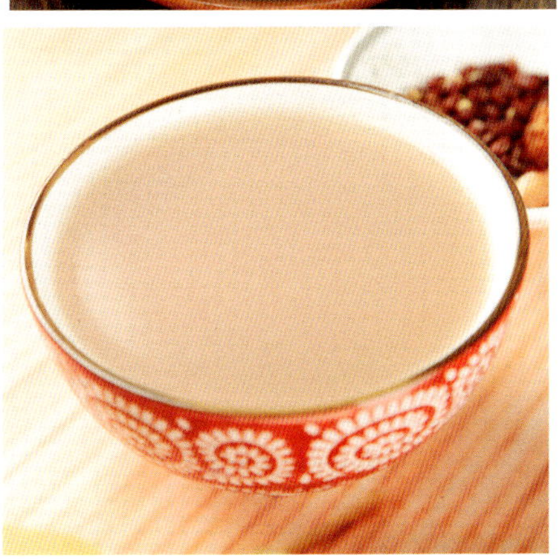

• 水发红豆100克，百合花少许，蜂蜜适量。

水发红豆放入料理机中打成浆；百合花洗净放入锅中，加水煮5分钟，捞出；倒入打好的红豆浆，煮开后撇去浮沫，煮至红豆浆黏稠，出锅后温度变凉调入蜂蜜即可。

▶ 能清热祛湿排毒，降火消除痘痘。

TOP 12

桂花 【温胃散寒的“九里香”】

桂花茶可养颜美容，利咽化痰，改善咳嗽、多痰症状，对胃及十二指肠溃疡引起的虚寒胃疼、口臭均有疗效。

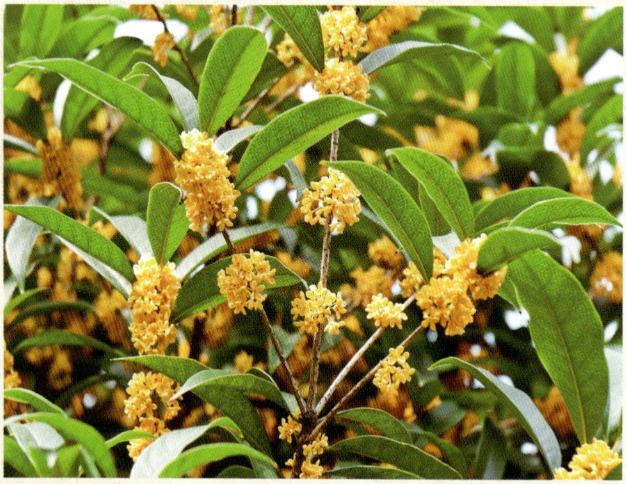

Data

性味归经：

性温，味辛，无毒。

入肺、胃、大肠经。

功效主治：

暖胃散寒，化痰行瘀。用于牙痛、咳喘痰多、胃溃疡、痛经、食欲不振、口臭等。

注意事项：体质偏热、火热内盛者慎食。

花性专养

养身 桂花有暖身通络的效果，适合阳气亏虚、寒湿内盛体质的人，能改善血液循环，可以缓解虚寒瘀痛。

养形 肥胖不爱动、体质不怎么好的女性可以用桂花茶减肥，特别适合瘦腹部。四肢血液循环不佳，容易肿胀疼痛的人也可以用桂花调养。

养色 桂花的暖养功效，能让你恢复红润的气色，告别萎黄、苍青等的不健康肤色。

养味 桂花能暖胃消食，减少食积口臭和未消化的便臭；也能减少虚寒白带和湿冷脚气。

百变花用

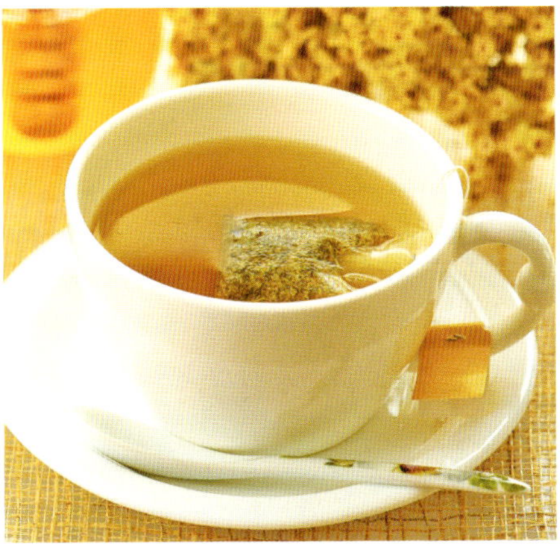

蜂蜜桂花茶

• 桂花茶包一包，蜂蜜少许。

桂花茶包用温水冲洗一遍，加沸水浸泡3～5分钟，待水变温后调入蜂蜜，搅匀即可饮用。

▶ 有美容养颜、暖胃开胃、利咽化痰的效果。

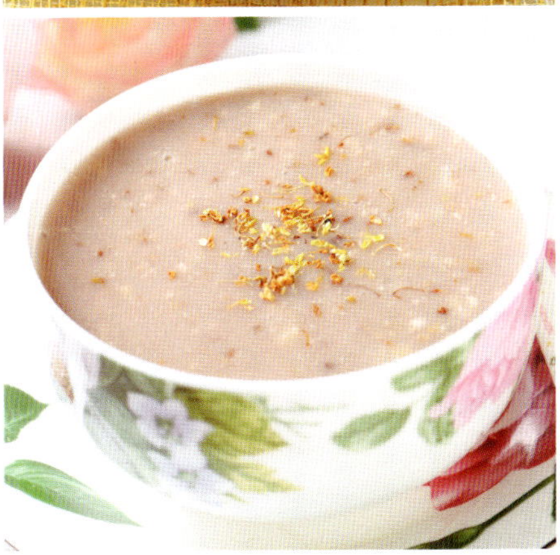

桂花核桃糊

• 核桃仁35克，核桃粉50克，桂花10克，蜂蜜30克，水淀粉适量。

把核桃仁捣成碎末，将桂花加清水煮沸，然后倒入核桃末再次煮沸，接着倒入核桃粉和水淀粉，搅匀至汤水浓稠，关火待稍凉后调入蜂蜜即可。

▶ 香甜的糊糊，是早餐和夜宵的好选择，能温暖肠胃、健脑益智。

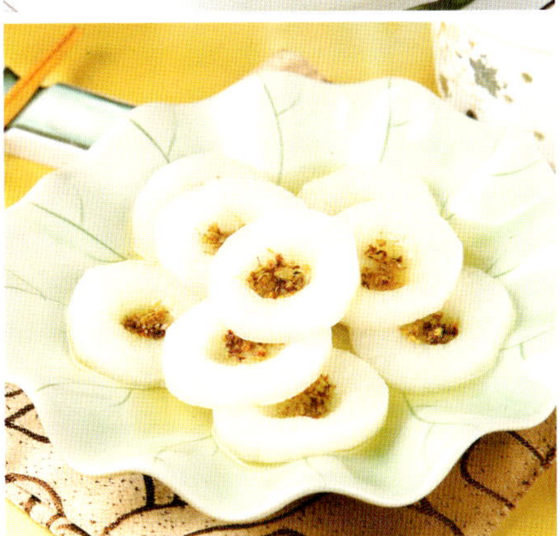

桂花蜂蜜蒸萝卜

• 白萝卜180克，桂花15克，蜂蜜25克，枸杞适量。

把桂花洗净沥干，加蜂蜜拌匀，制成糖桂花；将白萝卜去皮洗净、切厚片，再用小刀在萝卜中间挖出小圆孔，摆入盘中；在萝卜圆孔处盛入适量糖桂花，点缀上洗净的枸杞，放入锅中蒸15分钟至熟即可。

▶ 能暖肠胃、消食积、促排便，适合腹胀便秘者，也是一道美味的减肥餐。

TOP
13

桃花 【活血悦肤的养颜佳品】

古人用“人面桃花相映红”来赞美少女的姿容。然而，桃花确实有美颜作用，经常用桃花汁敷面，可让面色红润、皮肤润泽富有弹性。

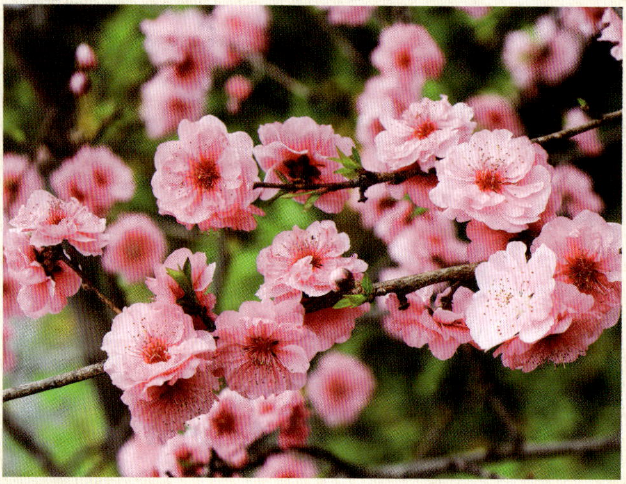

Data

性味归经：

性平，味苦，无毒。

入心、肝、大肠经。

功效主治：

利水消肿，活血化瘀。主治水肿、小便不利、脚气、痰饮食积、闭经、疮疹。

注意事项： 经期及孕妇忌用；腹泻或阴津亏损的人慎用。

花性专养

养身 桃花有利水消肿、活血化瘀的作用，适合痰湿和血瘀体质者食用。其能轻身养颜，有效防治皮肤病、脂溢性皮炎、化脓性皮炎、坏血病等。

养形 桃花通过利水消肿的功效，能减轻人体水肿，加快体内湿毒排泄，从而起到瘦身效果。

养色 桃花有很好的美颜功效，能润泽肌肤，改善血液循环，还能抗衰老，防止黑色素在皮肤内沉积，有效预防黄褐斑、雀斑、黑斑。

养味 桃花香包气味清淡，内用能缓解寒湿带下和虚寒泄泻产生的臭味。

百变花用

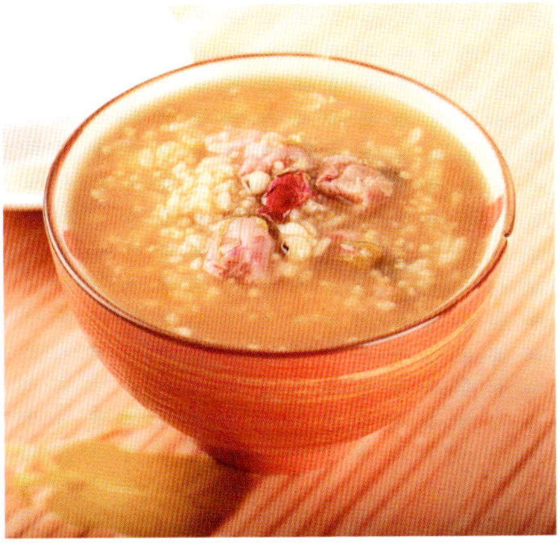

红糖桃花粥

• 桃花干品2克（鲜品4克），粳米100克，薏米10克，红糖30克。

桃花、粳米、薏米洗净放入锅中，加入适量水和红糖，时时拌动，用小火煨熟。

▶ 本品是甜蜜的养生粥，有暖宫调经、养血美颜的功效。

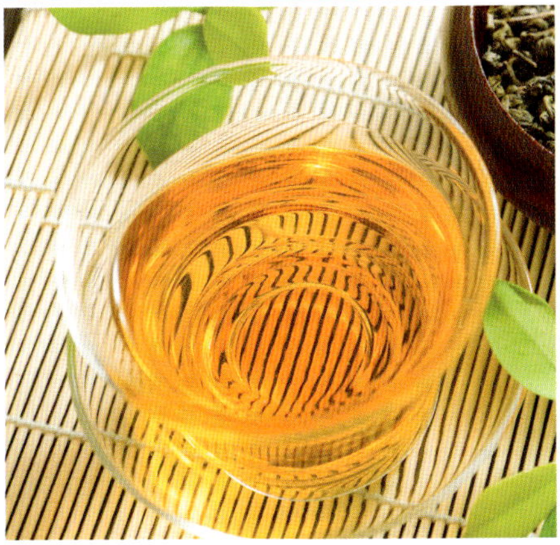

桃花白芷酒

• 采集花苞初放的桃花300克，白芷30克同放于瓶中，加上等白酒1000毫升，密封，一个月后开封取用。

每日早晚各饮少许，同时倒少许药酒于手掌之中，双手对擦，待手心发热后，来回擦面部。

▶ 能去除脸部黑斑，一般使用40～60天，脸色会变得红润而有光泽。皮肤对酒精过敏者忌用。

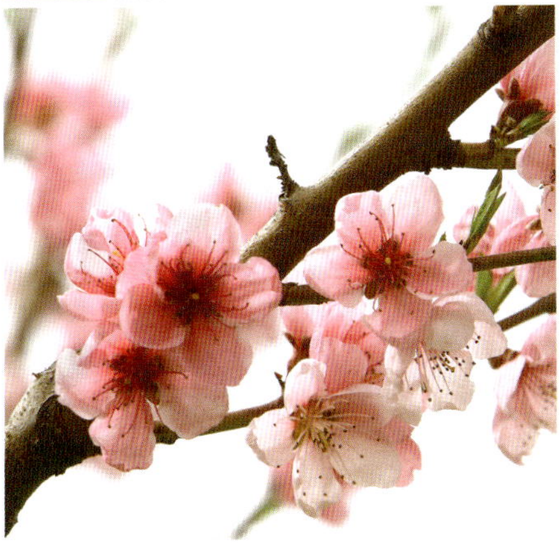

桃花祛斑美白方

• 桃花（干品）60克，冬瓜仁75克，橘皮45克。

一起研成细末，置瓷瓶中备用，每次1克，饭后用温糯米酒送下，每日1～3次。

▶ 本方有活血化瘀、美白祛斑、润肤悦色之功效，可用于颜面较黑或面有黄褐斑者。

TOP
14

石榴花 【止带止泻的“家庭医生”】

《本草纲目》中记载石榴有“止泻痢、下血、脱肛、崩中带下”之功，石榴花的功能以止带最佳。治妇人带下黄白，腰酸乏力。

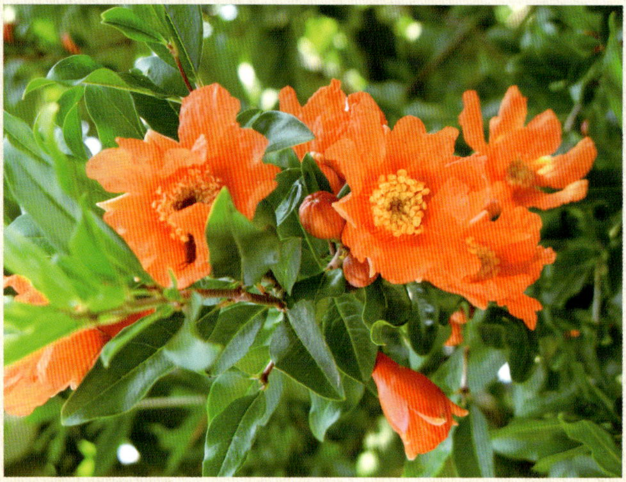

Data

性味归经：

性温，味酸涩，无毒。

入脾、肾经。

功效主治：

清热解毒，止血，涩肠止泻。

治鼻出血、吐血、牙痛、外伤出血，月经不调、白带过多；外用则可治中耳炎。

注意事项：不宜过量食用。

花性专养

养身 石榴花有消炎止血的效果，能改善血液循环，缓解瘀血肿痛，适合气滞血瘀体质者食用。

养形 石榴花能促进体内新陈代谢，帮助排出体内湿毒，有助于减肥瘦身。

养色 石榴花能消皮肤瘀肿青紫，改善肌肤血液循环，能延缓皮肤衰老，有益于美容养颜。

养味 石榴花能活血调经止带，消炎抗菌以除口腔异味，能治中耳炎以减轻耳朵流脓液。

百变花用

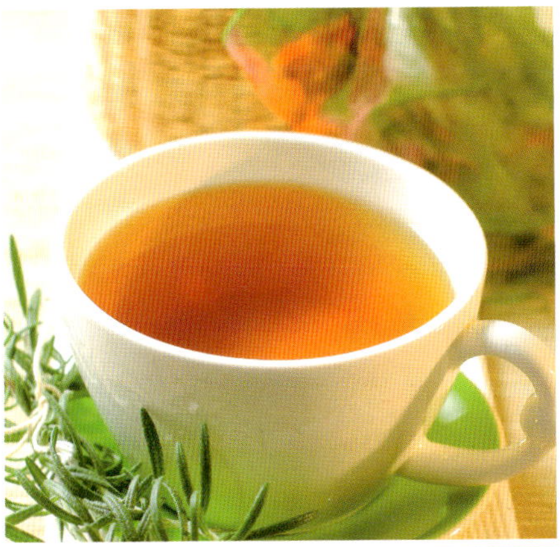

石榴花茶

● 干石榴花瓣1小碟，冰糖适量。

将石榴花、冰糖放于壶中，先用温水冲洗一遍，加沸水浸泡10分钟，代茶饮。

▶ 能止血、消肿、调经。

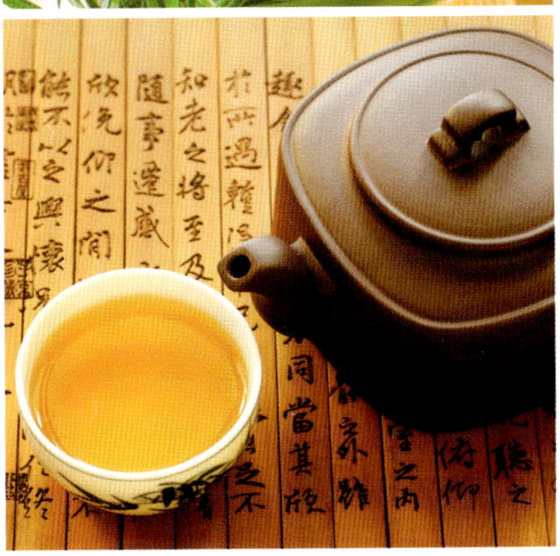

石榴花绿茶

● 石榴花1克，蒲公英3克，绿茶3克。。

将石榴花、蒲公英、绿茶放入壶中，加热水冲洗一遍，再倒入沸水闷泡3分钟，代茶饮。

▶ 能补虚劳、益精血、活血调经。

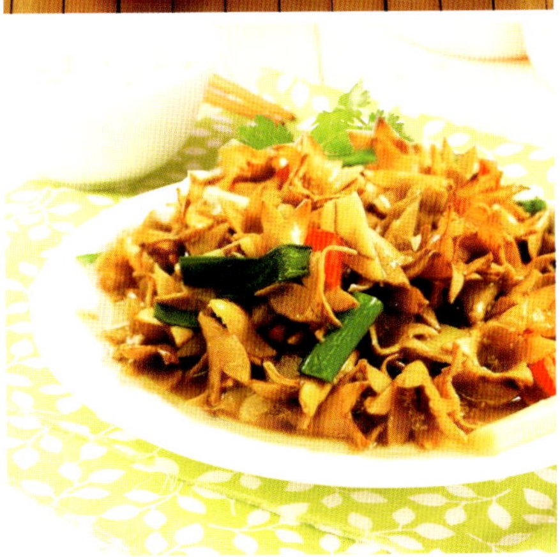

石榴花炒腊肉

● 鲜石榴花200克，腊肉100克，油、盐、姜、葱、蒜各少许。

石榴花去花蕊，剥成瓣，用清水漂洗干净，然后放入滚水中烫至半熟，除去过多的苦涩味后捞出沥干（可用清水漂洗）；用热油锅爆香葱姜蒜，放入腊肉片炒至七八成熟，加石榴花、盐、少量水继续翻炒至熟即可。

▶ 这是白族民间偏方和大理地方药膳，有清补功效，能清热排毒。

TOP 15

荷花 【全身是宝的“花中君子”】

《本草纲目》中记载：莲，全身是宝，花、叶、根、莲子、莲心均可药用。荷花能凉血止血、解热消暑、清心利尿、瘦身降脂。

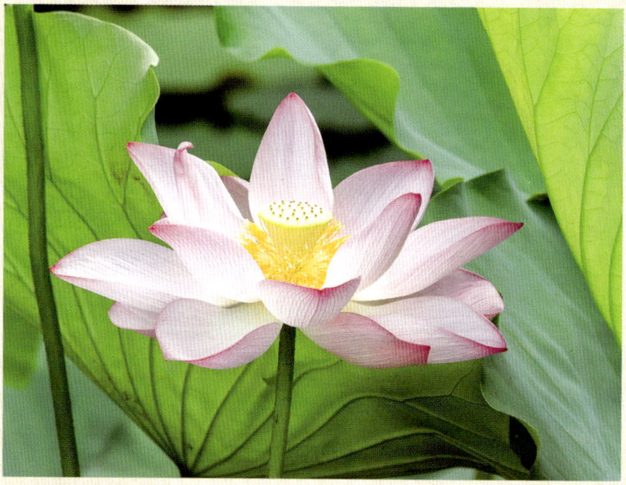

Data

性味归经：

性平，味苦、甘，无毒。

入心、肝经。

功效主治：

活血止血，祛湿消风，解热消暑。可治损伤呕血、血尿、崩漏下血、湿疮、疥疮瘙痒、暑热烦渴、暑湿泄泻。

注意事项：孕妇忌用。

花性专养

养身 荷花有通经络的效果，适合气滞血瘀、痰湿瘀阻体质者，能消瘀肿而止血止痛；夏天花开，能清解暑湿。

养形 肥胖者体内血行不畅，荷花有行血之效，能促进血液循环，帮助减肥。在完全不想出门的夏天，吹着冷气，很容易长肉，和荷花来一场美食的邂逅吧。

养色 血瘀则肌肤失养，荷花能帮助改善血氧供给，养出皮肤好气色。

养味 荷花能通畅全身经络，促进体内代谢，加快湿毒排出，缓解脚气和口臭。

百变花用

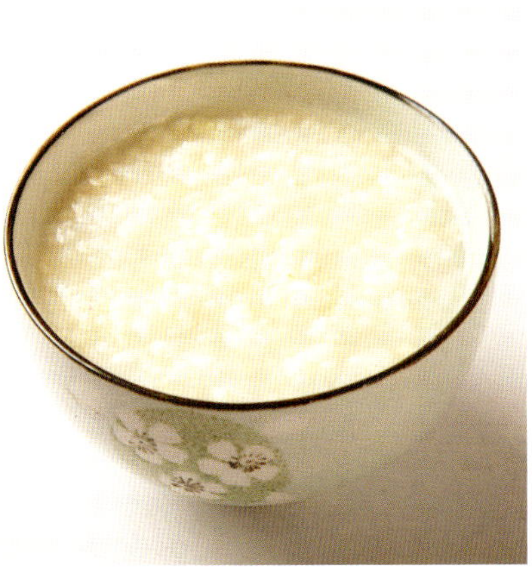

荷花粥

● 鲜荷花2朵，大米、小米各100克，冰糖300克。

大米、小米入锅加水煮成粥；鲜荷花扯瓣，用另一锅煮10分钟，滤渣取汁；将汁液倒入粥中，再加冰糖，搅拌均匀，稍煮即成。

▶ 温热食用，可清热生津、消暑止渴。

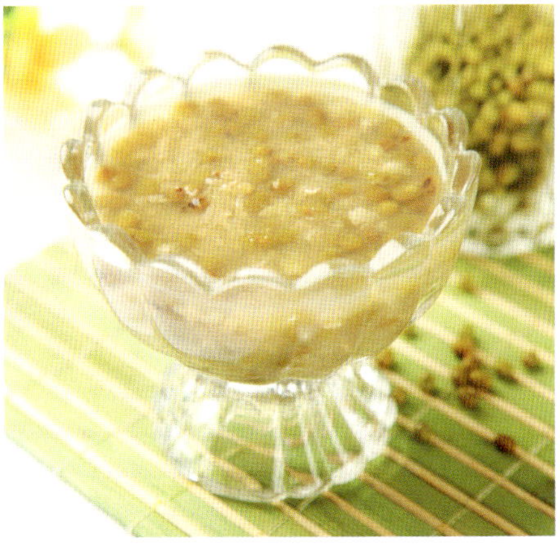

荷花绿豆沙

● 干荷花瓣9克，枇杷叶9克，绿豆30克，生石膏15克，白糖适量。

将枇杷叶背绒毛刷净，与荷花瓣、生石膏加水3碗，放入砂锅中煎至剩液2碗时，用纱布过滤去渣取液，倒入锅中，加绿豆，小火熬煮至绿豆裂开出沙，熟时加入白糖即成。

▶ 温热时食用，有清热解毒、下火除烦、利咽祛痘的效果。

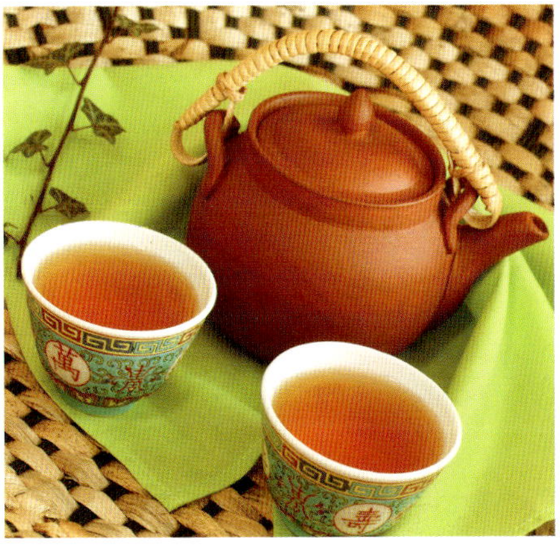

荷金茶

● 鲜荷花30克，金银花10克。

将鲜荷花、金银花用清水洗净沥干，放入茶壶中，加沸水冲泡5分钟，代茶饮。

▶ 金银花清热解毒，鲜荷叶消暑利湿，适用于中暑、暑湿腹泻、烦热消渴、咽喉肿痛等病症。此外，还能降压降脂、瘦身减肥。

TOP 16

梅花 【疏肝理气的“寒冬豪杰”】

梅花入药已久，在《本草原始》中已有“清头目、利肺气、祛痰壅滞上热”的记载，可疏肝、和胃、化痰、解毒。

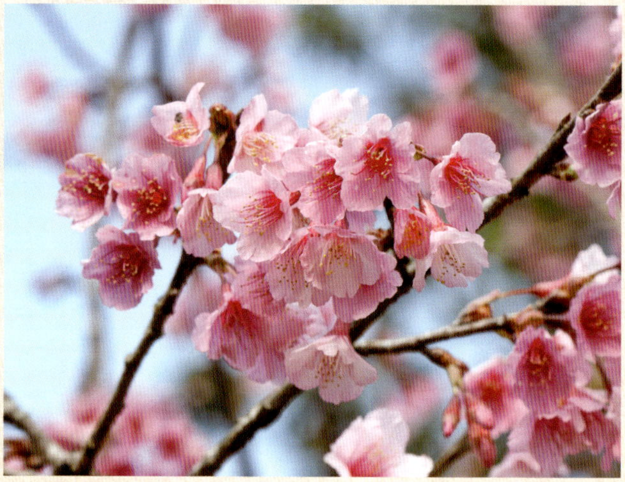

Data

性味归经：

性平，味微酸、涩，无毒。

入肝、胃、肺经。

功效主治：

活血解毒，平肝和胃，化痰。

主治郁闷心烦、肝胃气痛、食欲不振、梅核气、瘰疬疮毒。

注意事项：高热、身热等热证及孕妇慎用。

花性专养

养身 梅花可以有效地减轻白细胞下降的症状，能增强抵抗力；可以缓解头痛眼热、胃胀食积，有很好的养护肝胃功效。

养形 梅花有清利之功，能养肝解毒、和胃消食，减少体内湿热堆积，可以帮助减肥瘦身。

养色 梅花能清肝火、化湿毒、通经络，可以有效改善皮肤气血，减轻皮肤油腻，消除皮肤长痘情况。

养味 梅花能和胃气除口臭，化湿浊止带下，有效清除口腔和下体异味。

百变花用

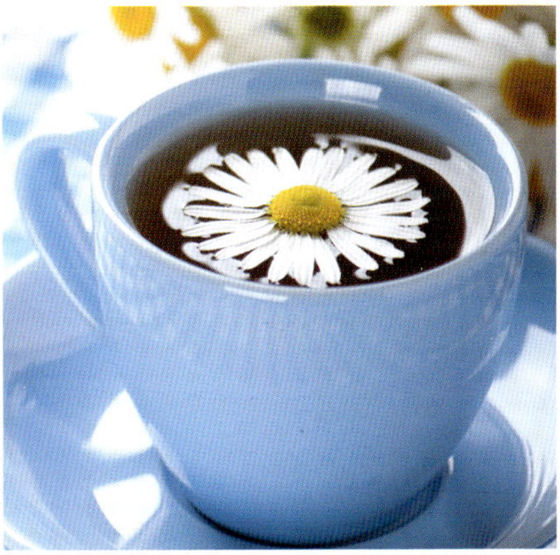

白梅菊花茶

• 白梅花、白菊花、玫瑰花各10朵。

将三种花放入壶中，用温水冲洗一遍，用沸水冲泡饮用。

▶ 能治暑热烦渴、心烦身热。

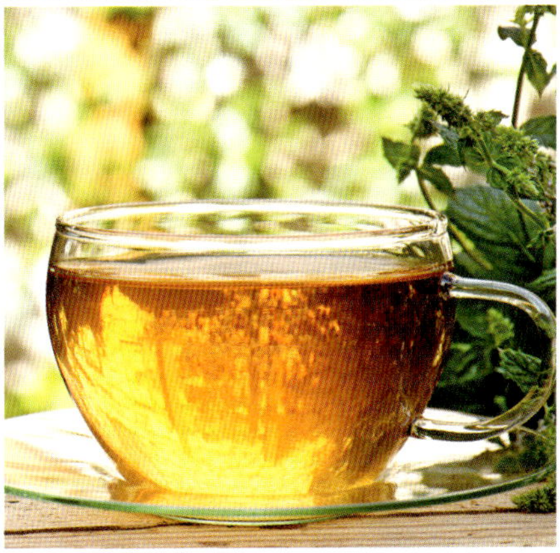

腊梅荷叶茶

• 腊梅10朵，荷叶10克。

将腊梅、荷叶洗净沥干；锅中加水烧开，放入腊梅、荷叶，大火煮沸后转小火煮10分钟，滤渣取汁，代茶分多次饮用。

▶ 能消暑除烦、减肥瘦身。

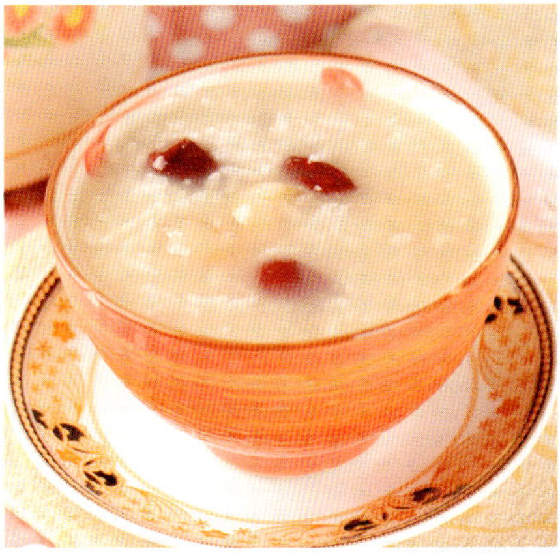

梅花阿胶红枣粥

• 白梅花5克，红枣5颗，阿胶粉10克，粳米60克，红糖适量。

先将粳米、红枣煮成粥；白梅花洗净沥干，用另一锅煮10分钟，再将阿胶、红糖倒入花汁中搅拌烊化。最后倒入粥中，搅匀，关火。

▶ 清香扑鼻的梅花阿胶红枣粥，能疏肝理气、补血养颜，适用于肝气郁结、月经不调、面色不佳的女性食用。

TOP 17

合欢花【解郁安神的爱情花】

《神农本草经》记载："合欢，安五脏，和心志，令人欢乐无忧。"合欢花还有清热解暑，养颜祛斑，解酒等功效。

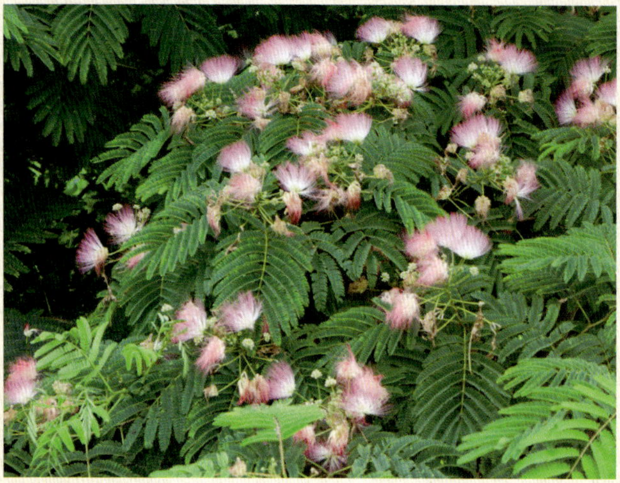

Data

性味归经：

性平，味甘，无毒。

入心、脾经。

功效主治：

解郁开胃，养心安神，理气止痛。用于心神不安、失眠、神经衰弱、胸闷、食欲不振。

注意事项：热证、津伤慎用。

花性专养

养身 合欢花对调理气滞病症有很好的效果，能舒缓情绪，有较好的强身、镇静、安神、美容作用，也是治疗神经衰弱的佳品。

养形 经络通畅、心情畅快有益于减肥，合欢花能行气、调情志，减肥时配合使用，瘦身效果会更好。

养色 合欢花能缓解烦躁和帮助睡眠，有益于保养肌肤，减少痘痘冒出，还能养颜祛斑，减少面部黑色素的沉着。

养味 合欢花能调和肝脾，缓解口干口苦和口腔异味。

百变花用

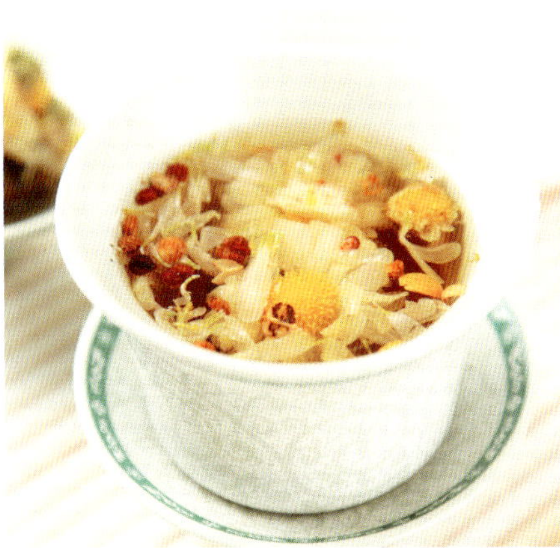

合欢菊花茶

• 合欢花12克，菊花10克，蜂蜜20克。

将两种花用清水洗净沥干，加沸水冲泡10分钟，带温度稍凉后调入蜂蜜即可。

▶ 适合肝火头痛、眼睛红肿疼痛、烦躁失眠、高血压者服用。

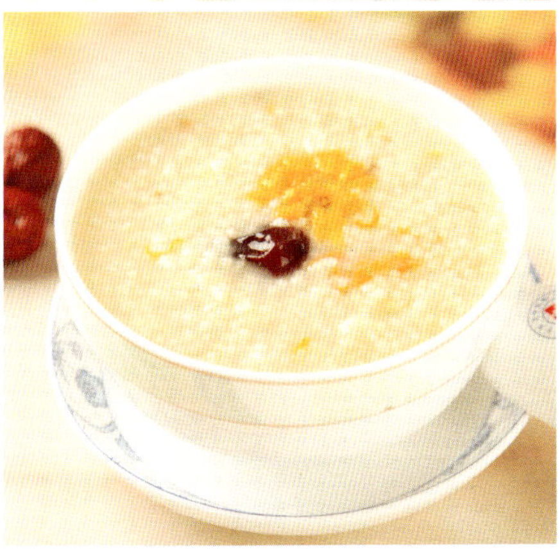

合欢花小米粥

• 小米150克，红枣10克，菊花5克，合欢花5克，冰糖少许。

将冰糖外的材料洗净，一起放入锅中加水熬成粥，起锅前加冰糖调味即可。

▶ 能清补安神，有益于改善睡眠质量。

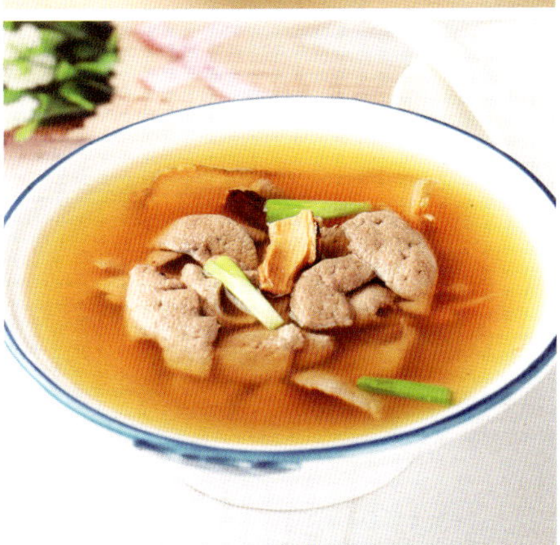

佛手合欢猪肝汤

• 猪肝60克，猪瘦肉60克，合欢花30克，水淀粉、盐各少许。

将合欢花用水洗净；猪肝、瘦肉洗净切片，加水淀粉和盐腌制一会；把合欢花放入锅内，加适量清水煮10分钟，然后放入猪肝、瘦肉煮至熟，再次调味即可。

▶ 能益气补血、养心安神，适合体质差、容易失眠的人食用。

TOP 18

洛神花【滋阴润肤的“美容师”】

洛神花又叫玫瑰茄，维生素C、柠檬酸等营养成分，能清热解渴、养颜美容、消食解酒，能加快人体新陈代谢，改善便秘，对皮肤粗糙、肥胖均有疗效。

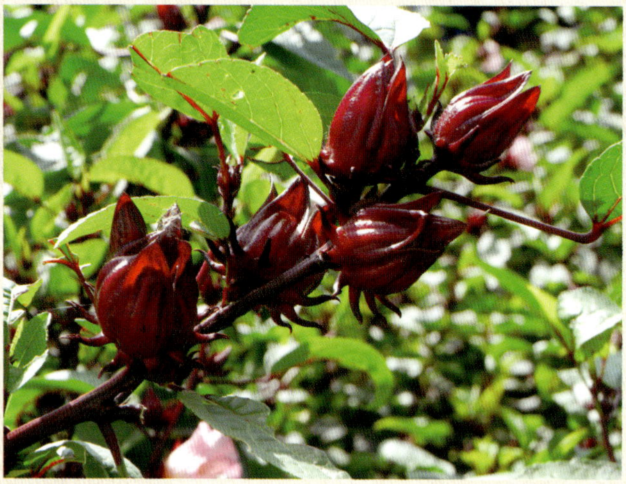

Data

性味归经：

性凉，味酸，无毒。

入肾、肺、胃经。

功效主治：

敛肺止咳，清热生津，利尿降压。主治肺虚咳嗽、高血压、高血脂、醉酒、便秘。

注意事项：胃酸过多和肾功能不好的人慎用。

花性专养

养身 洛神花有清凉降火、生津止渴的功效，可以用来冲泡茶和制作饮料，夏天饮用酸凉消暑。经常饮用玫瑰茄花茶有助于降低人体血液中的总胆固醇值和三酰甘油值，达到防治心血管疾病的功效。

养形 饮用洛神花茶可加快人体的新陈代谢，利水消脂，起到减肥作用，能润肠胃，治便秘，消除腹胀。

养色 洛神花有清润的功效，能缓解上火头面油腻和皮肤冒痘，能使肌肤水润光泽，延缓肌肤衰老。

养味 洛神花能清肺热治浓痰，能润胃肠除口臭和便臭，能降温排毒以除汗臭和脚气。

百变花用

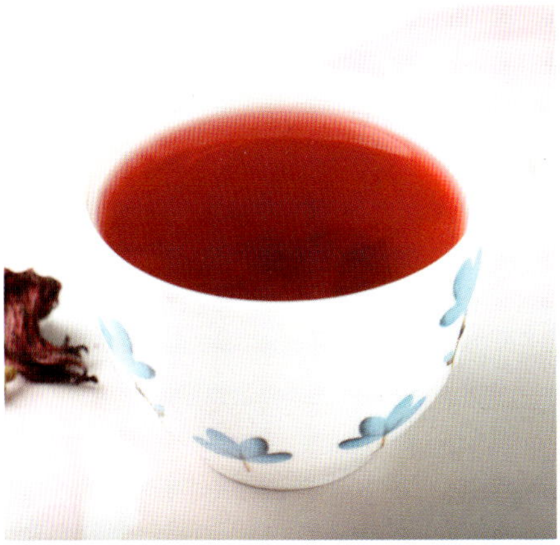

洛神玫瑰茶

• 洛神花5克，玫瑰花4克，荷叶碎3克，蜂蜜少许。

将两种花和荷叶碎洗净沥干，加沸水冲泡15分钟，待温热后调入蜂蜜即可。

▶ 有排毒降脂、清润肌肤的功效，有益于减肥美容。

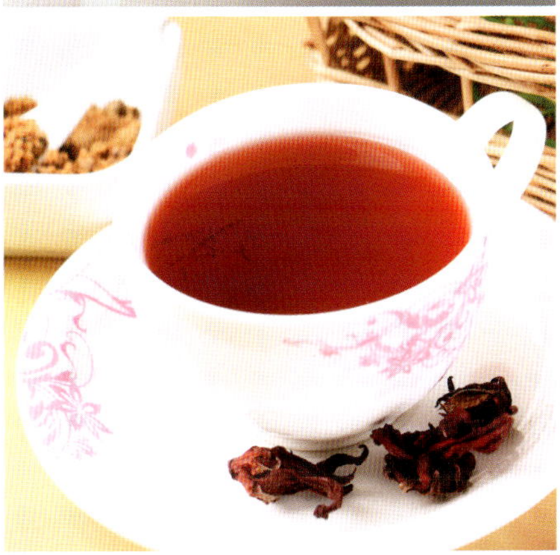

银花洛神茶

• 洛神花6克，金银花4克，蜂蜜少许。

将两种花洗净沥干，在锅中加入适量清水，大火烧开后放入沥干的两种花，再次煮沸后转小火续煮10分钟，关火盛出，稍凉后调入蜂蜜。

▶ 有清热解毒生津的功效，适合上火干渴咽痛。

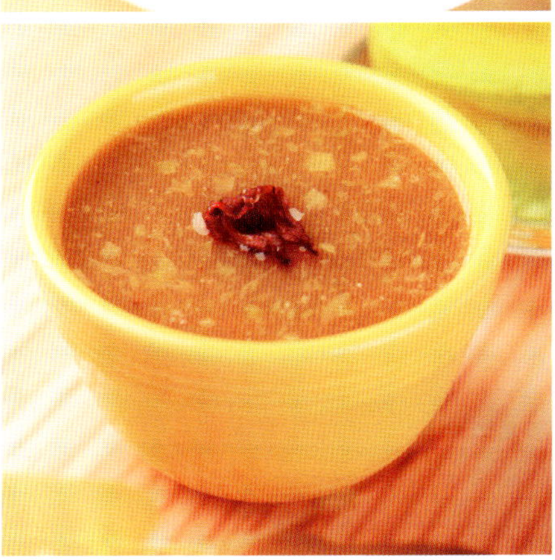

洛神杨桃汁

• 杨桃170克，冰糖20克，洛神花少许。

洛神花加水煮10分钟，滤渣取汁；杨桃切小块，加冰糖和洛神花汁，一起倒入榨汁机榨汁。

▶ 这款花果汁酸甜清爽，能清热消暑、生津止渴。

TOP 19

鸡冠花【调经止带的“妇科医生”】

鸡冠花是妇科良药，有收敛止血，止带，止痢之功效，对妇科崩漏、赤白带下有很好的疗效。

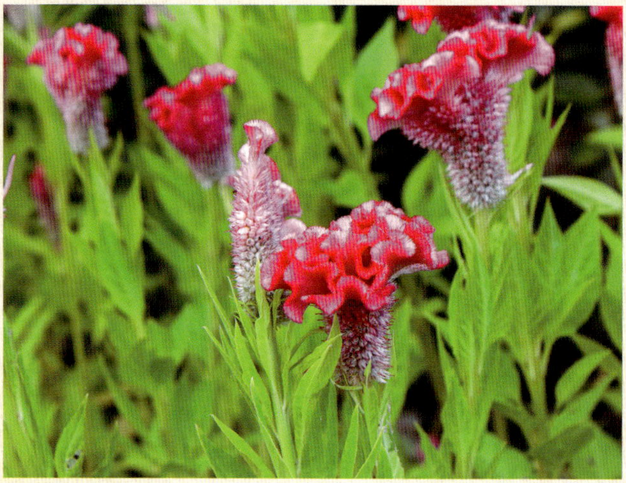

Data

性味归经：

性凉，味甘，无毒。

入肝、大肠经。

功效主治：

清热止血，止带止痢。主治功能性子宫出血、白带过多、痢疾、便血、痔血等。

注意事项：虚寒病症慎用。

花性专养

养身 鸡冠花是一味妇科良药，能调经止带、清热止痢，还含有一种护眼的氨基酸，对人体具有良好的滋补强身作用，体质偏热者合用。

养形 肥胖的人阳热偏盛，体内湿热重，鸡冠花能凉血解毒，可以帮助胖者润肠排毒、瘦身减肥。

养色 鸡冠花能凉血消炎，可以清利肌肤，减轻头面油腻，加快痘痘的消除，使脸蛋恢复干净清爽。

养味 鸡冠花能治腹泻、带下，以除便臭和白带异味。

百变花用

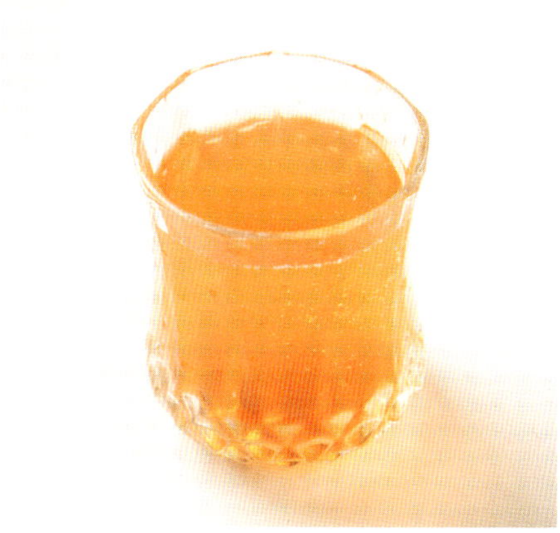

鸡冠花米酒

• 干鸡冠花180克，米酒1升。

将干鸡冠花放入米酒瓶中，浸泡密封1周。滤渣饮酒，每次饮用30～50毫升，每日1～2次。

▶ 可治疗经带异常，防治妇科病效果好。

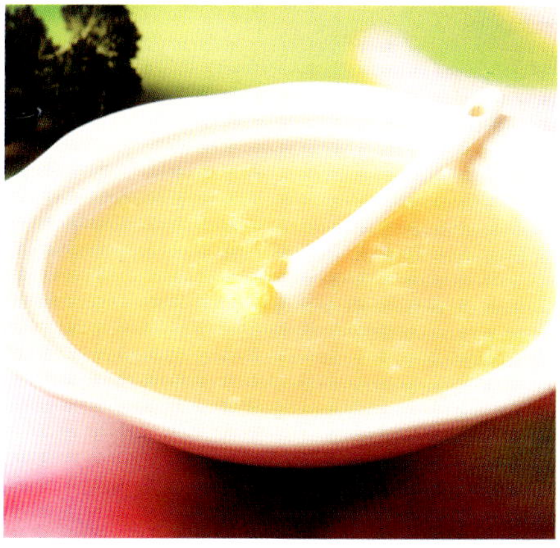

鸡冠蛋花汤

• 60克新鲜的白鸡冠花，鸡蛋1个，盐、糖、姜片、麻油各少许。

先用1升水煮鸡冠花15分钟，取汁60毫升，留汤去渣；在药汤锅中加适量水，放入姜片、盐、糖，水沸后打入鸡蛋，搅散成蛋花，盛入碗中，淋上少许麻油即成。

▶ 本汤有清补之功，能补虚凉血、调经止带，可用于治疗便血、崩漏、白带等症。

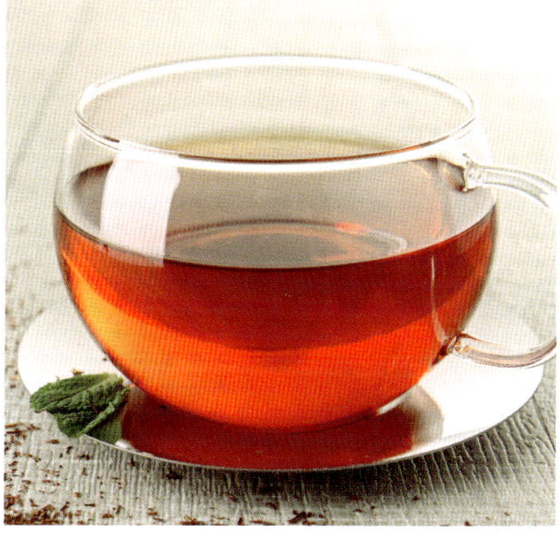

鸡冠花茶

• 干鸡冠花9～15克。

将干鸡冠花洗净沥干，锅中加水烧开，倒入干花，大火煮沸后转小火煮10分钟，滤渣取汁。

▶ 能治便血、腹泻，还有明目的功效。

TOP 20

葛花 【千杯不醉的解酒良药】

葛花茶有强效解酒，还有清热解毒、护肝补肾、美容养颜的作用， 在中医领域里有“千杯不醉葛藤花”之美誉。

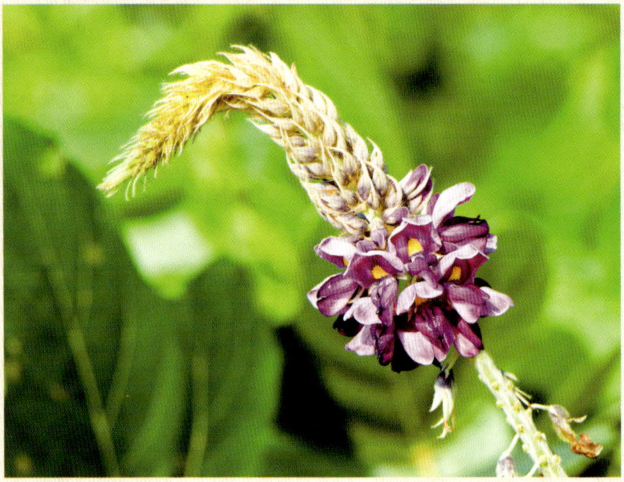

Data

性味归经：

性凉，味甘、辛，无毒。

入脾、胃经。

功效主治：

解酒醒脾，生津和胃。用于饮酒过度、头痛头晕、烦渴、胸腹饱胀、呕吐酸水、上吐下泻等病症。

注意事项： 胃寒慎食。

花性专养

养身 葛花中的皂角苷、异黄酮类，能加速酒精氧化分解，减缓胃肠里酒精的吸收，而且能加强肝脏解酒速度。葛花还有保护肝脏、调节血糖血脂、抗肿瘤、保护胃黏膜、抗过敏等作用。

养形 葛花能清虚火、滋养胃阴、护胃助吸收，适合干瘦、患糖尿病的人以减少体重流失。

养色 葛花能凉润肌肤、下火解毒，非醉酒平日里可减少葛花用量而泡水常饮，能美颜祛痘白牙。

养味 葛花有解酒护胃清润效果，能除酒味、口臭，能润肠通便减少屁臭，也能减少烦热汗臭。

百变花用

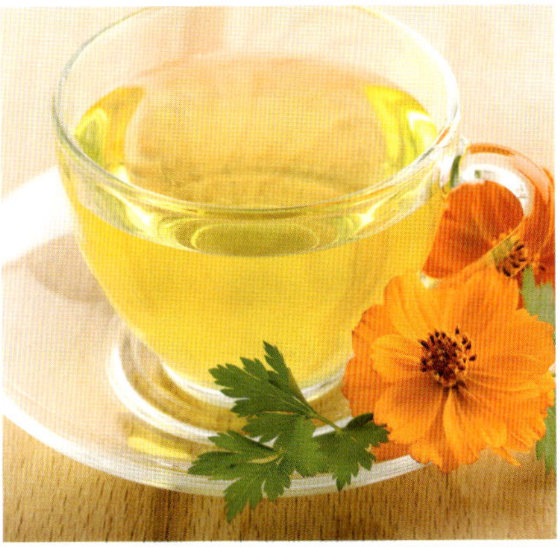

葛花菊花茶

• 葛花10克，菊花15克。

将二者择净，放入茶杯中，冲入沸水，密封浸泡15～20分钟后取汁。

▶ 每日一冲，代茶频饮，可清胃止呕，适用于烦热恶呕、津伤口渴、咽痛长痘、小便黄。

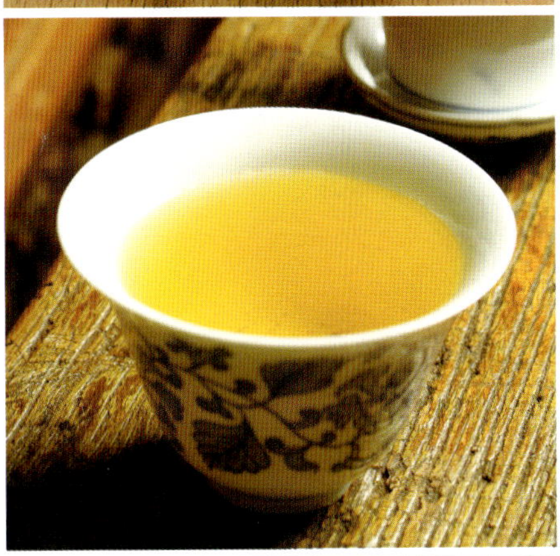

葛花蜂蜜茶

• 葛花10克，蜂蜜少许。

葛花洗净沥干，用沸水冲泡5分钟，变温后再加入蜂蜜。

▶ 葛花、蜂蜜都有预防醉酒、解酒、缓解酒后不适的效果。酒前喝可保护胃黏膜、促进酒精分解；酒后喝可和胃醒酒、提神护肝，并通过加速排尿、排汗排泄，缓解头痛、眩晕、恶心等不适，减轻醉酒程度。

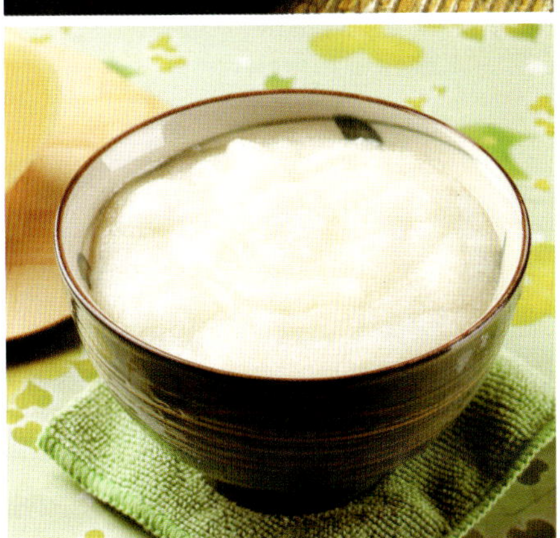

葛花粥

• 葛花10克，大米100克，冰糖适量。

将葛花择净，放入锅中，加入适量清水后煎煮取汁，再将大米放入药汁中煮粥，待熟时调入冰糖，稍煮片刻即成。

▶ 温服，可润胃生津，适用于酒醉呕吐、津伤口渴及糖尿病等症。

TOP 21

槐花【凉血止血香浮天涯】

槐花凉血止血、平肝降压。对吐血、尿血、痔疮出血等各种血热出血均有良效，还可治疗风热目赤、高血压病、高脂血症。

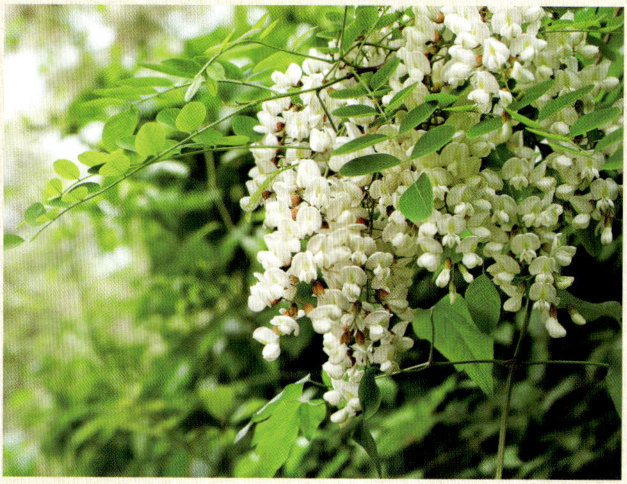

Data

性味归经：

性微寒，味苦，无毒。

入肝、大肠经。

功效主治：

凉血止血，清肝明目。主治各种出血、高血压、高血脂、目赤肿痛、银屑病、痈肿疮疡。

注意事项：虚寒者慎服；糖尿病人少吃；槐花过敏忌食。

花性专养

养身 槐花味道清香甘甜，富含维生素和多种矿物质，能增强毛细血管的抵抗力，减少血管通透性，使脆性血管恢复弹性，起到降血脂、防止血管硬化和预防中风的功效，适合热性体质的人食用。

养形 槐花能润肠排毒，有益于调和热性体质，能帮助减肥瘦身。

养色 槐花能凉血解毒，有益于清润肌肤，能帮助缓解头面油腻和消除痘痘，恢复清爽干净的脸。

养味 槐花能治黄臭白带、黄臭大便，也能清新口气、除口腔异味。

百变花用

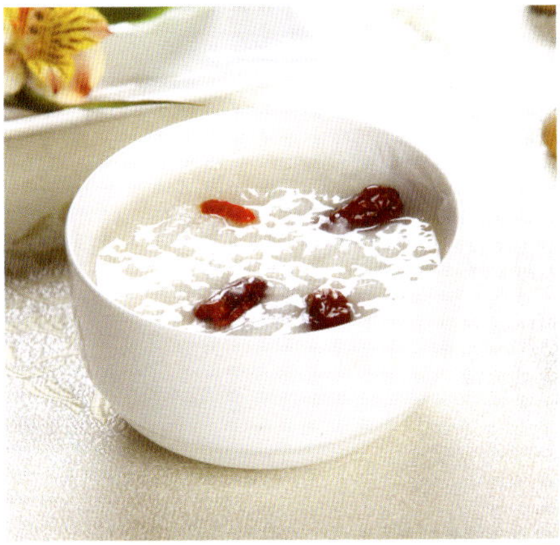

槐花红枣粥

• 水发大米170克，槐花10克，红枣5颗，冰糖15克。

把槐花装入药袋中，用水煎煮15分钟，取出药袋，放入大米熬粥，快熟时放入冰糖即可。

▶ 能清润肺胃，有益于下火祛痘。

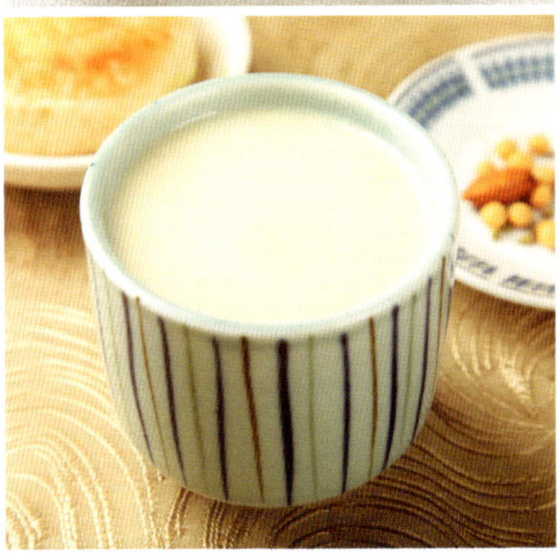

杏仁槐花豆浆

• 水发黄豆100克，杏仁15克，槐花少许，蜂蜜适量。

将黄豆、杏仁、槐花洗净沥干，放入豆浆机中，加适量清水煮豆浆，滤渣调入蜂蜜即可饮用。

▶ 有清肺热、止咳喘、润肠道、消痘痘的效果。

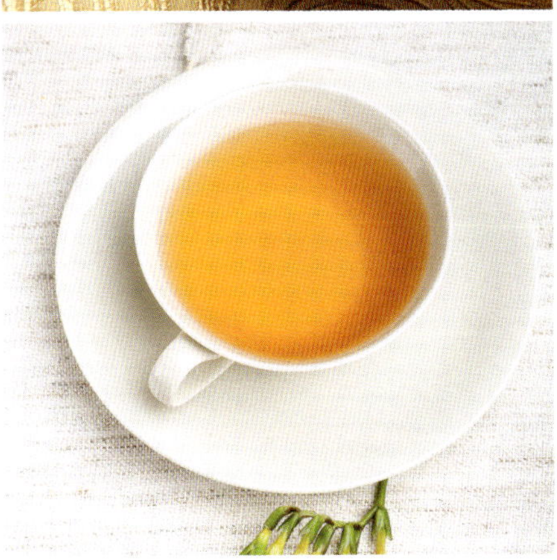

栀子槐花酒

• 槐花、栀子各150克，清酒1500克。

摘取即将开放的槐花蕾、栀子，与清酒同装入容器内，密封2个月后即可饮用。每次饮用30~50毫升，每日1次。

▶ 栀子清心、肺、胃火，槐花清热凉血，适合长痘者服用，中老年人长期服有降血压、血脂的功效，有益于心血管健康。

TOP 22

木棉花【利湿解暑的“红似火”】

《本草纲目》记载：“木棉花能行经络，达病所，又入血分，可祛风杀虫。”木棉花不但花朵美丽，还能清热、利湿、解毒。

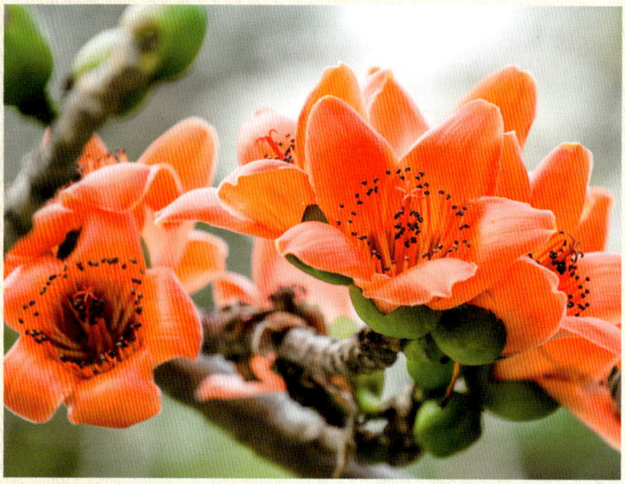

Data

性味归经：

性凉，味甘、淡，无毒。

入脾、肝、大肠经。

功效主治：

清热解毒，利湿消暑。治湿热泄泻、肠炎痢疾、烦热口渴、咳血、吐血、目赤咽痛、疮毒、湿疹、风湿痹痛。

注意事项：晒干或煮沸后用。

花性专养

养身 木棉花是广东人喜爱用的凉茶原料之一，适合南方湿热的气候使用，也适合湿热体质、痰湿体质的人，能清热祛湿排毒，使全身舒畅轻松。

养形 木棉花对体型壮实的人可作减肥之用，能帮助瘦全身。

养色 木棉花以清作补，能减少热毒和湿毒，有益于减轻皮肤油腻和消除痘痘，能减轻目赤肿痛和牙黄齿痛，让头面恢复清爽明亮。

养味 木棉花能清除胃热口臭、便臭和湿盛汗臭、脚臭、白带异味。

百变花用

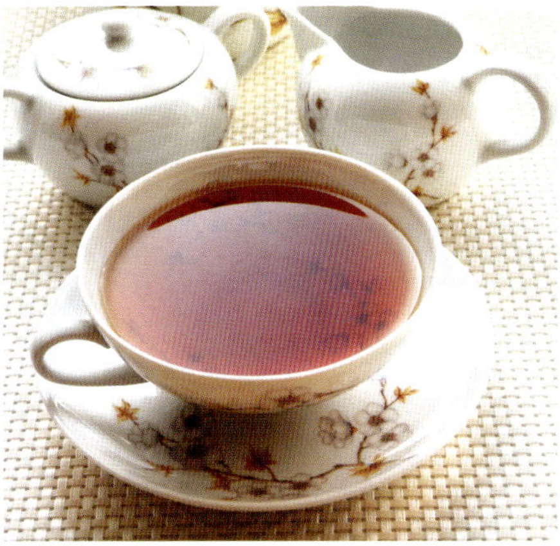

木棉五味饮

• 木棉花15克，金银花10克，绵茵陈10克，菊花10克，甘草3克。

将材料洗净，加适量水煮15分钟，可代茶饮。

▶ 适合身重黏腻、皮肤油腻爱长痘、咽痛口臭、心烦口渴、小便黄短、大便里急后重粘腻不爽者，夏天还可以当解暑佳品。

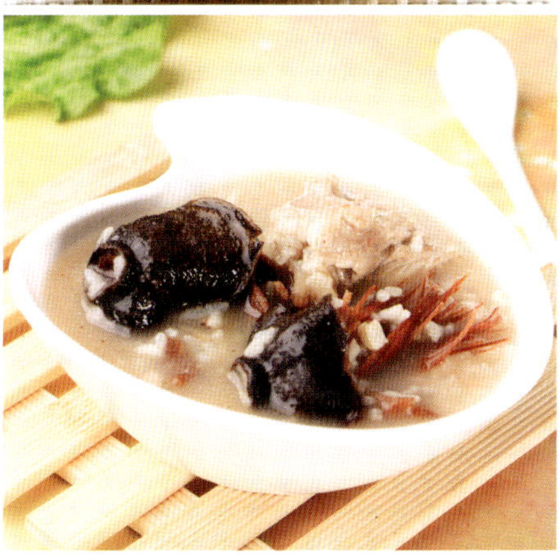

木棉花猪骨粥

• 水发大米100克，水发薏米80克，猪骨170克，木棉花10克，盐2克，鸡粉2克。

将大米、薏米、猪骨、木棉花洗净后放入锅中，加水煲40分钟，起锅前加盐、鸡粉调味即可。

▶ 此粥健脾祛湿的效果很好。

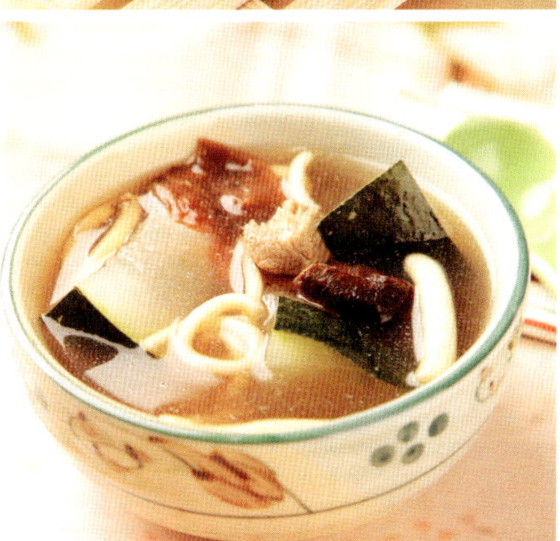

老冬瓜木棉荷叶汤

• 冬瓜350克，瘦肉块100克，通草、木棉花、荷叶各5克，盐2克，料酒5毫升。

将瘦肉放在加料酒的沸水中汆去血水，捞出放入砂锅中，加通草、木棉花、荷叶药袋，用水煲煮30分钟，再放入去皮冬瓜块续煮30分钟至食材熟软，捡出药袋，加入盐调味即可。

▶ 有利尿降脂、减肥瘦身的效果。

TOP 23

霸王花【润肺化痰的“煲汤佳品”】

霸王花具有丰富的营养价值和药用价值，是极佳的清补汤料，有清热润肺、除痰止咳、滋补养颜等功效。

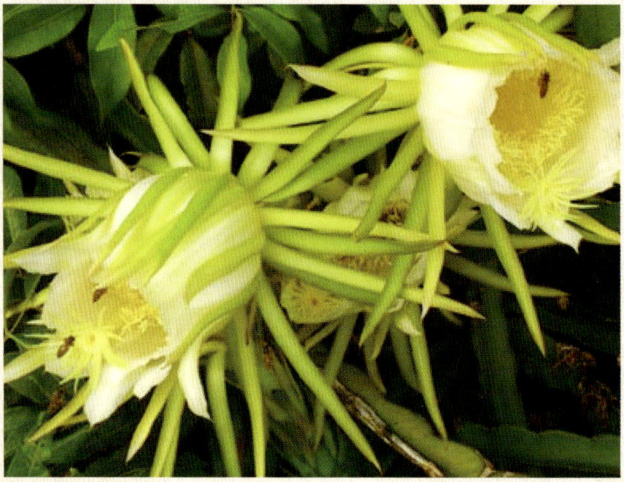

Data

性味归经：

性微寒，味甘，无毒。

入肺经。

功效主治：

清热润肺，化痰止咳。用于肺结核，支气管炎，颈淋巴结结核，腮腺炎，脑动脉硬化，心血管疾病。

注意事项：孕妇不宜吃太多。

花性专养

养身 霸王花氨基酸、微量元素含量高，有清补之效，适合湿热体质、痰湿体质的人食用，能轻身排毒养颜。

养形 霸王花能改善血液循环、促进湿度排出，有益于超重的人减肥瘦身。

养色 霸王花对肺火过剩，容易咽痛、咳嗽、长痘痘的人来说是很好的食疗佳品，能清利肌肤，恢复干净清爽的颜面。

养味 霸王花能清润肺胃除口腔异味，能润肠通便减少便秘屁臭和便臭。

百变花用

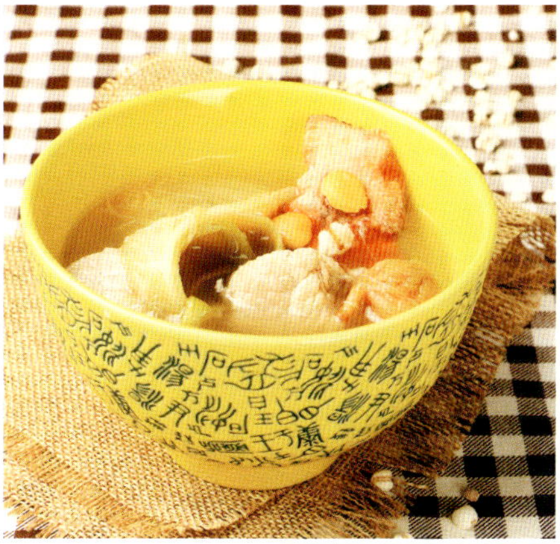

霸王花杏仁薏米汤

● 霸王花杏仁薏米汤汤料包1包（霸王花、薏苡仁、扁豆、无花果、杏仁、土茯苓），瘦肉200克，盐2克。

将瘦肉用沸水汆去浮沫，捞出放入砂锅中；将汤料包中的材料洗净，用温水浸泡半小时，连水带料一起放入瘦肉砂锅中，加适量清水煲煮1小时，起锅前加盐调味即可。

▶ 能健脾益胃、清热祛湿、排毒养颜，适合熬夜、上火、便秘者。

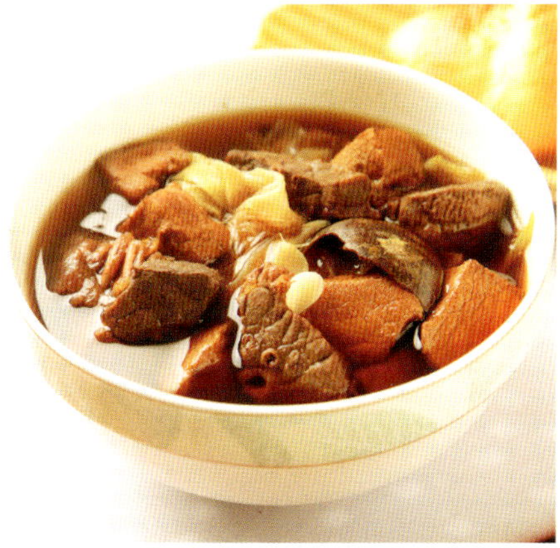

霸王花罗汉果煲猪肺

● 猪肺块250克，猪肉块300克，罗汉果5克，陈皮2克，甜杏仁5克，水发霸王花5克，姜片少许，盐3克，鸡粉2克，料酒适量。

猪肺块和猪肉块分别依次用加了料酒的沸水汆去血水和浮沫，捞出放入砂锅中，倒入备好的罗汉果、甜杏仁、陈皮、姜片、霸王花，加适量水，用小火煲煮1.5小时，起锅前加盐、鸡粉调味即可。

▶ 此汤有养肺咽的功效，能益气润肤、化痰止咳。

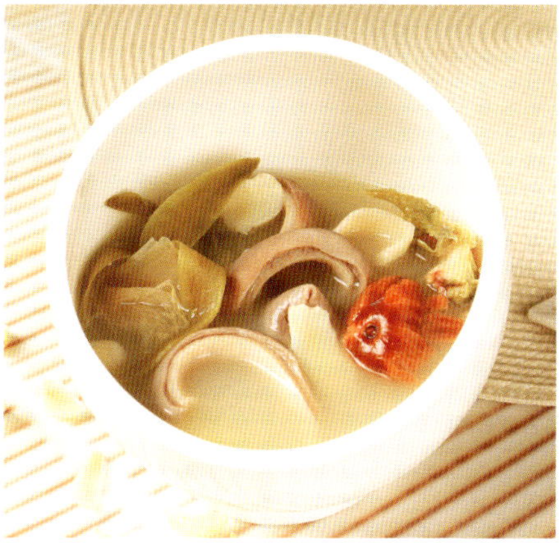

霸王花枇杷叶猪肚汤

● 猪肚300克，去毛枇杷叶10克，水发霸王花30克，无花果4枚，蜜枣10克，杏仁30克，太子参25克，水发百合45克，姜片少许，盐2克，牛奶适量。

猪肚先用沸水汆煮片刻，捞出切粗条，与除盐、牛奶外的其余材料一起放入砂锅中，加适量清水，煲煮1.5小时，加盐、牛奶拌匀即可。

▶ 此汤健脾胃、养肺咽的功效，是一道清补佳品。

TOP 24

芍药花【养血美颜的"娇客"】

芍药花能养血柔肝，有效调节女人的内分泌，改善肌肤粗糙、黄褐斑、暗疮等问题，对月经不调等妇科疾病有很好的疗效。

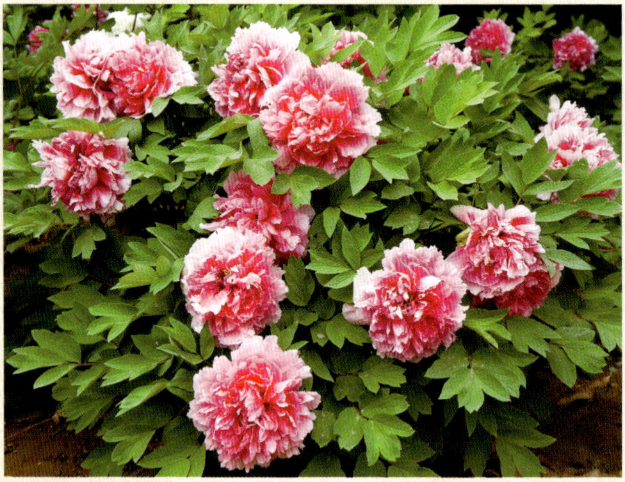

Data

性味归经：

性微寒，味酸，无毒。

入肝经。

功效主治：

养阴柔肝，散郁祛瘀。主治月经不调、赤白带下、盗汗、烦热、腹痛、泄泻、口干口苦、黄褐斑等。

注意事项：虚寒怕冷者不宜。

花性专养

养身 芍药能养肝护肝，加强人体的抵抗力，使肝气条畅，减少肝郁胁痛或痛经，适合气滞或阴虚体质服食。

养形 芍药能柔肝解郁、调节内分泌，对内分泌失调导致的肥胖有很好的调养效果，也能让阴虚干瘦的人身材变丰满。

养色 芍药有养阴润肤的效果，能延缓皮肤衰老，减少脸上长斑长痘，也能缓解双眼干涩，使眼睛更明亮。

养味 芍药能柔肝润胃以减少口苦口臭，能柔肝止带以治黄臭带下，能柔肝敛汗以消烦热汗出。

百变花用

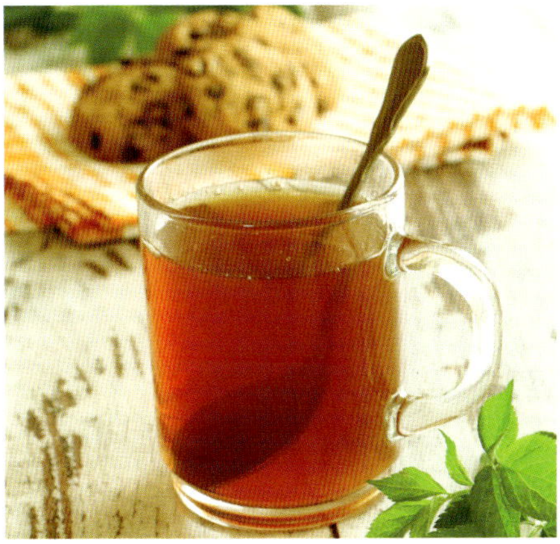

芍药花茶

• 干芍药花几朵，红糖少许。

将芍药花洗净沥干，和红糖一起置于杯中，用滚烫开水冲泡，滤取茶汤饮用。

▶ 能滋阴养血、缓急止痛，可用于胸胁胀痛、胃肠不适。

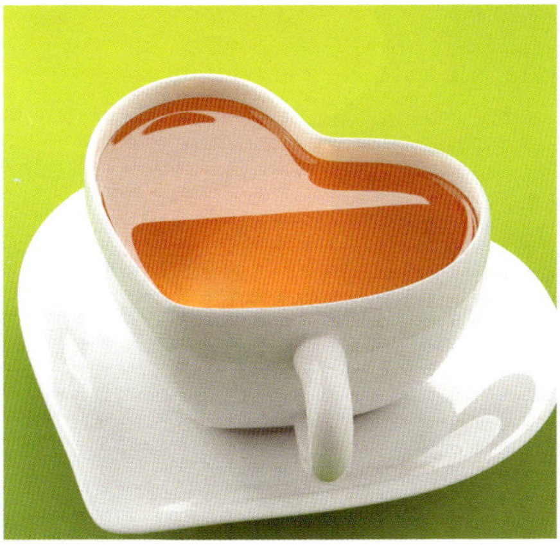

芍药绿茶

• 干芍药花几朵，绿茶、冰糖各少许。

将三者放入茶杯中，用温水冲洗，再加沸水冲泡15分钟即可。

▶ 能润胃消食、美容养颜。

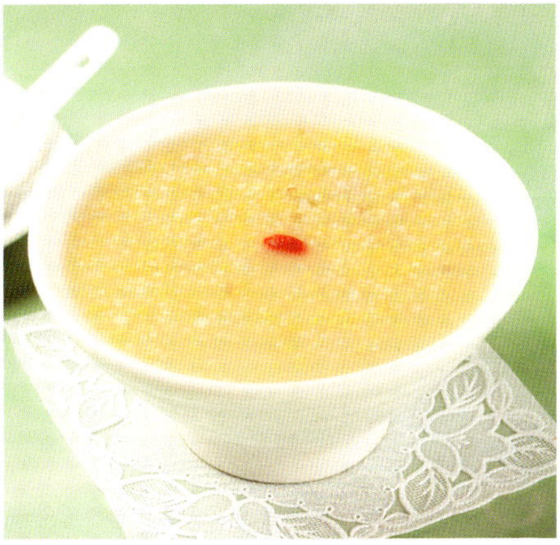

芍药花粥

• 干芍药花9克，小米、荞麦各30克，冰糖少许。

先用清水将小米、荞麦煮熟；芍药花用另一个锅煮15分钟，滤渣取汁，倒入粥中；再放入冰糖，搅匀至糖融化即可。

▶ 此粥清甜可口，能润胃养阴，治胁痛烦躁、口干口苦、月经量少疼痛等症。

TOP 25

扁豆花【止吐止泻的开胃消暑佳品】

扁豆花是夏季消暑开胃的良药，对暑湿引起的吐泻、脾虚食少、赤白带下、痢疾、小儿疳积均有疗效。

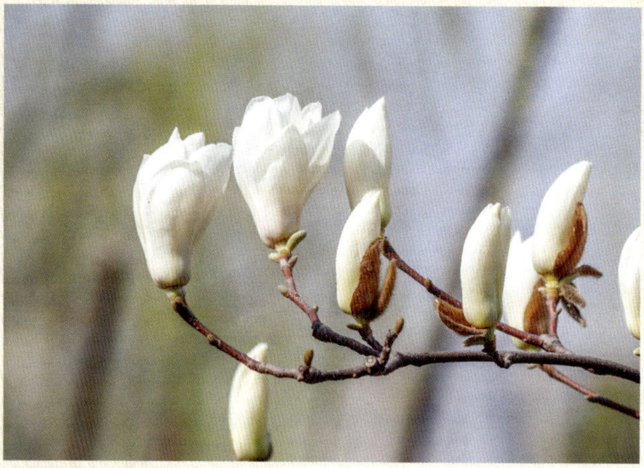

Data

性味归经：

性寒，味甘淡，无毒。

入脾、胃、大肠经。

功效主治：

解暑化湿，健脾和胃。主治暑湿泄泻、痢疾、赤白带下、跌打肿伤、小儿疳积。

注意事项：小儿慎用。

花性专养

养身 扁豆花有抗菌消炎的功效，对于恶心呕吐、急性胃肠炎有着一定的治疗效果，还能增强免疫力，特别适合在夏天消暑食用，湿热体质的人平时也可以泡水喝。

养形 扁豆花能化湿和胃，可以减少体内湿毒，达到轻身瘦身的效果，减少腹部肥胖效果较明显。

养色 扁豆花能清解暑湿，有清利肌肤的效果，能缓解皮肤油腻和痘痘多发的状况，使皮肤恢复清爽干净。

养味 扁豆花能化湿和胃以消食积口臭、腹泻便臭，能治白带增多，能减轻脚气。

百变花用

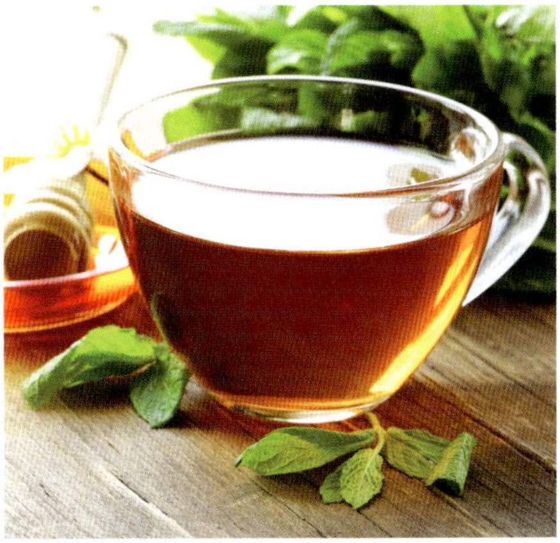

扁豆花桔皮茶

• 扁豆花10克，桔皮30克。

将扁豆花、桔皮洗净沥干放入锅中，大火烧开后转中火煮10分钟，滤渣取汁，代茶饮。

▶ 能健脾化湿、止泻消食，可助减肥。

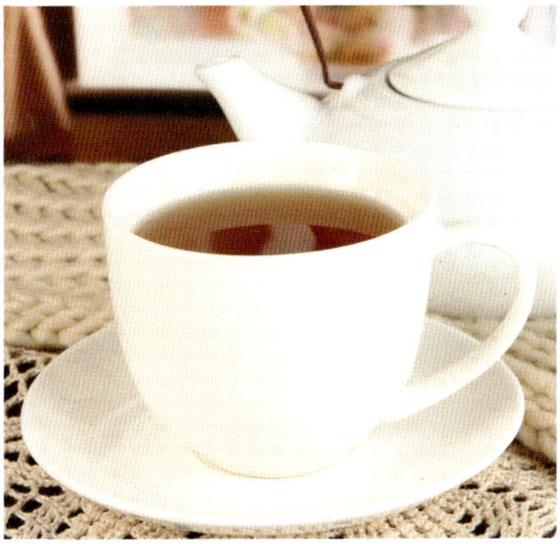

扁豆花荷叶茶

• 扁豆花、白豆蔻花各9克，鲜荷叶30克。

在锅中加适量清水，放入洗净沥干的三种材料，大火煮开后转中火煮10分钟，滤渣取汁。

▶ 适合夏天当凉茶，能清热解暑、祛湿除重。

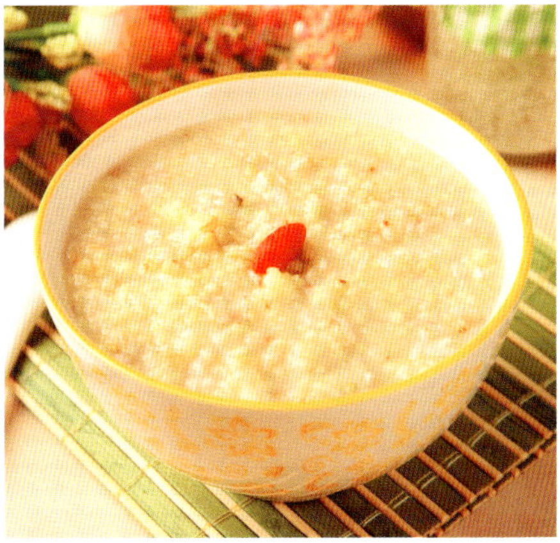

扁豆花粥

• 干白扁豆花15克，小米、燕麦、荞麦各20克。

在锅中加适量清水，放入洗净沥干的扁豆花，大火煮8分钟后，捞出扁豆花，留汤，放入小米、燕麦、荞麦，大火烧开后转小火续煮至熟。

▶ 能和胃消食、化湿除烦，治食积胃胀。

TOP 26

人参花 【延年抗衰的“稀世珍品”】

人参花的营养价值高于人参3.2倍，含有丰富的锗元素，能消除体内自由基，避免细胞老化，强身健体，延年益寿。

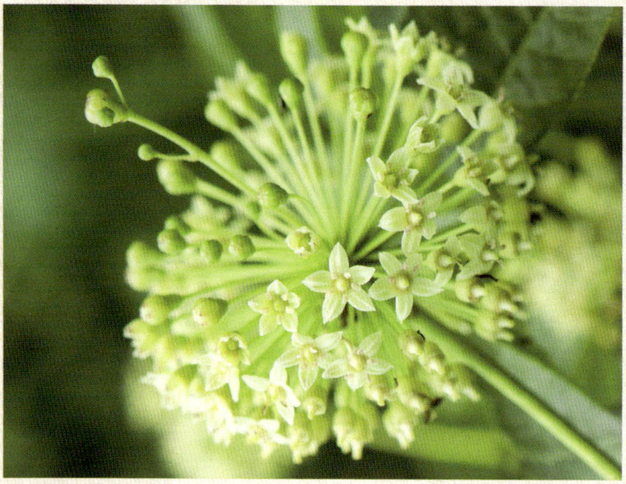

Data

性味归经：

味甘、微苦，性平，无毒。

入脾、肾经。

功效主治：

益气养阴。用于虚弱、疲乏、神经功能紊乱、记忆力下降、早衰等。

注意事项：不宜过量使用及与茶、甜食、萝卜等搭配使用。

花性专养

养身 人参花能增强体质、令人精力充沛，可以促进新陈代谢、清除氧自由基、延缓衰老，还有调节内分泌、预防肿瘤、降压、降糖、降血脂、调理胃肠功能、缓解更年期综合征的功效，非常适合体虚的人使用。

养形 人参花气阴双补，能使瘦人变壮、胖人转实，有益于塑造健康体型。

养色 人参花调补的功效很好，能使肌肤恢复红润光泽，淡化色斑、细纹，延缓衰老的步伐。

养味 人参花能补虚强身，可减少白带增多，能除寒湿脚臭。

百变花用

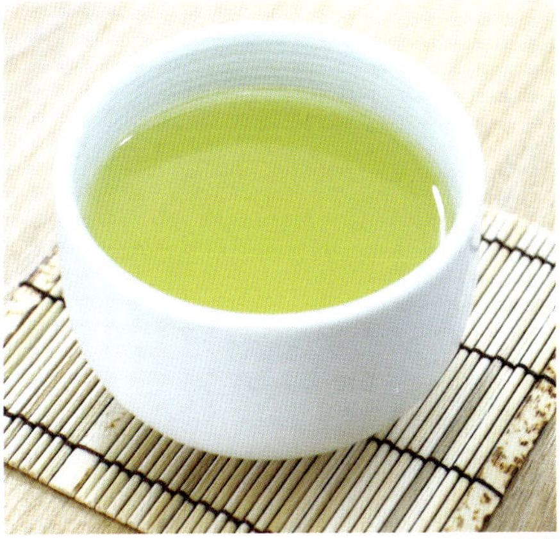

人参花茶

● 人参花干品3朵。

用沸水冲泡，分多次饮用。

▶ 苦中带甜、清爽可口，有清补的功效，适合阴虚火旺不受温补的人。

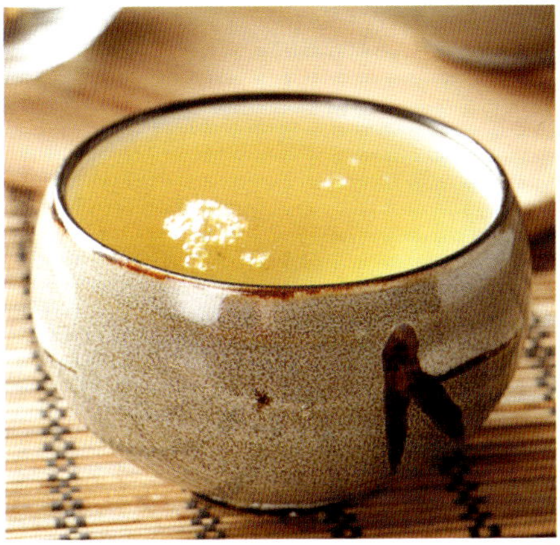

人参花麦冬茶

● 人参花3朵，麦冬10颗。

将人参花、麦冬放入壶中，加温水冲洗一遍，再倒入沸水冲泡5分钟，可多次冲泡，代茶饮。

▶ 有提升免疫力、抗疲劳的效果，体质差的人可以来一杯。

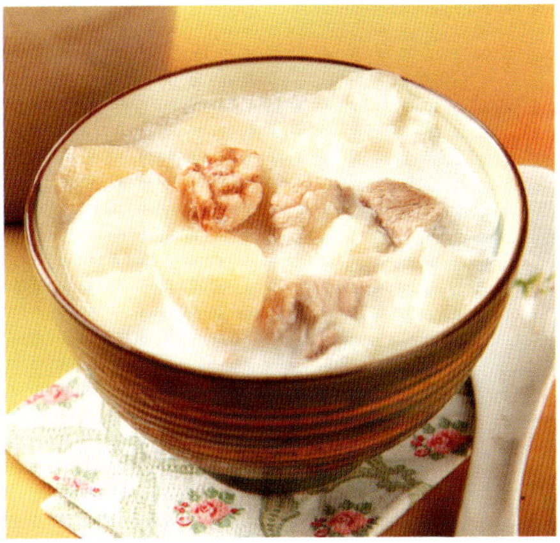

人参花雪梨瘦肉汤

● 人参花2朵，雪梨2个，银耳少量，瘦肉块300克，牛奶100毫升，盐少许。

将银耳用水泡开，切成小块；雪梨去皮去核，洗净切小块；瘦肉先用水煮去浮沫，捞出放入砂锅中，加银耳块、雪梨块、人参花和清水，煲煮一小时，加盐、牛奶，搅拌均匀，续煮10分钟即可。

▶ 有清补养颜的效果，适合身体差、皮肤干老的人喝。

TOP 27

三七花【平肝降压的“绿色天使”】

三七自古就有“止血神药”的美称，而三七花是心脑血管疾病的良药。此外，三七花还能排毒养颜、防癌抗癌。

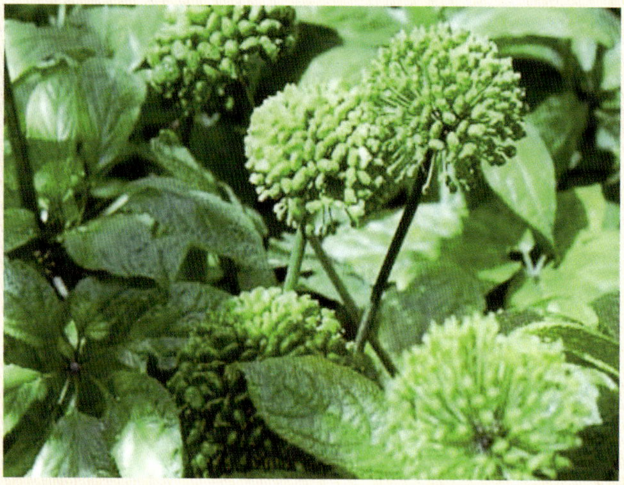

Data

性味归经：

味甘、微苦，性凉，无毒。

入肝经。

功效主治：

清热生津，平肝降压。适用于眩晕、耳鸣、高血压、偏头痛、失眠、咽痛等症。

注意事项： 虚寒、情绪淡漠、经期孕期慎用；不宜过量用。

花性专养

养身 三七花适合热性体质和痰湿体质使用，能降血脂、降血压、提高心肌供氧能力，可以增强机体免疫、抗癌，三七花总皂苷对中枢神经系统呈抑制作用，表现为镇静、安神功效。

养形 三七花有辅助降血脂、改善微循环的功效，有益于减少脂质、瘦身塑形。

养色 三七花能改善肌肤血氧供给，有清热消痘的功效，能延缓肌肤衰老和恢复干净清爽的颜面。

养味 三七花能治黄臭白带，也能清润肺胃去除口腔异味。

百变花用

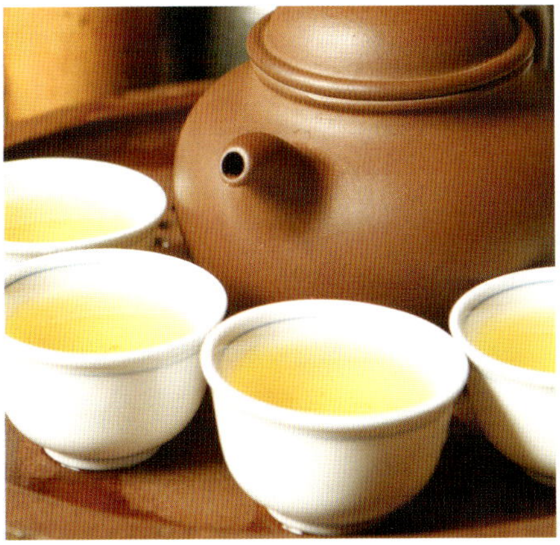

三七花茶

• 三七花3～5朵。

将三七花放入壶中，用温水冲洗一遍，再用沸水闷泡5分钟，代茶饮用。

▶ 能下火和养护心血管健康。

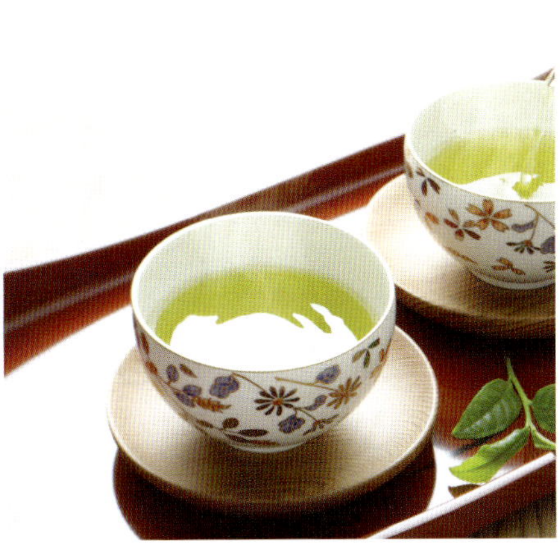

三七花青果茶

• 三七花3～5朵，几个青橄榄。

将青橄榄洗净，去核取肉，切碎，和三七花一起放入壶中，加开水冲泡5分钟，代茶饮用。

▶ 能够治疗急性咽喉炎、声音嘶哑。

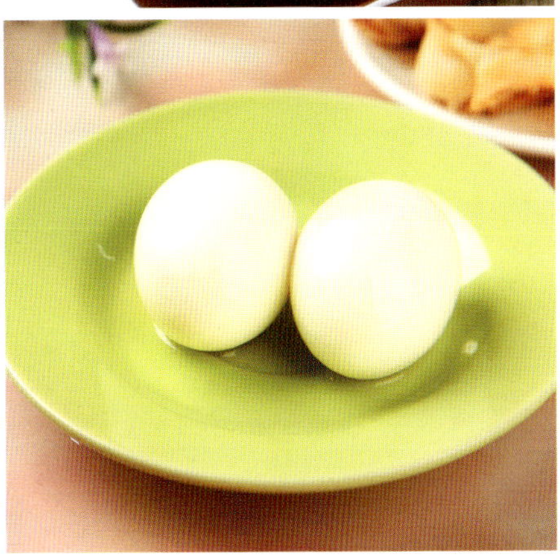

三七花煮鸡蛋

• 三七花5朵，4个鸡蛋。

先用花和鸡蛋煮10分钟，然后将鸡蛋敲碎壳再煮30分钟，花和鸡蛋同吃。

▶ 可治疗高血压。

TOP 28

栀子花【一身是宝，清一身热毒】

栀子全身是宝，花、根、叶、果实均可入药，有泻火除烦、清热利尿、凉血解毒之功效，清心、肝、肺、胃等一身之火。

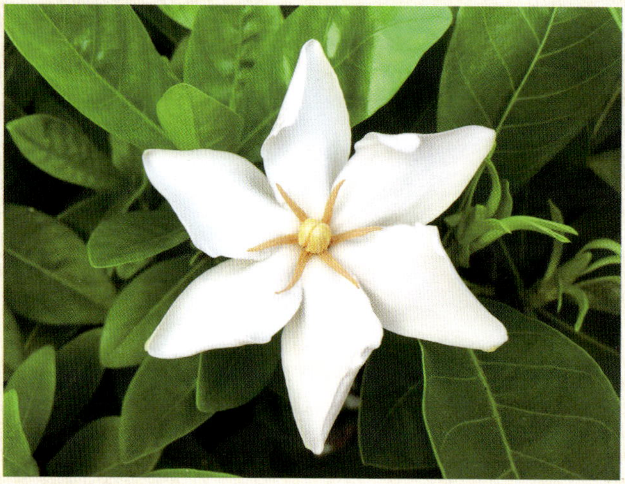

Data

性味归经：

味微苦，性寒，无毒。

归心、肝、肺、胃、三焦经。

功效主治：

清热泻火，凉血解毒。用于肺热咳嗽、鼻出血，咽痛干咳，疮疡肿毒，热痢下血。

注意事项：体质虚寒慎用。

花性专养

养身 栀子花有清泻之功，适合阳热体质、容易上火者食用，其有效成分能够抑制细菌生长，稀释痰液而通畅气道，具有化痰止咳的功效，还能预防痔疮的发作和直肠癌的发生。

养形 栀子花能促进大肠蠕动，帮助大便的排泄，从而起到润肠排毒、减肥瘦身的效果。

养色 栀子花苦寒，能入血分而清邪热，可以缓解眼睛红肿疼痛和头面痘痘的多发。

养味 栀子花能除胃火以消口臭、防便臭，能辅助缓解黄臭白带，能减轻体内热毒而减少身热汗臭。

百变花用

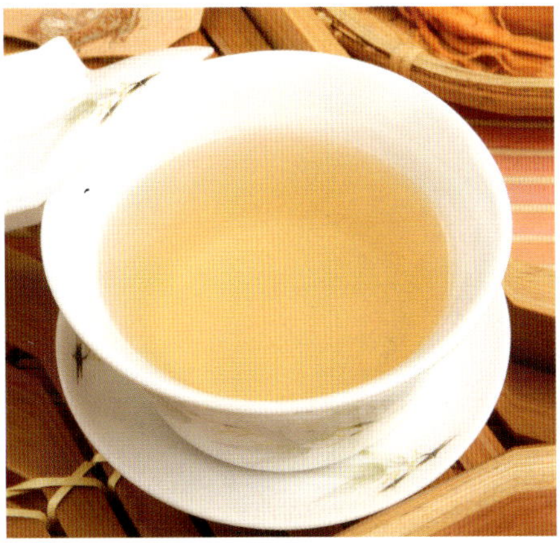

栀子花茶

● 鲜栀子花9～15克，蜂蜜少许。

栀子花洗净沥干，加沸水冲泡10分钟，稍凉后调入蜂蜜，倒出花茶，即可饮用。

▶ 此茶有清润之功，适合肺热或肺燥咳嗽、咽干、声音嘶哑。

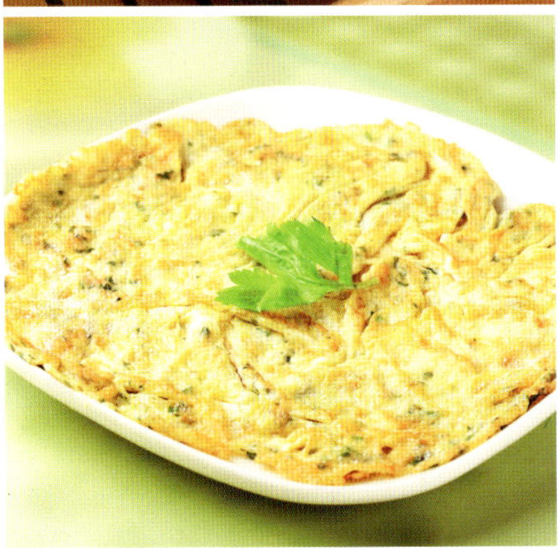

栀子花蛋饼

● 栀子花50克，面粉100克，鸡蛋2个，芹菜叶碎末、食用油、白糖各适量。

栀子花洗净，在沸水中焯一下，捞出沥干，切碎备用；面粉放入一个碗中，磕入鸡蛋，加适量白糖、清水，搅拌成面糊，再放入栀子花、芹菜叶碎末，搅拌均匀；热锅注油，放入栀子花蛋糊，摊平煎透，翻一页再煎透即可。

▶ 栀子花蛋饼，气味更好，也不容易上火。

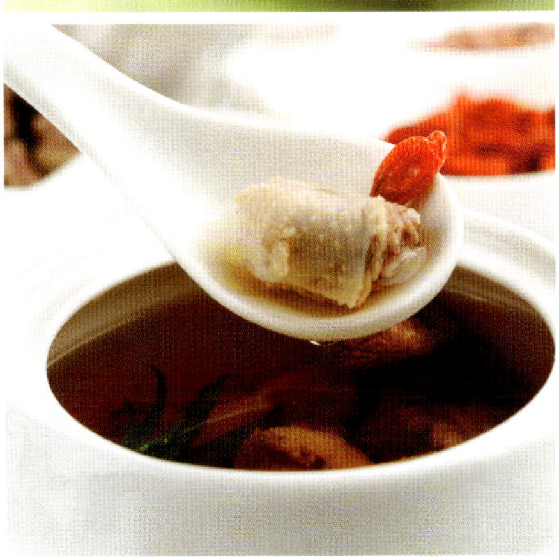

栀子老鸭煲

● 栀子花50克，老鸭半只，山药100克，枸杞10克，葱白适量，盐少许。

将山药去皮切块，老鸭切块，和枸杞、栀子花、葱白段一起放入锅中，大火烧开后转小火煲2小时，最后加适量盐调味，续煮10分钟至入味即可。

▶ 带着花香的老鸭汤，清香爽口，有清热补虚之功，配伍山药健脾，以防栀子花性凉伤脾胃。

TOP 29

金银花【清热解毒的"凌冬不凋"】

《本草纲目》中记载："金银花，善于化毒，故治痈疽、肿毒、疮癣……"因此，金银花长于治疗疔疮肿疖、暑热烦渴等一切热证。

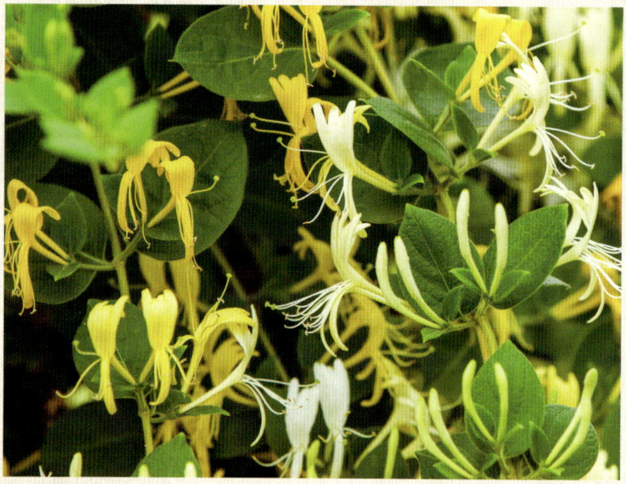

Data

性味归经：

味甘、苦，性寒，无毒。

入肺、心、胃经。

功效主治：

清热解毒，疏散风热。用于风热感冒，温病初起，暑热烦渴，咽痛，身热目赤，红斑丘疹长疮，热痢便血。

注意事项：虚寒者忌服。

花性专养

养身 金银花适合热性体质，有广谱抗菌、抗病毒作用，能缓解急性炎症，可以增强免疫力、预防肿瘤、降低胆固醇，夏天还能能够预防中暑和夏季肠炎。

养形 金银花性寒，有缓泻的效果，能清肠排毒，减少体内热毒堆积，还能降血脂，有益于减肥瘦身。

养色 金银花对缓解眼睛红肿、油头垢面、皮肤长痘有很好的效果，能清利肌肤，使皮肤恢复干爽。

养味 金银花气味较淡，可以做成香包防感冒；内用可以治黄臭白带、湿热脚气、身热汗臭、胃热口臭、便秘便臭。

百变花用

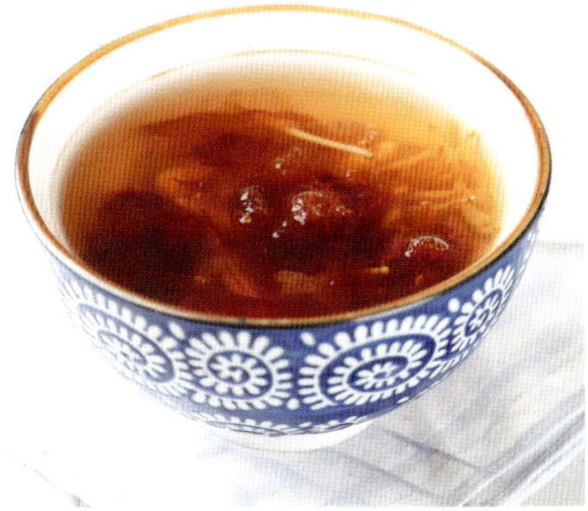

金银花麦冬胖大海茶

• 金银花8克，麦冬20克，胖大海10克。

将材料洗净沥干，放入锅中，加水用大火煮沸后转小火，共煮20分钟即可。

▶ 金银花清热解毒，麦冬滋阴润肺，胖大海利咽止咳，可用于慢性咽炎、声嘶咽痛。

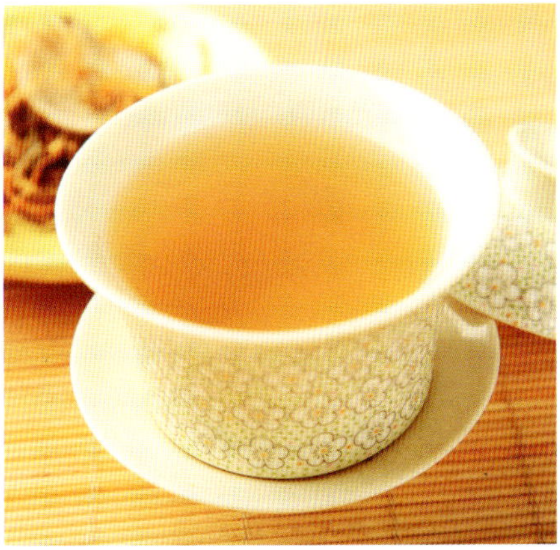

金银花连翘茶

• 金银花6克，甘草、连翘各少许。

将药材洗净沥干，放入杯中，加沸水闷泡20分钟即可。

▶ 银花、连翘清热解毒的黄金组合，能缓解各种热毒引起的病症，如扁桃体炎、咽炎、疔疮肿疖。

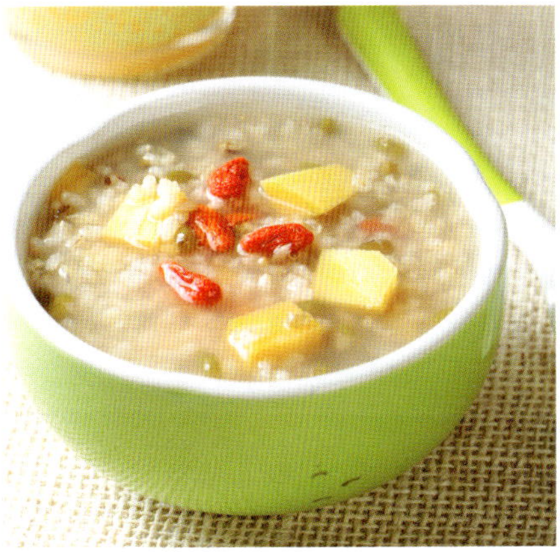

银花绿豆红薯粥

• 金银花10克，水发绿豆120克，红薯200克，枸杞5克，白糖适量。

将绿豆、红薯一起放入锅中，加水煮至绿豆熟透开花；金银花放入杯中，用开水冲泡，加盖闷5分钟，过滤，取汁倒入粥内，撒上枸杞，加入白糖，煮2分钟即可关火。

▶ 金银花、绿豆是夏天防暑下火的佳食，配上红薯，健脾润肠，既能清火消暑又能通便。

TOP 30

菊花 【明目降压的延寿花】

《本草纲目》中这样记载："菊苗可蔬，叶可啜，花可饵，根实可药……"现代医学研究证实，菊花可降压、明目、抗癌、提神。

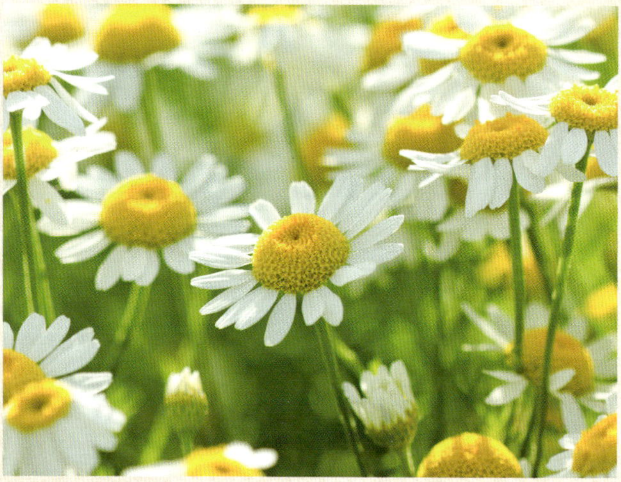

Data

性味归经：

味辛、甘、苦，性寒，无毒。入肺、肝经。

功效主治：

散风清热，清肝明目，解毒消炎。主治目赤咽痛、耳鸣、风热感冒、头痛、高血压、疔疮肿毒。

注意事项：虚寒者慎服。

花性专养

养身 菊花能抗菌、抗病毒，有消炎、退热、镇静的功效，常被制成消暑清凉饮料；能明显扩张冠状动脉，并增加血流量，可增强毛细血管抵抗力，有降压作用，适合热性体质。

养形 菊花能清热通络，可以改善全身血液循环，有助于降火通便、排毒瘦身。

养色 菊花能清肝火，可以有效缓解眼睛红肿疼痛，能帮助消除脸上和身上的痘痘，可以防牙斑。

养味 菊花香包可以让你身带花香，还有防感冒功效；菊花能治带下、除腋臭、消口臭、通胃肠，有效缓解异味。

百变花用

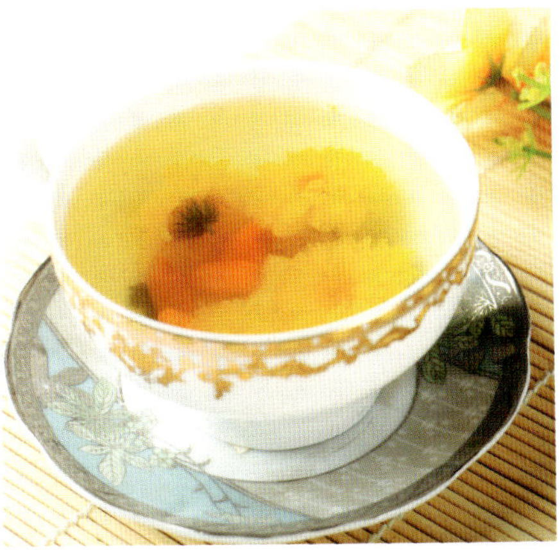

枸杞菊花茶

• 枸杞5克，菊花3克，冰糖少许。

将菊花、枸杞洗净沥干，放入杯中，加冰糖，用沸水闷泡20分钟即可。

▶ 有养肝明目的效果，适合眼疲劳、肝火头痛的人群。

Tips 枸杞和菊花搭配，味道、养肝功效都是一级棒，加冰糖更清甜可口。

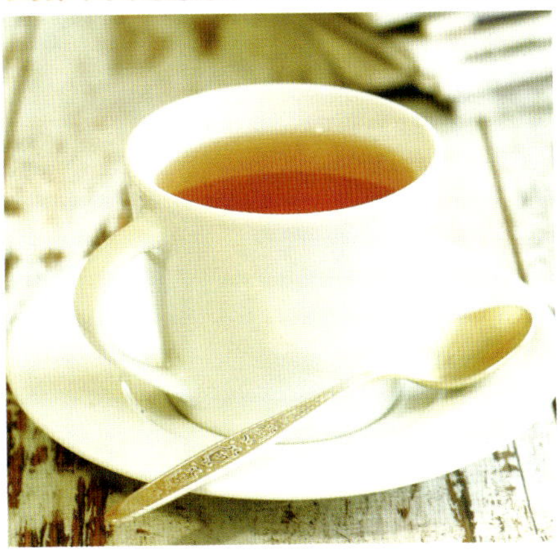

山楂决明菊花茶

• 菊花25克，干山楂25克，熟决明子30克，蜂蜜25克。

将菊花、山楂、决明子洗净沥干，加水放入锅中煮15分钟，滤渣取汁，稍凉后调入蜂蜜。

▶ 有清肝火、降血脂、降血压的功效。

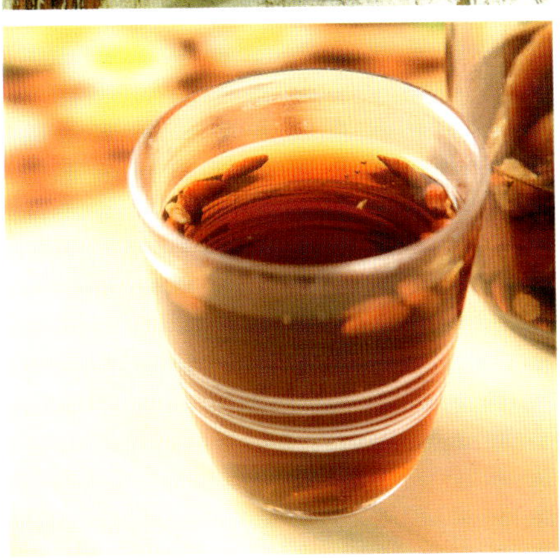

菊花养肝酒

• 菊花500克，生地黄300克，枸杞、当归各100克，糯米3000克，酒曲适量。

将前4味药材，水煎2次，取浓汁2500毫升，备用；再将糯米，取药汁500毫升，浸湿，沥干，蒸饭，待凉后，与酒曲（压细）、剩余药汁，拌匀，装入瓦坛中发酵，如常法酿酒，味甜后，去渣即成。

▶ 有养肝肾、补阴血、通血脉的效果。

TOP 31

厚朴花【行气宽胸除腹胀】

厚朴为国家Ⅱ级重点保护野生植物，它的树皮、根皮、花、种子及芽皆可入药。厚朴花行气解郁、化湿和中。

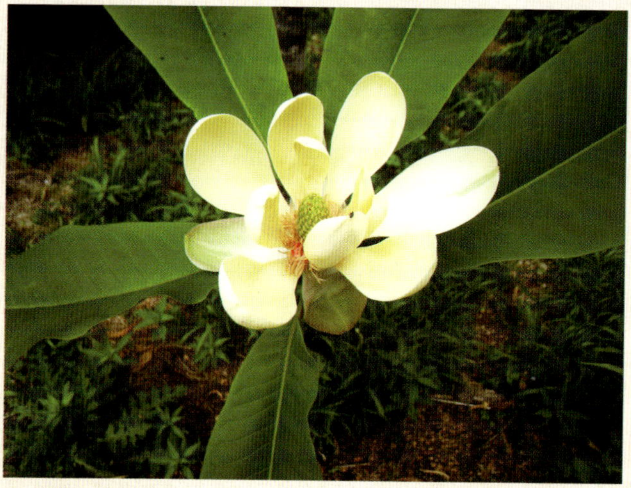

Data

性味归经：

性温，味辛、微苦，无毒。

入脾、胃经。

功效主治：

行气宽中，开郁化湿。主治胸腹胀闷、胸痛、食欲不振、纳谷不香。

注意事项：阴虚干渴慎用。

花性专养

养身 厚朴花有宽胸化湿的功效，适合痰湿体质或胖人使用，能促进体内血液循环，加快湿毒排泄，轻身养颜。

养形 厚朴花能行气化湿，可以减轻胸闷、腹胀，加快体内痰湿排泄，有益于乳房健康和减肥瘦身。

养色 厚朴花能调理胃肠，减少痰湿瘀阻经络，改善全身循环，能促进皮肤血氧的供给，减少痘痘的冒出，控油祛痘。

养味 厚朴花能行气和胃，减少中焦湿浊上逆、下注，可有效除胃热口臭、湿热带下。

百变花用

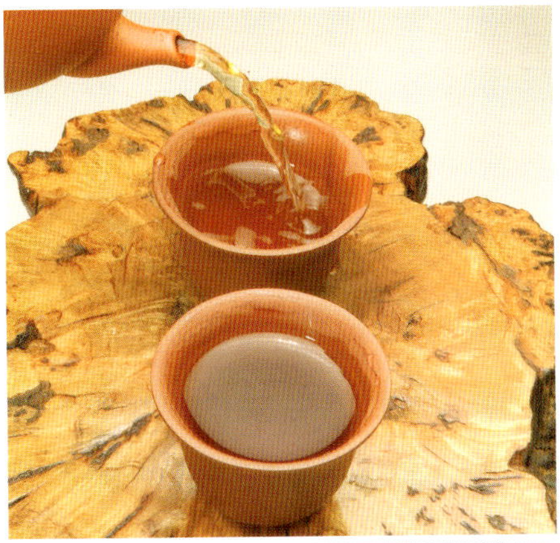

厚朴花茶

● 干厚朴花10朵。

将厚朴花放入壶中，加温水冲洗一遍，再倒入沸水冲泡5分钟，代茶频饮。

▶ 能和胃降逆、化湿降浊，能治恶心、打嗝。

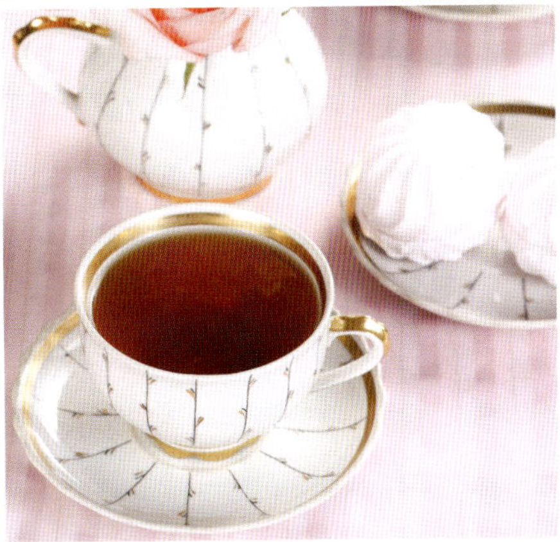

厚朴花减肥茶

● 玫瑰花、厚朴花、苍术、荷叶、泽兰、黄芪各少许。

将以上材料洗净沥干，放入锅中，加适量清水，大火烧开后转小火煮15分钟，滤渣取汁。残渣可煮第二遍，大火煮10分钟即可。

▶ 能益气化湿、降脂利尿，有益于减肥不伤身。

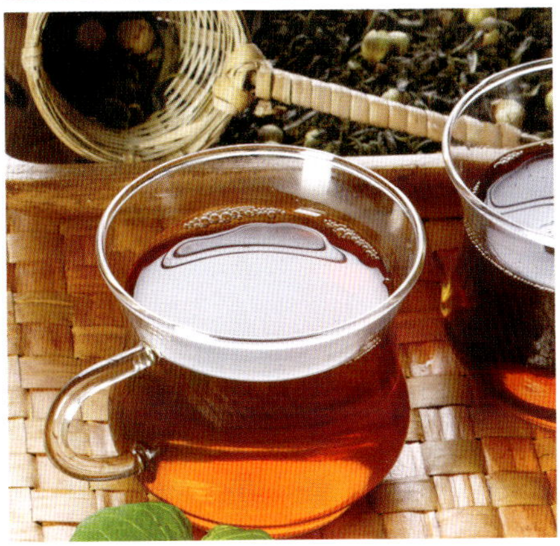

厚朴花红茶

● 厚朴花5朵，红茶少许。

将厚朴花、红茶放入壶中，用热水冲洗一遍，再加开水冲泡3分钟，代茶饮。

▶ 有和胃除胀、开胃消食的效果。

TOP 32

辛夷花【芳香通鼻的“鼻炎良药”】

辛夷之花通鼻窍，风寒入脑头痛效。辛夷辛温气味香，善治腥涕鼻炎康。“不闻香臭有特效，一切鼻病擅专长。”

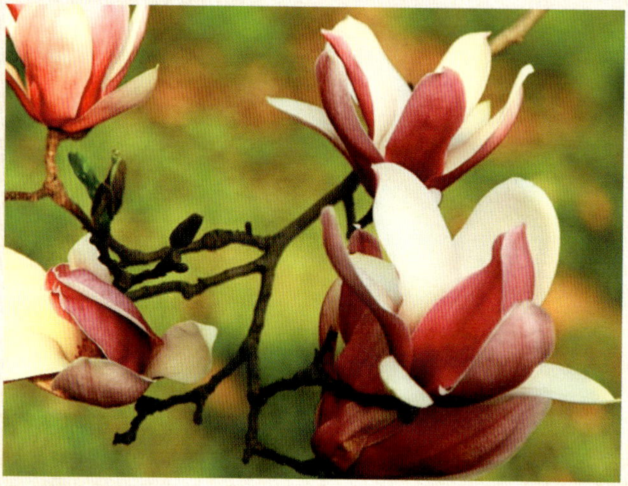

Data

性味归经：

性温，味辛，无毒。

入肺、胃经。

功效主治：

祛风散寒，宣通鼻窍。用于风寒头痛、鼻塞、鼻炎、鼻窦炎、鼻流浊涕。

注意事项：阴虚火旺者忌服，孕妇不宜内服；需包煎。

花性专养

养身 辛夷花是治疗鼻炎、鼻窦炎的良药，有收缩鼻黏膜血管、促进黏膜分泌物的吸收、减轻炎症之效，能使鼻腔通畅，也有降血压及收缩子宫的作用。

养形 辛夷花辛香走窜，能疏通经络、改善血液循环，可以促进体内湿毒的排泄，辅助减肥瘦身。

养色 辛夷花能缓解鼻部不适，能减轻鼻头的红肿，也能改善头面的气血液循环，有益于美容养颜。

养味 辛夷花能消炎止浊涕，缩宫止恶露，可以帮助祛除鼻涕和恶露的异味。

百变花用

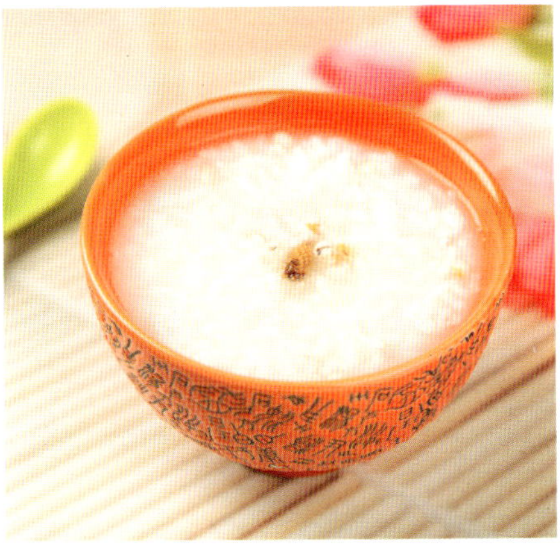

辛夷苍耳薏米粥

• 辛夷花10克，苍耳子15个，薏米15克，大米100克。

先用水煎辛夷花、苍耳子（装袋）20分钟，滤渣取汁；将药汁倒入锅中，加适量清水，倒入洗净的薏米、大米，煮成粥即可。

▶ 适合各种鼻塞不适，可防治鼻炎发作，对风寒湿痹痛也有一定效果。

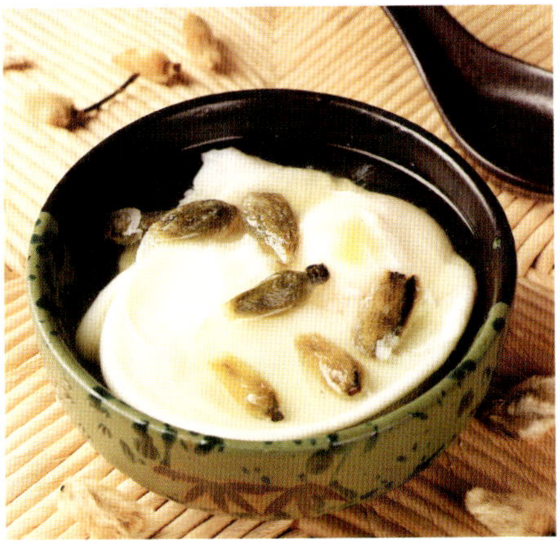

辛夷花鸡蛋汤

• 鸡蛋2个，辛夷花15克，冰糖15克。

锅中注入适量的清水大火烧开，倒入备好的辛夷花（装袋）。盖上锅盖，大火煮10分钟至药性析出，捡出药袋。掀开锅盖，打入鸡蛋，煮成型。倒入少许冰糖，搅至完全溶化。持续搅拌片刻，撇去上面的浮沫即可。

▶ 可散寒、养肺、通窍，适用于风寒犯肺、肺气不利所致的鼻塞不通、流脓鼻涕、鼻渊等症。

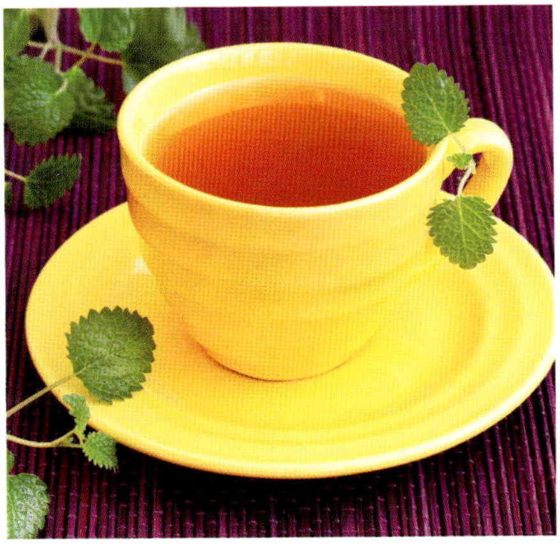

薄荷辛夷花茶

• 薄荷5克，辛夷花5朵。

辛夷花捏碎，装入小纱布药袋中，和薄荷一起冲泡10分钟，捡出药袋，代茶频饮。

▶ 能清热通窍，适合风热感冒鼻塞、流黄涕。

TOP
33

款冬花【寒冬喘咳的“温肺妙药”】

严冬枯叶铺地，然在北方河畔，却可见开着金黄如菊的小花，那便是款冬花。款冬花是止咳平喘良药，对支气管炎、哮喘均有良效。

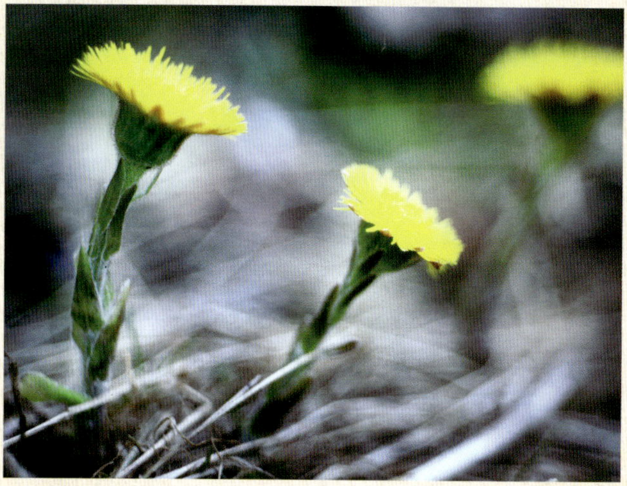

Data

性味归经：

性温，味辛，无毒。入肺经。

功效主治：

润肺下气，化痰止咳。用于咳嗽气喘、肺虚久咳、痰中带血、口舌生疮。

注意事项：阴虚干咳慎用。

花性专养

养身 款冬花对呼吸系统有解痉平喘、止咳祛痰作用，能缓解气管炎、咽炎、哮喘等不适。

养形 款冬能化痰止咳、降逆平喘，有益于缓解肺胀导致的胸腔扩大。

养色 款冬能化痰降气，有益于缓解痰湿蕴肺导致的头面被遏，能恢复头面气色，使皮肤得到荣养。

养味 款冬能化肺痰，减少痰液的分泌量及脓腥臭味。

百变花用

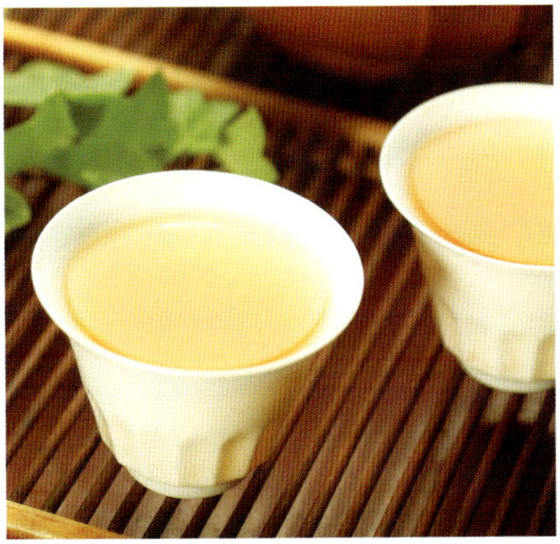

款冬甘草饮

• 款冬花5克，甘草几片，冰糖少许。

款冬花洗净沥干，加甘草、冰糖，用沸水闷泡15分钟即可。

▶ 适合咳嗽、咯痰、咽干的症状。

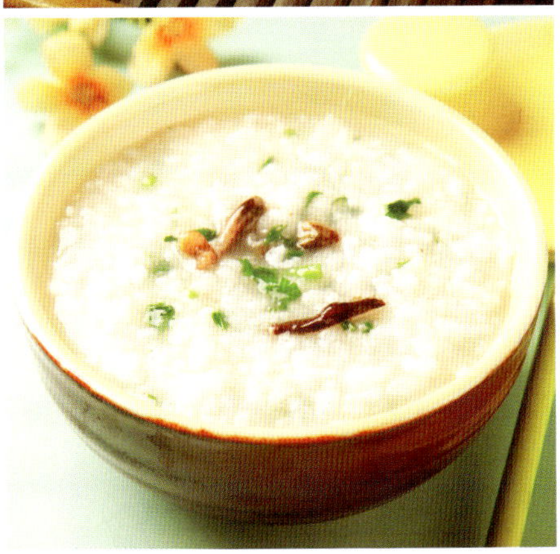

款冬花粥

• 水发大米200克，款冬花5克，香菜10克，白糖适量。

先用清水熬粥30分钟，再加入洗净的款冬花续煮15分钟，倒入切碎的香菜和白糖搅匀即可。

▶ 能暖肺止咳，预防冬季咳嗽。

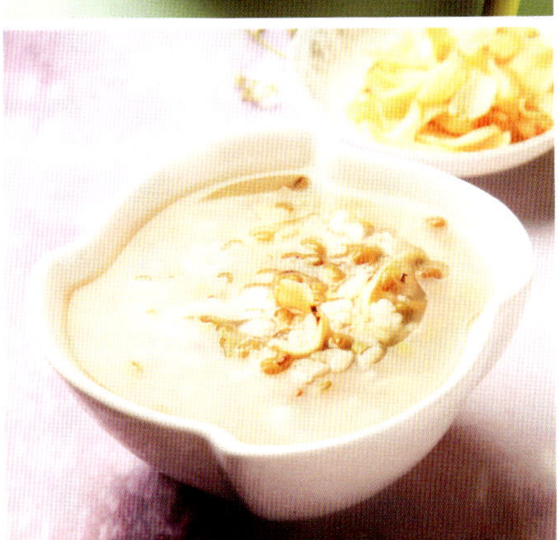

款冬百合绿豆汤

• 鲜款冬花9克（或蜜炙品3克），百合50克，绿豆100克，冰糖适量。

将款冬花去梗洗净；百合浸泡1～2小时以去苦味；绿豆、百合加水煮烂，放入款冬花续煮10分钟，加入冰糖至融化即可。

▶ 能当甜点食用，可治热咳或干咳带血丝。

TOP 34

红花 【活血调经的“妇科医生”】

《本草纲目》记载：“红花形如菊，黄兼红，气微香，入口后香气沁人心脾，降逆顺气，开结化瘀，力雄峻，乃花中之极品”。

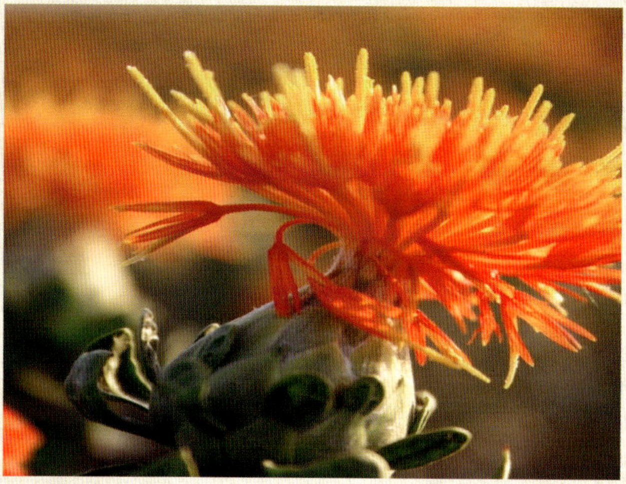

Data

性味归经：

性温，味辛，无毒。

入心、肝经。

功效主治：

活血通经，散瘀止痛。用于经闭、痛经、恶露不行、症瘕痞块、胸痹心痛、跌扑损伤、关节疼痛、疮疡肿痛。

注意事项：孕妇慎用。

花性专养

养身 红花适合气滞血瘀体质的人使用；能改善血液循环、扩张外周血管以降压，可抑制血小板聚集、降低全血粘度，有益于心脑血管健康；对子宫和肠道平滑肌有兴奋作用，还有消炎镇静的作用。

养形 红花能改善微循环、降脂化栓、消炎通络，有益于缓解下肢静脉曲张肿胀疼痛，还能辅助减肥。

养色 红花能加快青紫肿胀的消除，能改善皮肤血氧供给，有益于养颜。

养味 红花能消炎活血，能改善炎症带下异味。

百变花用

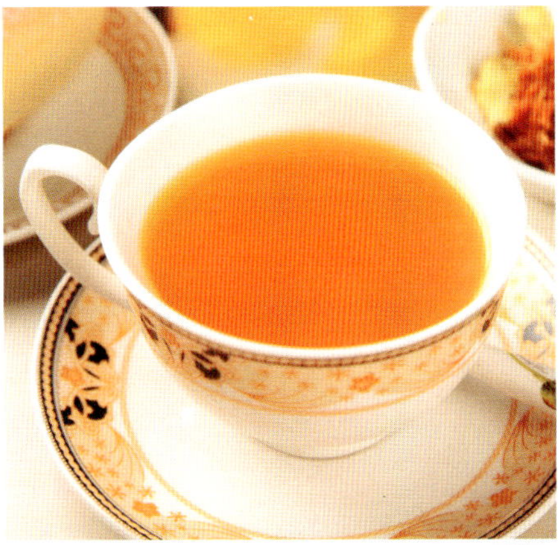

当归红花饮

• 当归5克，红花3克。

将红花、当归放入锅中，加适量清水煮20分钟，滤渣取汁。

▶ 有补血调经的功效，能改善皮肤气色。

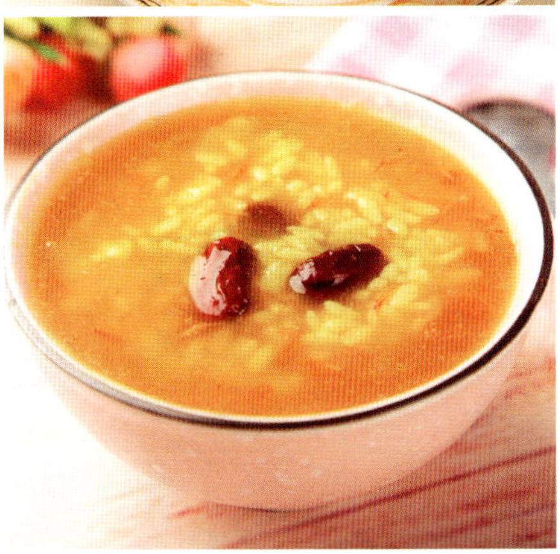

红花红枣粥

• 水发大米100克，红枣15克，红花3克，红糖10克。

先用水煮红枣、红花，再加大米煮粥，起锅前放红糖至融化即可。

▶ 有补血调经的功效，能治痛经和美容。

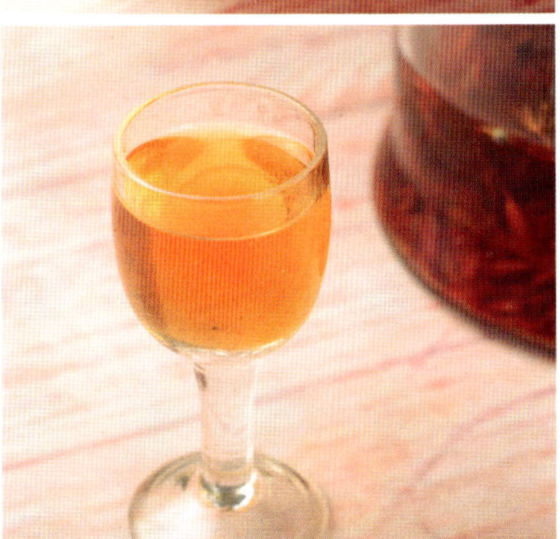

红花山楂酒

• 红花15克，山楂30克，白酒250毫升。

将洗好的红花、山楂放入玻璃罐中，再倒入备好的白酒，盖上盖子，放于阴凉处，密封浸泡7天，至药性完全析出即成。

▶ 每日饮用一小杯，有调经、瘦身、养护心血管功效。

TOP
35

丁香花【暖胃散寒的“香口之花”】

丁香一味很好的温胃药，对胃寒呕吐、呃逆、腹痛、泄泻以及妇女寒性痛经等均有良效，外用可有效治疗体癣及足癣。

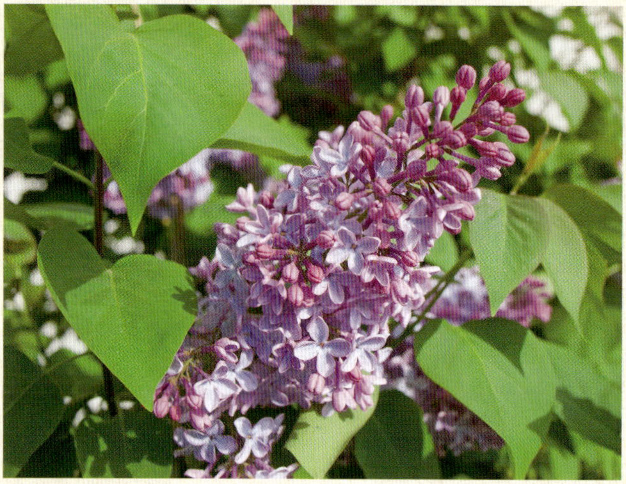

Data

性味归经：

味辛，性温，无毒。

入肺、胃、脾、肾经。

功效主治：

温中散寒，温肾助阳。用于呃逆、呕吐、脘腹冷痛、肾虚阳痿、带下、腰膝酸冷、牙痛、跌打肿痛、体癣等。

注意事项：热性病症不宜用。

花性专养

养身 丁香花能暖脾胃、暖胞宫、暖肾脏，可用于阳气亏虚、寒湿体质的人，能加快全身血流，改善怕冷、手脚冷的症状，也能加快不愈的伤口恢复。

养形 丁香花能暖脾肾，减少体内寒湿停积，助虚胖的人养身减重；可暖胃消食，减少腹胀食积导致的腰腹肥大。

养色 丁香花能暖脾肾、强体质，可以促进人体气血的吸收，改善萎黄或惨白的肤色，能加快皮肤的新陈代谢，使肌肤红润光泽。

养味 在古代，丁香花常作为香口之药，内服能治寒湿带下和口臭；外用气味辛香，能辟秽、防感冒。

百变花用

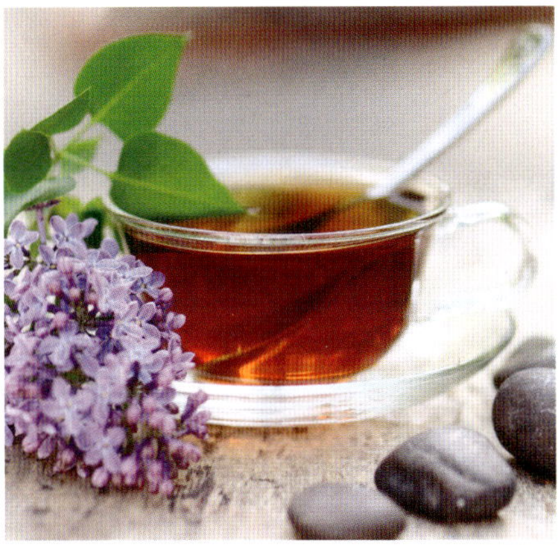

陈皮丁香茶

• 陈皮3克，丁香3克。

将陈皮、丁香煎煮10分钟，滤渣取汁，代茶饮。

▶ 有理气、散寒、止痛的作用，特别适合冬天胃寒疼痛或食积胀痛。

Tips 观赏用丁香和药用丁香是两个不同种的植物，请勿采摘路边的丁香花使用。

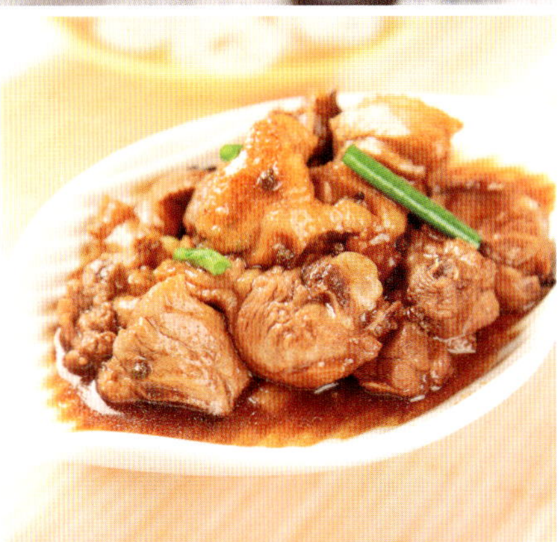

丁香鸭

• 鸭肉块400克，桂皮、八角、丁香、草豆蔻、花椒各适量，姜片、葱段各少许，盐、冰糖、料酒、生抽、食用油各适量。

用沸水汆煮鸭肉块，捞出沥干；用油爆香姜葱，倒入鸭肉、料酒、生抽、冰糖、盐和5种药材，炒出香味，加适量清水；盖上盖，大火煮沸，转中小火焖煮约30分钟至熟，大火收汁。

▶ 这是一道温补的佳肴，能祛除体内痰湿、温通脉络、补益气血，且无过燥伤阴之弊。

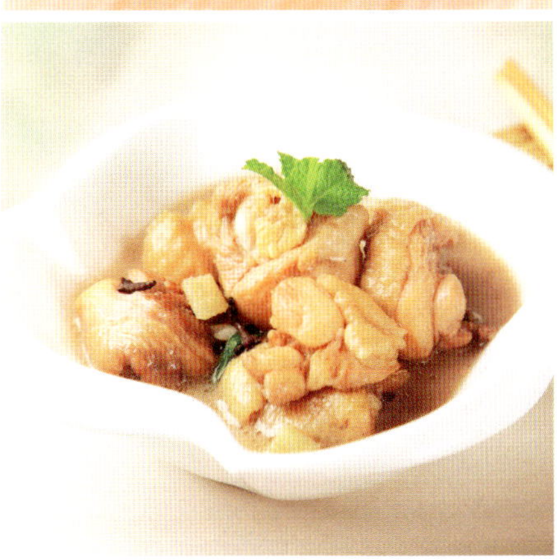

丁香多味鸡腿

• 鸡腿块320克，丁香、陈皮、葱段、姜片各少许，盐、鸡粉、生抽、料酒、食用油各适量。

先用沸水汆去鸡腿块的血沫，捞出沥干；用油爆香丁香、陈皮、葱段、姜片，放入鸡块翻炒一会，淋入料酒、生抽，加水盖上盖，烧开后转小火煮约10分钟，再加入少许盐、鸡粉，拌匀调味，撇去浮沫，再煮15分钟，然后用大火快速翻炒收汁即可。

▶ 能补气血、助消化。

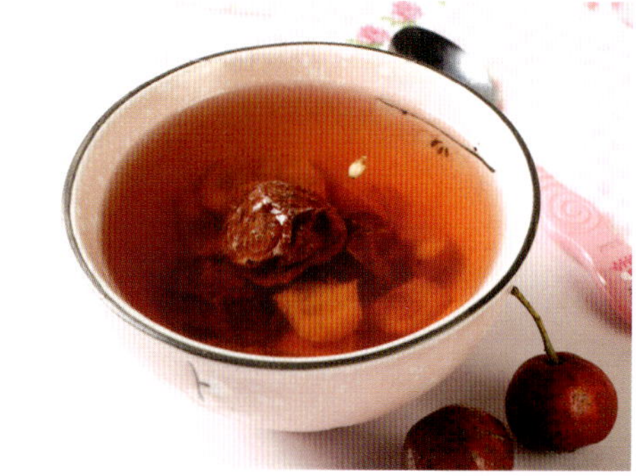

丁香酸梅汤

• 乌梅250克，山楂3克，陈皮3克，丁香1克，桂皮5克，白砂糖1000克。

将乌梅、山楂逐个拍破；锅中加水11公升，放入以上五种材料，熬约30分钟，加入白砂糖，搅至糖融即可。

▶ 适用于暑热伤津之口渴、心烦、胃口差。

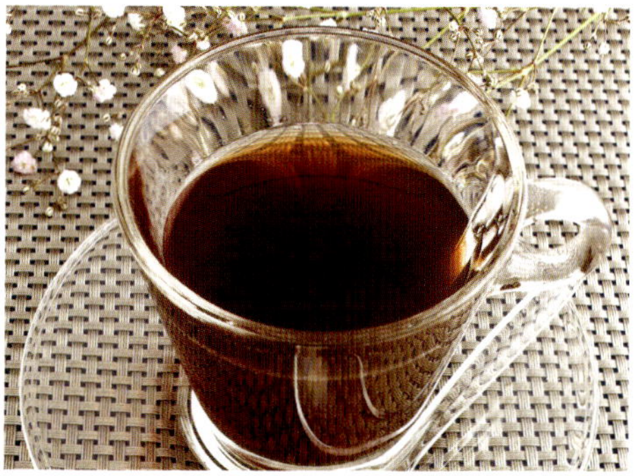

丁香柿蒂汤

• 丁香6克，柿蒂9克，人参3克，生姜6克。

将四种药材放入砂锅中，加适量水，大火烧开后转小火煲约30分钟，滤取药汁。

▶ 能温中降逆、益气和胃，适合胃寒打嗝、恶心呕吐。

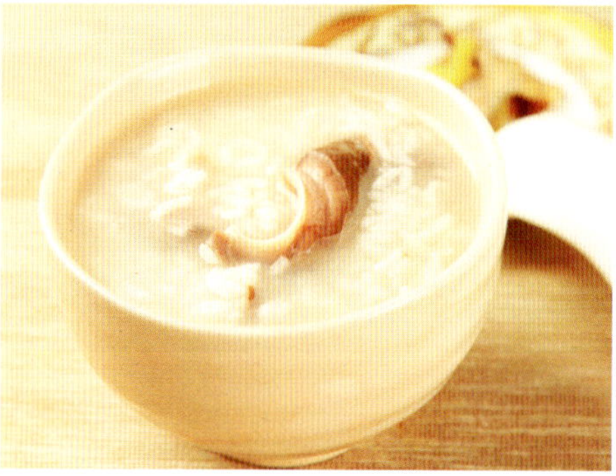

丁香猪肚粥

• 熟猪肚、大米各100克，丁香、胡椒粉、盐各少许。

熟猪肚切丝；锅中加适量清水，放入大米，煮20分钟后再加猪肚丝、丁香，续煮20分钟，起锅前加胡椒粉、盐调味即可。

▶ 能暖胃止痛、增进食欲，适合胃寒食积、不思饮食者。

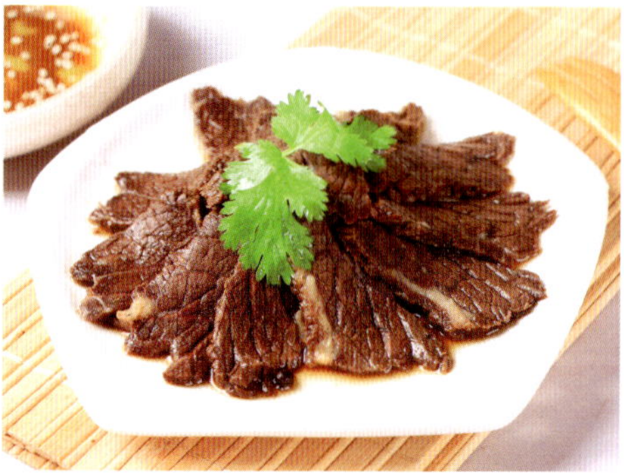

酱牛肉

• 牛肉块500克，五香粉15克，香辛料袋（花椒、桂皮、陈皮5克，八角6个，小茴香、丁香2克），葱、姜、盐、糖、酱油各适量。

牛肉用沸水煮去血沫；锅中加水、五香粉、香辛料袋和其余调味料，煮沸后加牛肉，再次烧开后转小火煮2小时，牛肉凉后切片。

▶ 是常用的香辛料之一，能祛异味、开胃。

Part 03

花香精油，养出清秀佳人

芳香疗法，取法自然，
花香精油含有花中精纯的养分，
大多从肌肤、呼吸进入人体。
不仅有着诗意的芳香，还能够沁人身心，
达到保养皮肤和改善健康状况的目的，
从而最终使人的身、心、灵达到平衡和统一。

精油简介和使用注意

精油是从植物的花、叶、茎、根或果实中，通过水蒸气蒸馏法、挤压法、冷浸法或溶剂提取法等，提炼萃取的挥发性芳香物质。花类精油就是其中一种。未经稀释的单方精油，一般不能直接作用于肌肤，需加基础油（媒介油）调和稀释；两种或以上单方精油加基础油稀释后，即变成复方精油。常用的基础油有橄榄油、荷荷芭油、葡萄籽油、坚果油、酪梨油、小麦胚芽油、甜杏仁油、杏桃仁油等。

选择好单方精油后，根据使用部位和肤质，再选择搭配什么媒介油。一般的媒介油都能用在身体上；皱褶多汗处通常选择较滋润的酪梨油、小麦胚芽油；脸部多根据肤质选择。油性肌肤可选用荷荷芭油、甜杏仁油、杏桃仁油；干性肌肤可选用酪梨油、小麦胚芽油；敏感肌肤可选用甜杏仁油；痘痘肌肤可选用荷荷芭油。

精油的挥发性很强，一旦接触空气就会很快挥发，容易在高温和阳光照射下变质，所以，精油必须用可以密封的深色瓶子储存，放在清凉阴暗处，一旦开瓶使用，也要尽快盖回盖子。一般的精油能保存一两年；但有些精油像葡萄酒，时间越长，质量越好，如玫瑰花精油和茉莉花精油。

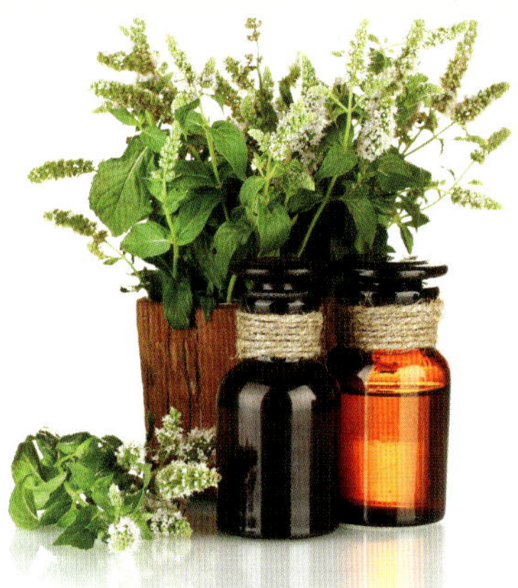

Tips

精油最好选购正规的品牌，以防买到劣质化学合成品，反而伤身损容。

精油的使用方法有很多：沐浴法（混于沐浴露中）、水疗法、泡浴法、足浴法、香水法（涂于衣领）、按摩法、吸入法（滴于热水中）、香薰法（用香薰灯）、外敷法、熏衣法（滴于棉球置入衣柜）。

精油分子小，容易被人体吸收和代谢，不会残留在身体引发毒副反应。精油芳香，可抑菌消炎防感染；能平衡内分泌，调畅情绪，缓解抑郁，振奋精神；能松弛平滑肌，防痉挛，止疼痛；可以促进细胞新陈代谢及细胞再生功能，美容防衰。

花草精油现如今已是广大女性美容养颜的头号热捧品，辅以穴位按摩，可以让精油之精华深入每寸发肤，让你从内而外的散发女人花香，青春美丽。精油按摩可以减肥，因为透过按摩与穴位的刺激，精油渗入皮肤后能疏通淋巴组织，消除堆积的毒素，帮助分解脂肪，还可以排除体内多余的积水，因而能排毒并有效紧肤的疗效。运用精油按摩的方法，可使身体肌肉更为紧致窈窕，赶走恼人的虚胖身材。

精油虽好，但以下要点需牢记：

1.精油宜低浓度、低剂量使用。平时使用，浓度以3～5%为宜，较危险的精油，则以不超过3%为准。通常稀释浓度为2.5%时，可添加单方精油总滴数=基底油毫升数/2（一般1毫升=20滴精油）。

2.光敏性精油不要使用在皮肤裸露之处。轻微光敏的精油，如葡萄柚精油，晚上低剂量使用，隔天晒到太阳没关系。但像柑橘类精油就不适宜，柠檬、佛手柑、橘子、甜橙、莱姆、欧白芷根、柠檬马鞭草、芫荽等精油，都是光敏性精油。

3.不能接触眼睛。

4.一般不宜口服，特别注明的除外。

5.通常精油不用于伤口上，如果是小伤口，使用有促进伤口修复愈合作用的精油。

6.使用前先做皮肤测试。调浓度3%的精油，使用在腋下或胸口，至少24小时后没有过敏现象，才可使用精油。

7.除薰衣草、茶树精油可以小面积用棉签点涂之外，单方精油必须经过稀释或者与基础油调配之后，才能直接作用于皮肤。复方油和基础油是可以直接使用的。

8.哺乳期妇女按摩和泡浴6小时内避免哺乳，因为精油会参与人体血液循环，6小时后精油几乎被完全代谢。

9.女性经期一般不建议使用精油，因为85%以上的精油都是具有活血通经作用的，可能会出现经期血量增大，严重者会出现血崩的情况。

10.孕期全过程都可以使用熏香，孕前期3个月，禁止使用精油泡澡或者按摩，还是因为精油的通经作用。怀孕期间还应避免使用雌激素功效的精油，如罗勒、快乐鼠尾草、茴香等。

常用花类精油

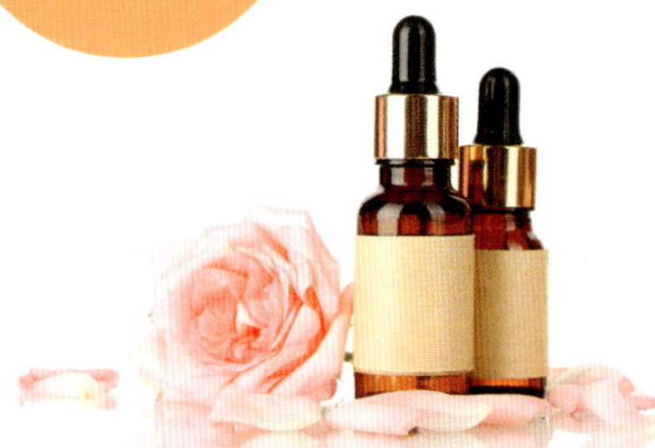

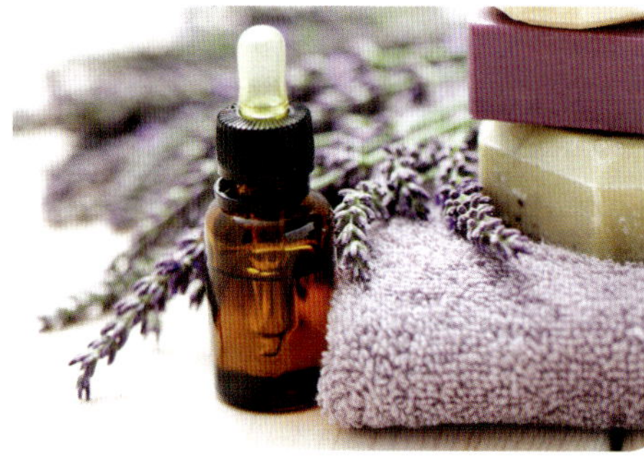

玫瑰精油

【芳香色泽】呈淡黄绿色，有浓烈的玫瑰花香味。

【功效】玫瑰精油是世界上最昂贵的精油，有滋润保湿效果，也能镇静、舒缓神经，有“花植精油之后”的美称。

【宜忌】适用于干燥和敏感肌肤。玫瑰通经，在孕期、经期避免使用。

薰衣草精油

【芳香色泽】呈淡黄色，有清澈的花香。

【功效】它可以清热解毒，清洁皮肤、控制油分，祛斑美白、祛皱嫩肤，祛除眼袋、黑眼圈，还可促进受损组织再生恢复，有舒缓安眠、降低血压的效果。

【宜忌】适合任何肤质，油性肌肤、痘印肌肤尤其适用。低血压者少用；孕妇禁用。

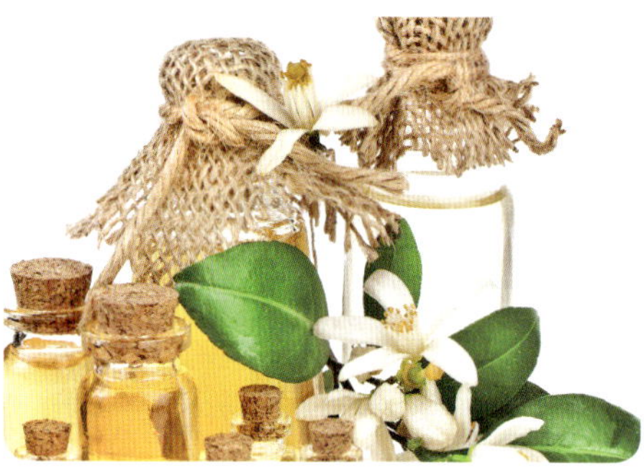

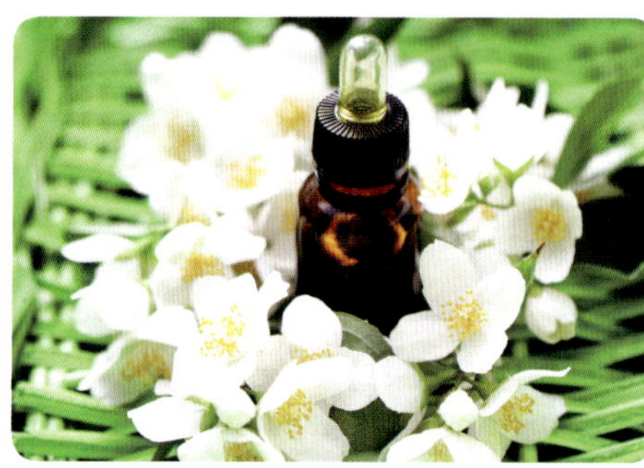

橙花精油

【芳香色泽】接近透明的浅黄色，带有点苦味、药味的百合花香味。

【功效】它能镇静安神，能有效缓解头痛、疲乏、失眠，还有一定的催情作用。

【宜忌】适合干性、敏感性肌肤。需要专注力的工作或学习时勿使用。

茉莉花精油

【芳香色泽】呈淡黄绿色或黄色，有茉莉花的香味。

【功效】茉莉花精油能调理干燥肌肤，淡化妊娠纹与疤痕，增加皮肤弹性；有舒缓神经的功效，有较强的催情作用。

【宜忌】量少提神，量多安神。孕期禁用。

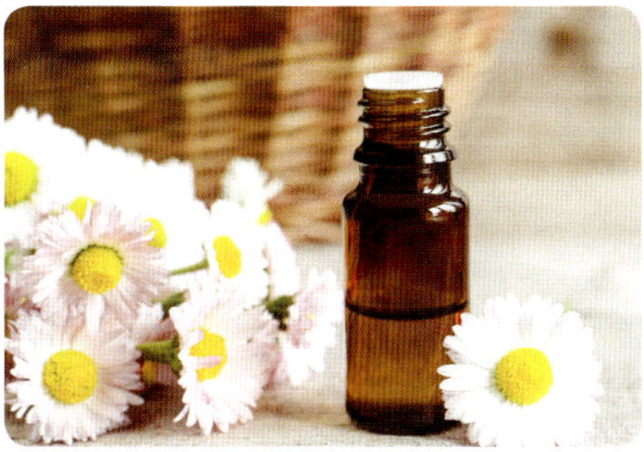

❁ 洋甘菊精油

【芳香色泽】呈绿色，气味清淡，气味清香，不同产地气味有差异。

【功效】此精油可改善青春痘、皮肤红血丝，性质温和，可用于稚嫩肌肤和眼部护理，还能安抚神经，有通经效果。

【宜忌】适合干性和敏感性肌肤。当高浓度使用时，应避开经期、孕期。

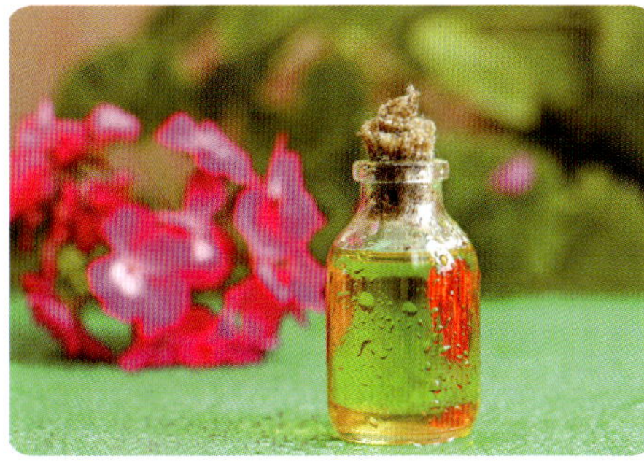

❁ 依兰精油

【芳香色泽】依兰精油无色或黄色，流质状、清澈而有奇香且厚重。

【功效】依兰精油可以消除紧张的心情，有很强的催情效果，能延缓肌肤衰老，促进皮肤水油平衡。

【宜忌】发炎、湿疹的皮肤不可用；应低剂量使用；孕妇、高血压、婴幼儿不宜。

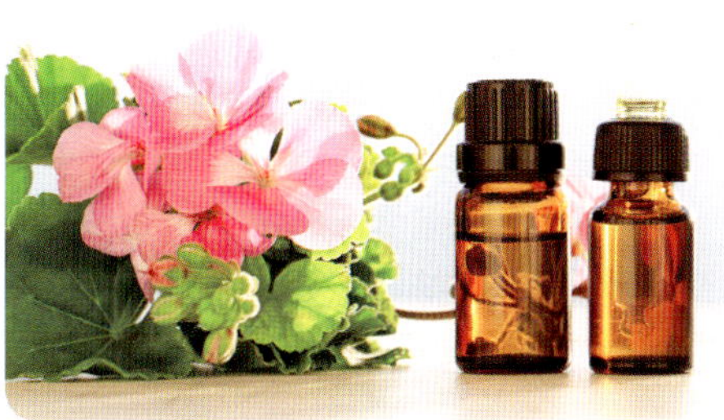

❁ 天竺葵精油

【芳香色泽】为黄绿色，气味像玫瑰，有淡淡的柠檬和薄荷味。

【功效】此精油有深层清洁效果，能控油、收敛毛孔，还能改善血液循环，缓解压力。

【宜忌】适用于各种肌肤。孕期不宜使用；敏感肌肤慎用。

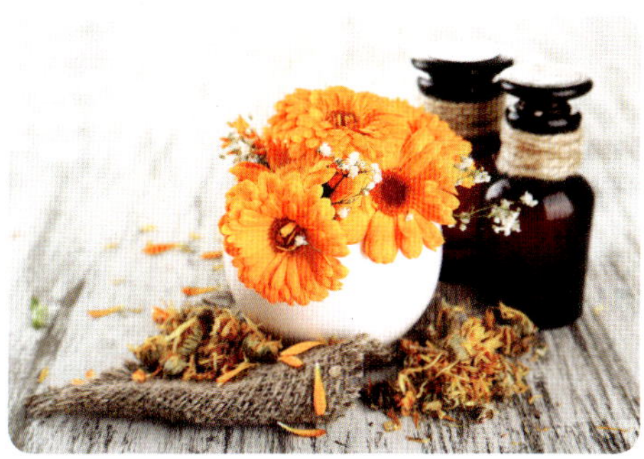

❁ 金盏菊精油

【芳香色泽】呈黄绿色，味苦，带一些木质味或麝香味。

【功效】金盏花精油有消炎祛痘、润肤抗敏、修复再生之效，特别适合痘痘肌肤和皮肤破损；还能镇定止痛，安抚精神。

【宜忌】各种肤质适用。经孕期忌用。

美发

从花中提取的精油，对头发、头皮也有很好的营养修复作用，能创造完美质感的秀发。有些精油如薰衣草、金银花、天竺葵、金盏菊，还能控油抑菌，通过对头皮皮脂的调节，抑制脱发，促进毛发生长。在头发的日常护理中加入精油，会达到很好的护发效果。

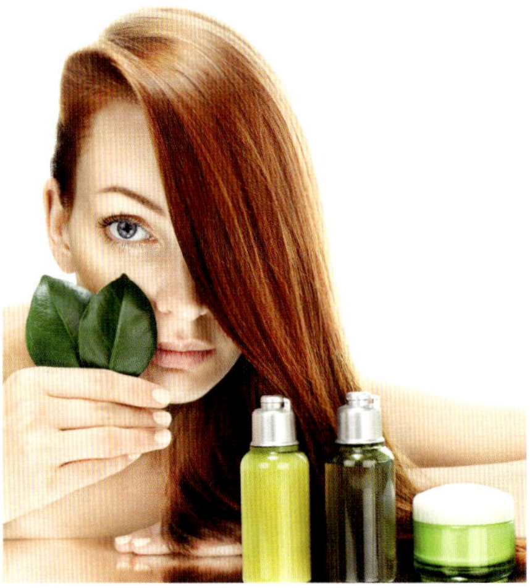

使用注意

①为了方便，将精油直接滴到洗发水的瓶子里，这种做法是不可取的。大瓶的洗发水一般会使用几个月，而调配好的精油一般只能存放一周，这样做会导致精油变质，起不到养发护发的作用，正确的方法是随用随调，或者每次调一周的量。

②在选购时最好选择纯天然的护发产品，这样才能保证精油的最大功效和最佳的气味。

③护发精油的使用频率：一般每周使用1～2次即可，无需每天使用。

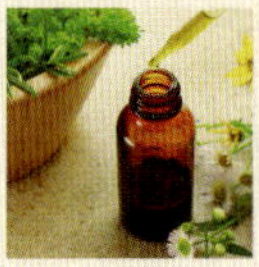

精油简单护发

在平常使用的洗发水（或护发素）中，滴入1滴护发精油（单方精油），混合均匀后洗发，或者精油与洗发水的比例为1:10。还可以在刚洗完头发后，头发还湿润的时候，用基础油将单方精油稀释后轻轻涂抹在发丝上，代替护发素环节，比护发素有更好的滋养效果。

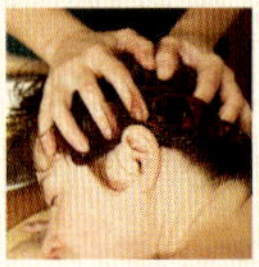

精油精细护发

相对于精油简单护发来说麻烦一点，但它可以使头发得到更深层次的滋养，作用会更加明显。使用方法是：用洗发水将头发清洗干净，清洗完的头发更加容易吸收精油的营养成分，然后用调配好的精油涂抹在头发头皮上，按摩20分钟，裹上保鲜膜，让头发充分吸收精油的成分，然后冲洗干净。

Tips 使用精油护发时，比较重要的环节是涂抹上精油后对头发和头皮进行按摩，以达到最佳的护发效果。

自制精油洗发水

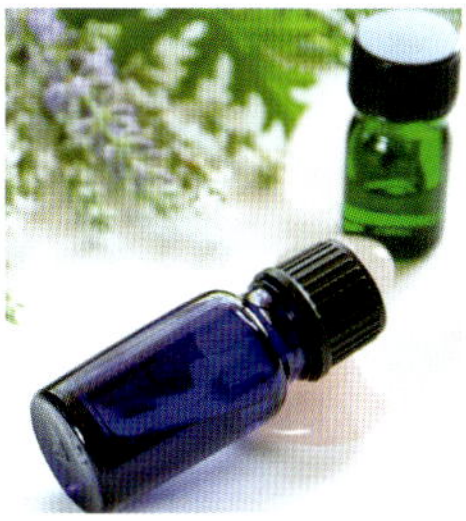

【薄荷薰衣草洗发水】

薄荷精油2滴，薰衣草精油1滴，洗发水适量。将两种精油混在洗发水中；按正常湿发、涂抹、按摩起泡、冲洗的步骤洗发。能减少头皮油脂分泌，抑菌除垢，还有滋养润滑、防静电的功效。

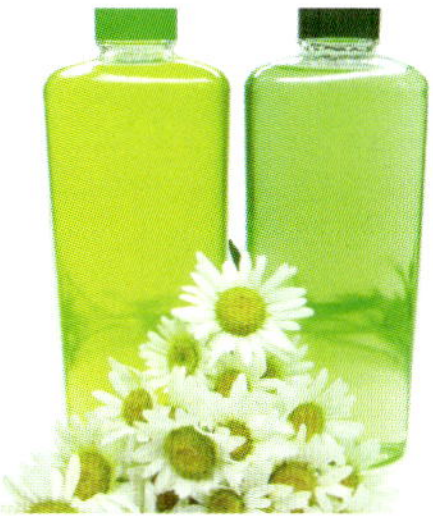

【洋甘菊护发水】

洋甘菊精油2滴，甘油5毫升，清水50毫升。将洋甘菊精油和甘油滴入清水中，混匀制成护发水；洗发后湿发时，在头皮及头发上涂抹调配好的护发水，在头皮按摩5分钟，再用温水冲洗干净。能防头发干燥、长屑。

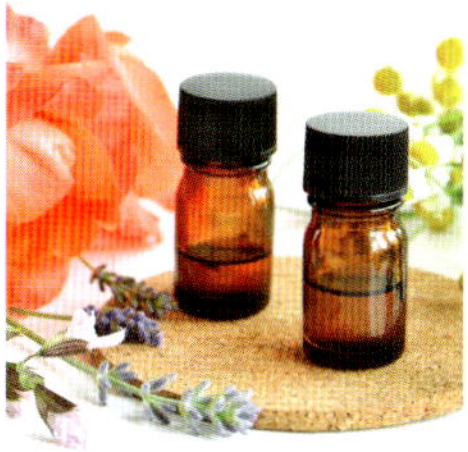

【薰衣草养发水】

天竺葵精油2滴，薰衣草精油1滴，苏打水100毫升。将两种精油混入苏打水中，搅匀，装入喷雾瓶中，均匀喷于头发上。能减少头发油腻，营养头发，使头发不易断裂。

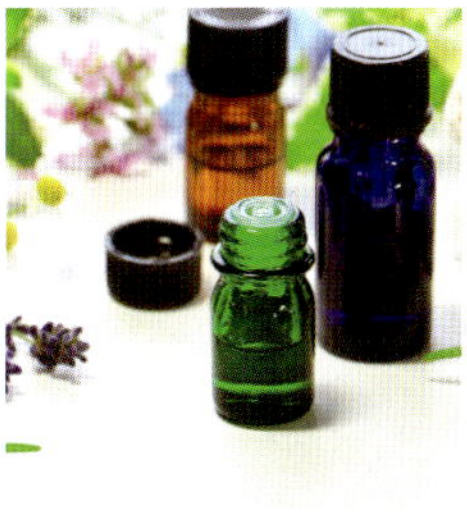

【薰衣草按摩油】

薰衣草精油2滴，百里香精油2滴，葡萄籽油8毫升。将两种精油滴入葡萄籽油中，混匀；用调配好的精油以搓揉的方式按摩整个头皮10分钟。此按摩油有很好的抑菌、控油作用，能减少头发油腻及头皮屑的产生。

清洁肌肤

皮肤清洁，最难的是脸的清洁，除了表面油污、妆粉的清洁，还要清洁深层毛孔内的污物，否则容易出现黑头、毛孔扩张、长痘等皮肤问题。去角质，也是皮肤的一种清洁方式，清除的是皮肤表面的死皮细胞，能让皮肤恢复细嫩光泽，有利于皮表的普通清洁和护肤品的吸收。

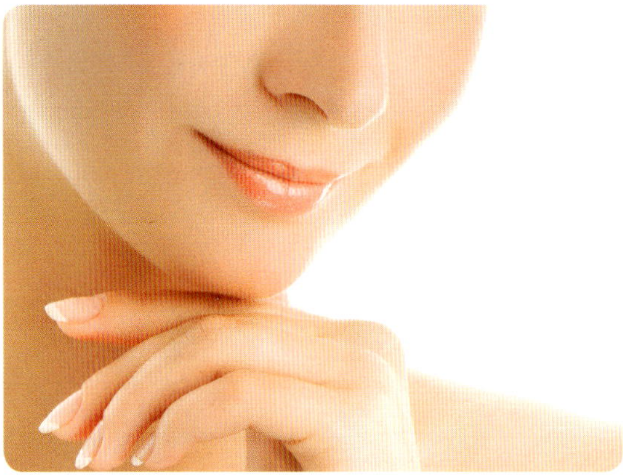

Tips

中性肌肤的人两周去1次角质即可，油性肌肤可1周1次，干性肌肤可1月1次。

花类单方精油，加在洗护产品中稀释后使用，对美容护肤的各个环节都有意想不到的功效。

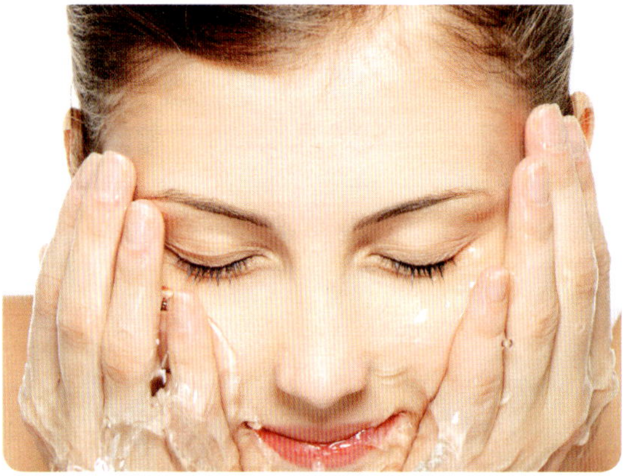

Tips

用温水洁面后，再用冷水洗一遍，能缩小洁面时扩张的毛孔。

正确卸妆方法

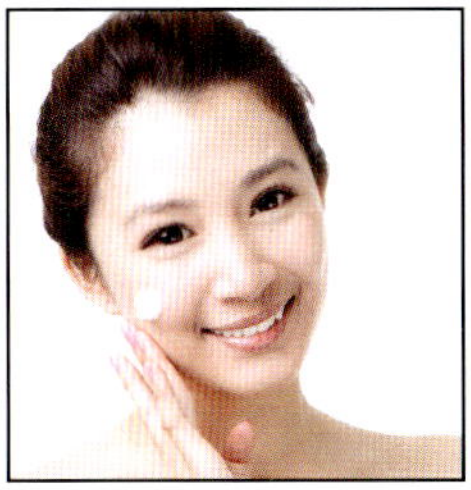

STEP 1

取足量卸妆产品，涂在额头、脸颊、鼻头、下巴上，然后涂开至全脸。

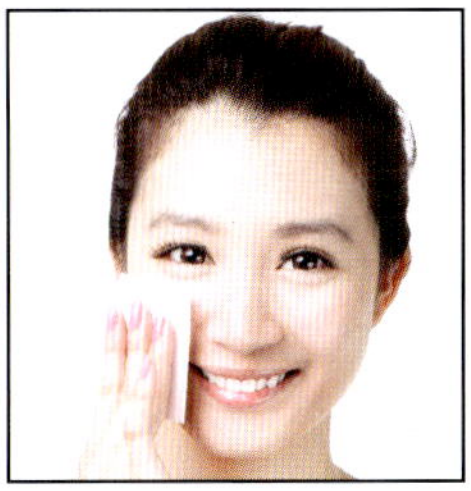

STEP 2

用化妆棉蘸取适量卸妆产品仔细打圈轻揉整个脸部，卸除妆粉、污垢。

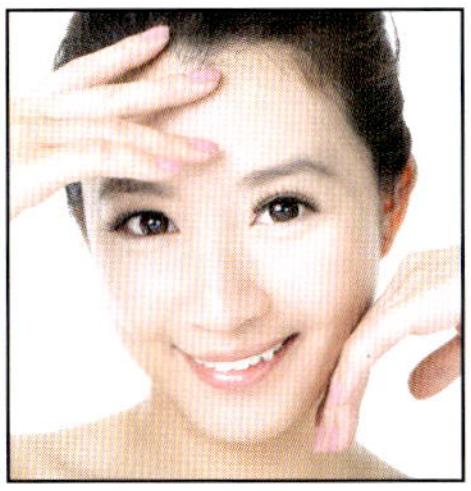

STEP 3

用手感触肌肤，照镜仔细看，继续用化妆棉蘸取适量卸妆产品，卸除未彻底卸妆的部位。

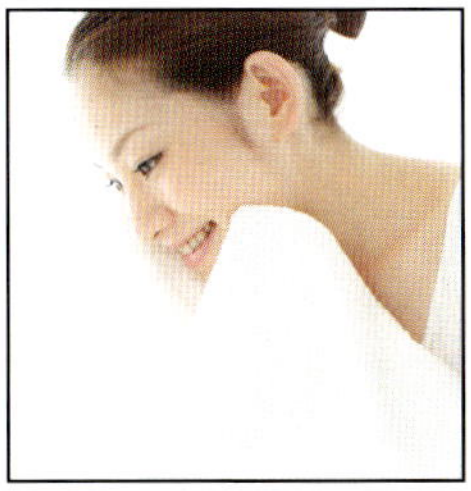

STEP 4

用洁面产品如洁面皂或洗面奶，深层清洁肌肤，彻底卸除残妆和污垢。

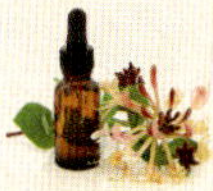

金银花洁面乳

金银花精油1滴，洁面乳适量。取适量洁面乳于手心，将金银花精油滴入其中，混合均匀，再加水搓成泡沫，涂在脸上打圈按摩清洁，再用温水冲洗干净。除了基本的清洁效果，还能控油祛痘，适合油性或痘痘肌肤的人使用。

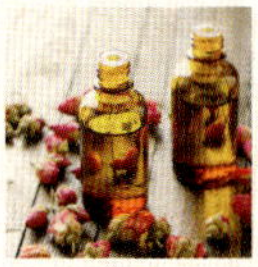

玫瑰橄榄卸妆油

橄榄油25毫升，玫瑰精油2滴。在橄榄油中滴入玫瑰精油，混合均匀。用化妆棉蘸取适量的卸妆油，轻轻擦拭脸部，即可卸除淡妆及油污，最后用泡沫洗面奶或温水洁面。性质温和，能祛除彩妆和毛孔内的粉尘污垢。

脸部按摩方法

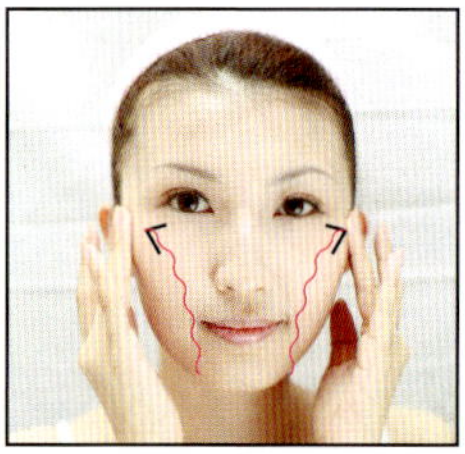

STEP 1

用指腹从嘴角下方轻轻往上按摩至眼下，转而往外至发前。

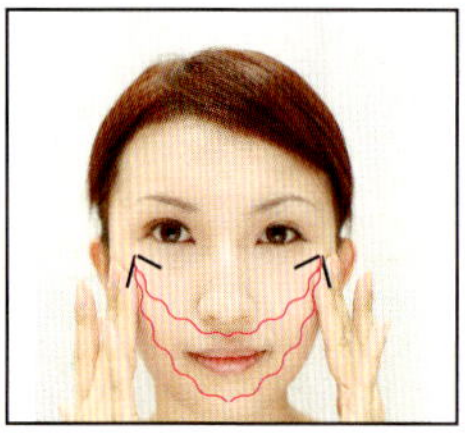

STEP 2

双手中指、无名指分别从上下唇中央开始向口角两侧移动，在颧骨时用所有手指轻轻按揉。

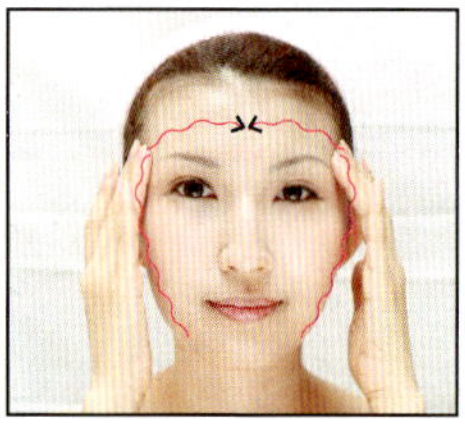

STEP 3

两手食指、中指分别沿脸部两侧向上移，到前额处时再用全部手指轻轻按揉。

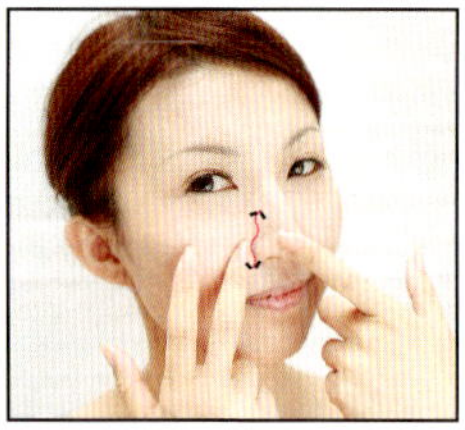

STEP 4

用手的中指在鼻部两侧上下轻轻按揉。

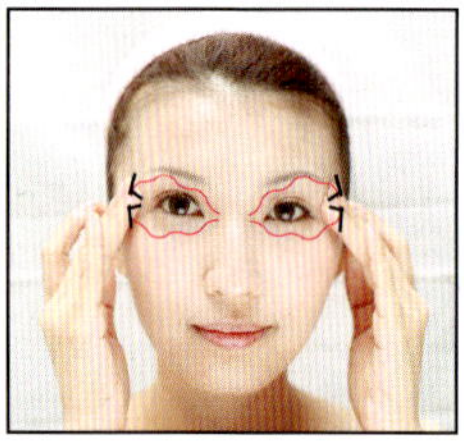

STEP 5

用双手中指、无名指分别由两眼内眦开始向外眦移动，到颞部(太阳穴周围)时用所有手指轻轻按揉。

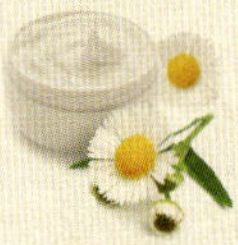

洋甘菊磨砂膏

洋甘菊精油2滴，燕麦片80克，温牛奶15毫升。在锅中加入适量清水煮沸，滴入洋甘菊精油，搅拌均匀，放凉备用；将燕麦片捣碎成粉，与洋甘菊水和温牛奶混匀成糊状即成磨砂膏。将其涂于脸部，避开眼周，轻柔按摩10~15分钟去角质，用温水洁面即可。能温和地清除死皮，帮助清洁毛孔，还能放松脸部肌肤、消除疲劳。

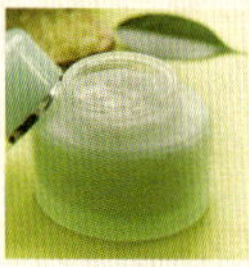

茉莉牛奶磨砂膏

茉莉花精油1滴，牛奶15毫升，磨砂膏适量。将磨砂膏取适量于手心，加入茉莉花精油和牛奶，调匀；然后将磨砂膏均匀涂抹于脸上，避开眼周，轻轻按摩10~15分钟，再用温水洗净即可。能温和去角质，达到补水美白的功效。

Tips 脸上按摩的基本原则是：由下而上，从里向外，沿肌纹行走，用力均衡。基本手法是：打圈轻揉。

补水保湿

皮肤缺少水分，会显得皮肤上的毛孔粗大，皮肤纹理加深皱纹显现，显得衰老。而皮肤上适量的油脂可以锁住水分，减少水分的蒸发，保持皮肤的湿润度。皮肤既要水分充足，也要在外层有一定的油脂锁水，达到水油平衡，所以补水保湿就很重要了。

Tips 花类精油和活血通络的中药类精油一起用，不仅能补水美白，还能祛斑。

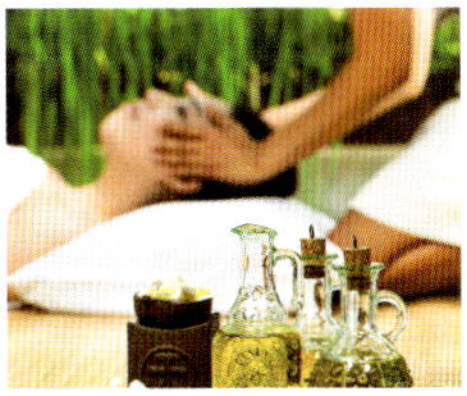

【茉莉天竺葵保湿油】

茉莉精油5滴，天竺葵精油4滴，橄榄油25毫升。将两种精油滴入橄榄油中，搅拌混匀；净手，在手心滴3滴调好的精油，用指腹蘸取按摩脸部。能在皮表形成油脂保护层，帮助肌肤锁住水分，改善皮肤干燥。

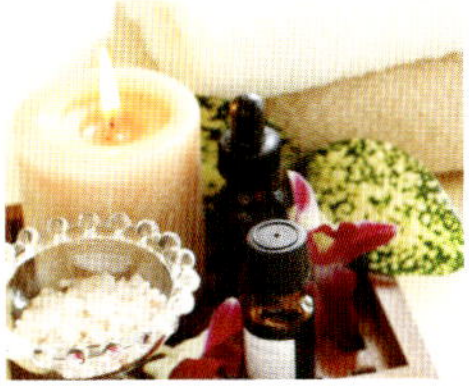

【橙花舒敏保湿油】

橙花精油4滴，檀香精油5滴，橄榄油25毫升。在橄榄油中滴入两种精油，混合均匀；净手，取少许精油，用指腹蘸取按摩脸部。能有效改善皮肤干燥、敏感，保湿防衰老，还能缓解头痛，放松神经。

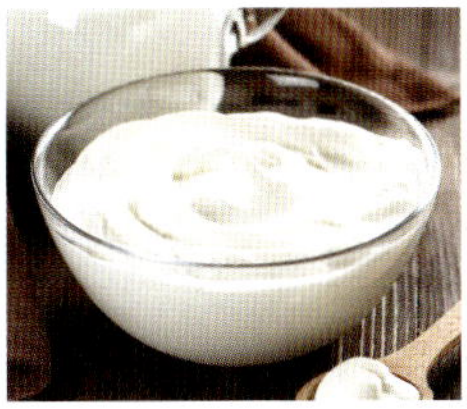

【薰衣草面膜】

薰衣草精油2滴，奶酪适量。将薰衣草精油滴入奶酪中，搅拌混匀；洁面后，将面膜均匀敷于脸上10分钟，再轻轻按摩5分钟，然后用温水洗净。能美白嫩肤，改善皮肤干燥、敏感现象，晒伤后使用能防皮肤粗糙。

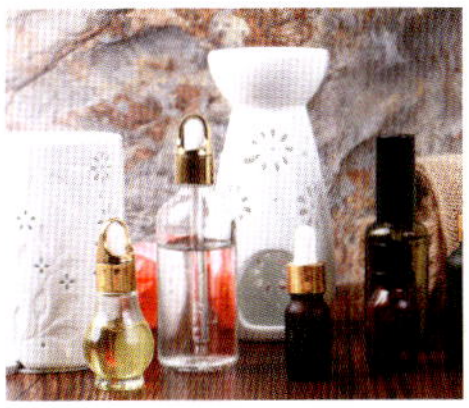

【玫瑰洋甘菊补水面膜】

玫瑰精油3滴，洋甘菊精油5滴，天竺葵精油2滴，橄榄油10毫升。将三种精油混入橄榄油中，搅匀；洁面后，将调好的精油均匀敷于脸部15分钟，再轻轻按摩5分钟促进吸收，最后用温水洗净。能补水美白、缩小毛孔，适合干性或敏感肌肤使用。

瘦脸消肿

有些人看着不胖但脸很圆，有些人吃出双下巴或方块脸。我们可以将脸部肥胖大致分为三种类型：肌肉发达型、浮肿型、脂肪堆积型。其中肌肉发达型的肥胖，因咀嚼肌较发达，容易造成国字脸，其他型的也会在不同程度上让肌肉堆积在下巴和脸颊上，造成肥胖方下巴出现。

【薰衣草洋甘菊复方精油】

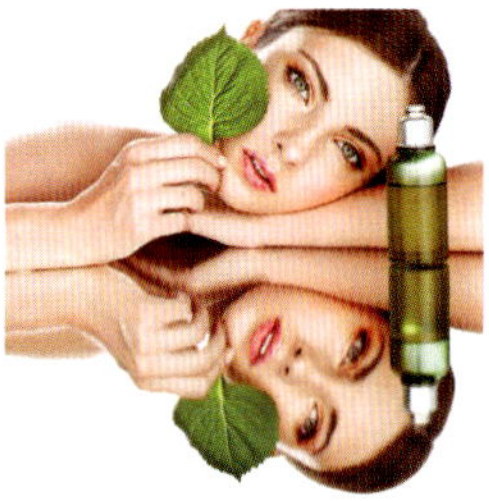

薰衣草精油3滴、洋甘菊精油3滴、薄荷精油1滴、橄榄油15毫升。将三种精油滴入橄榄油中，混匀；蘸取适量按照脸部按摩步骤轻揉整个脸部，然后针对不同类型的肥胖脸，按摩局部。百搭的薰衣草精油，性质温和的洋甘菊精油，清凉活肤的薄荷精油，三者搭配，适合所有肤质。按摩能加快脸面的新陈代谢，加速脂肪燃烧和水湿排泄，缓解肌肉紧张。

①肌肉发达型：按摩咀嚼肌+少吃坚硬食物。

Tips 当你用力咬合牙后根，突起的肌肉处就是咀嚼肌。

用并拢的食指、中指指腹蘸取适量精油，由后往前轻轻绕圈按摩咀嚼肌，可逐步增加力度。然后用掌心贴于咀嚼肌处轻压数次。可以1天按摩3次，一次50下。

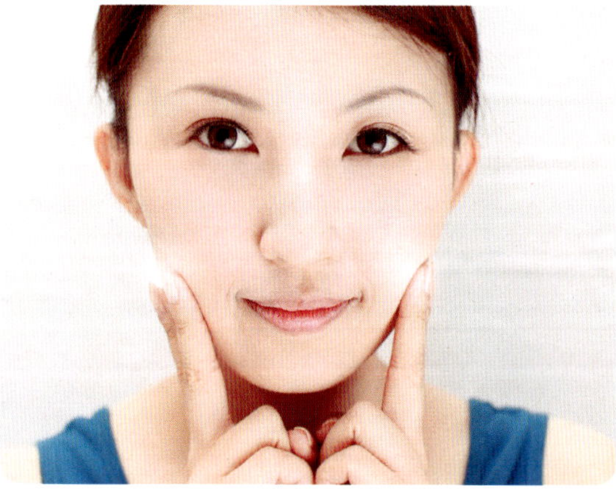

②浮肿型：扫面+运动+补肺脾肾、祛湿消肿。

浮肿型多因肺脾肾亏虚，或复感外邪，水湿代谢障碍所致。

运动是一种很好的健康疗法，既能强身健体，又能出汗消肿。

浮肿多因新陈代谢较慢或淋巴回流不畅造成，扫面能促进脸部血液循环，也能将多余的水湿扫到淋巴集中处，促进淋巴回流。

Tips 脸部淋巴多集中于下巴及脸侧腮腺处，在嘴角外侧斜下方下巴处有一条淋巴管道通向鼻旁眼下。

做法：

a.将精油均匀涂于面上，用双手掌面贴于脸部中间，从内往外至发侧转至下巴，轻扫200次，至脸部微热。

b.用双手指腹，沿着眼下鼻旁往唇角外至下巴的淋巴通道，轻轻斜扫50次。

c.在扫面时，可于淋巴小结处的“巨髎穴”、腮腺处轻轻揉按3~10秒，再继续往下扫。

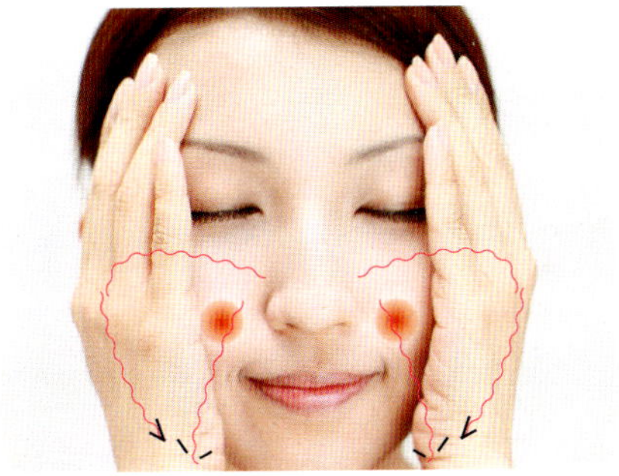

Tips 巨髎穴属足阳明胃经，在面部，瞳孔直下，平鼻翼下缘处。

③脂肪堆积型：摩面+运动+控制饮食+睡前4小时不进食。

这种全脸脂肪增加的情况，以控源开流为主。首先当然是减少脂肪的来源，控制饮食、晚上不加餐；接着就是加快脂肪燃烧了，运动和局部按摩是非常健康的方法。

做法：

将精油均匀涂于面上，按脸部按摩步骤轻轻打圈摩面，至脸部微热。

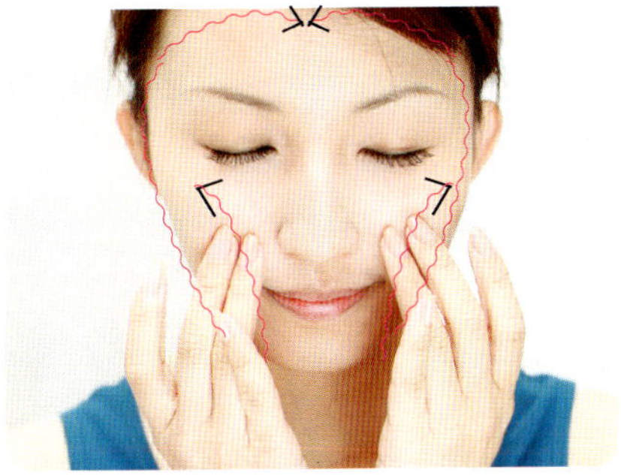

收缩毛孔

毛孔大会显得皮肤很粗糙，看着不光滑细腻，且妆粉、皮脂、污渍容易残留堆积在毛孔里，不易清洁干净，很可能导致黑头、粉刺、痘痘的出现。所以为了鸡蛋肌，一定要让大大的毛孔消失。

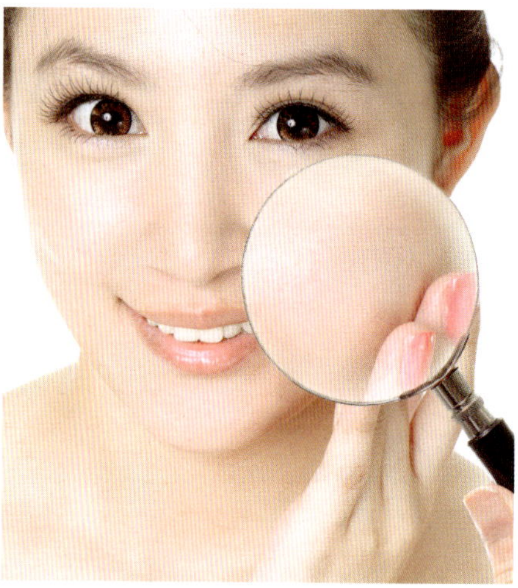

使用注意

①收缩毛孔前，一定要先清洁、除螨灭卵，确保毛孔内无污渍、清洁通畅。

②正确清洁、定期去角质，洗掉堵塞的油脂、死皮和污渍，可预防毛孔扩大。

③在使用控油、深度清洁等扩张毛孔的洁面产品后，一定要接着用冷水和紧肤水以收缩毛孔。

④开始衰老的肌肤，要多吃能营养肌肤的食物如猪脚（吸去油脂）、猪皮、银耳等，增强皮肤弹性，使皮肤紧致细密，以减少毛孔自然扩张。

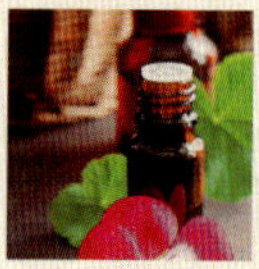

天竺葵紧肤油

天竺葵精油3滴，葡萄籽油10毫升。将天竺葵精油滴入葡萄籽油中，混合均匀；净手，用手指蘸取适量调和的精油，均匀涂抹于面上，轻轻按摩脸部。能清洁肌肤，保湿控油，缩小毛孔。

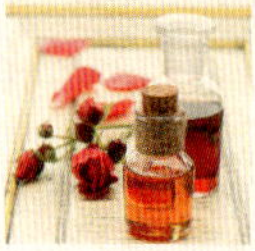

玫瑰按摩油

玫瑰精油2滴，橄榄油2滴，蜂蜜2勺，蛋黄1个。将橄榄油、蜂蜜、蛋黄搅拌混匀，隔水加温，再滴入玫瑰精油，搅匀使用。净手，用手指蘸取调和的精油，边涂抹边轻轻按摩，5~10分钟后用温水洗净。能润肤、收缩毛孔，维持皮肤的水油平衡。

Tips 丝柏精油（非花类），收缩毛孔的功效也很好，还能平衡油脂分泌、保湿、修复伤疤。

呵护双眼

皮薄易干的眼周肌肤，常出现眼袋、黑眼圈、脂肪粒，也是最容易出现细纹和凹陷的地方，需使用专门针对眼睛的护肤品。精油分子小，容易被皮肤吸收，能很好的呵护眼周。

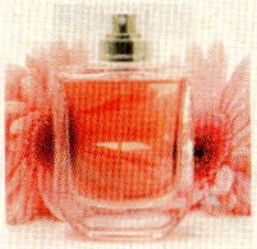

洋甘菊玫瑰精油

洋甘菊精油5滴，辛夷精油2滴，玫瑰果油15毫升。将两种精油滴入玫瑰果油中，搅拌混匀；洁面后，取适量点于眼周，用指腹按摩至吸收。能消除黑眼圈，缓解眼疲劳，减少眼纹的生成。

Tips 面部护肤品最好不要涂于眼周，以免长出脂肪粒。

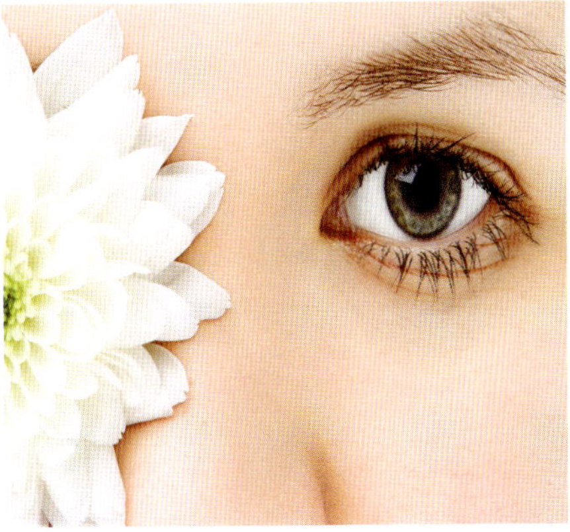

眼部精油用法

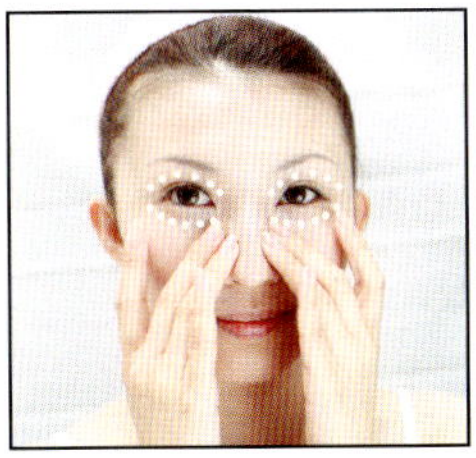

STEP 1

用手指蘸取适量调和的精油，在眼睛四周肌肤点上薄薄的一层。

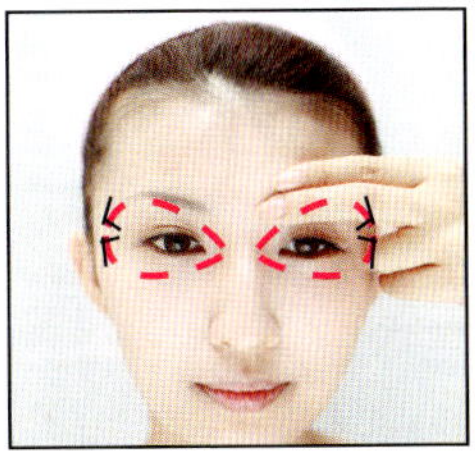

STEP 2

然后用指腹按内眼角、上（或下）眼皮、眼尾的顺序，从眼内向眼外轻轻提拉10遍。

STEP 3

接着用中指、无名指二指指腹由内而外轻轻细密点弹，直至精油被吸收。

STEP 4

在提拉和点弹的过程中，可轻压内眼角、眼眶、眼球、眼尾，你会感到格外舒服。

STEP 5

最后用残留在手上的精油做眼保健操：按揉天应穴（痛处），挤按睛明穴，揉按四白穴，按太阳穴轮刮眼眶。

呵护手足

手是最经常和人接触的地方，每个女性都想将自己最好的一面展现出来，纤纤玉手是必需的，一定不能让手变粗糙。夏天就是秀肌肤的季节，将双脚释放出来，秀巧的双足绝对能为美丽加分。让精油发力，来护手美足吧。

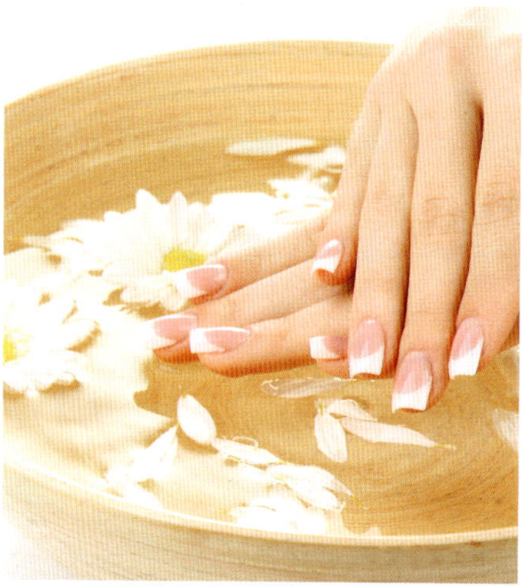

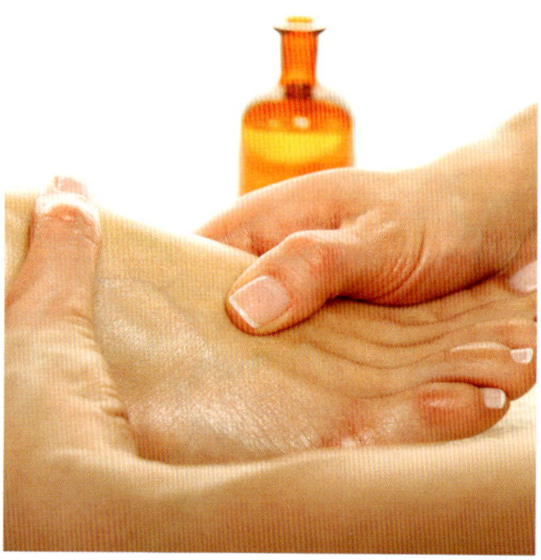

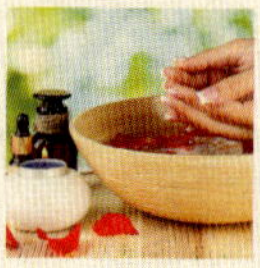

复方护手精油

洋甘菊精油3滴，橙花精油3滴，香茅精油1滴，纯净水15毫升。将三种精油滴入纯净水中，搅拌混匀；取适量调和的精油于手心，用指腹蘸取均匀涂抹于手背及肘关节、腕关节皮肤上，并轻轻打圈按揉，最后两手对搓。

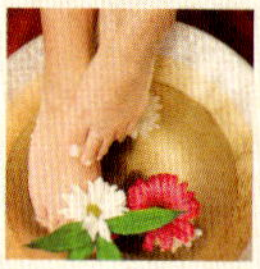

洋甘菊复方足浴精油

洋甘菊精油、天竺葵精油、薰衣草精油各3滴。将三种精油混合调匀，倒入足浴的水中，搅拌混匀。浴足5～10分钟，可同时进行按摩。能促进足部血液循环，嫩足护肤，缓解足部疲乏。

Tips 每天使用护手霜，特别是含有植物精华的护手霜，能有效养护手部肌肤。定时给脚部去角质，夏天防晒、冬天防裂，能拥有一双嫩足。

呵护颈项

颈部皮肤很容易被忽视，常见一圈圈的颈纹或者肤色偏黄。试想美美的一张脸，下面一个和脸不相称的脖子，没化妆都会被误认为刷了一层粉。所以漂亮的美眉不能忽略颈部的护理，让精油来帮忙养护修复它吧。

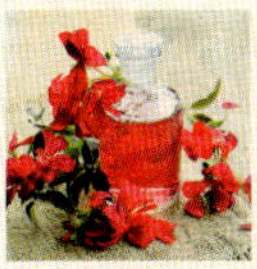

玫瑰天竺葵护颈油

玫瑰精油、天竺葵精油各4滴，橄榄油20毫升。将两种精油滴入橄榄油中，搅拌混匀；取适量调和的精油于手心，双手涂开均匀抹于脖子上，从下往上提拉涂抹颈部肌肤。能减少颈纹和颈部皮肤下垂，紧致颈部肌肤。

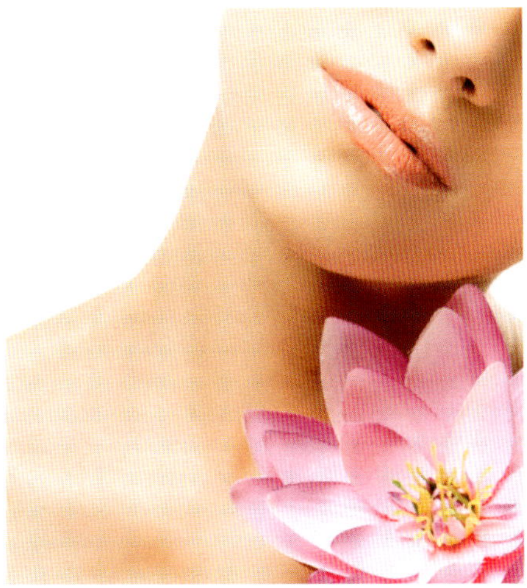

颈部按摩法

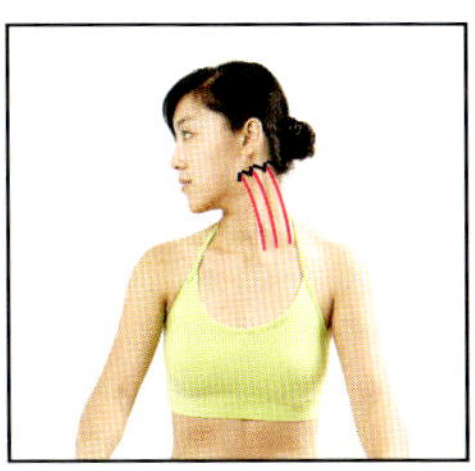

STEP 1

由锁骨的平行位置向上双手轮流提拉肌肤，每个部位5次，直至按摩完整个脖子前面。

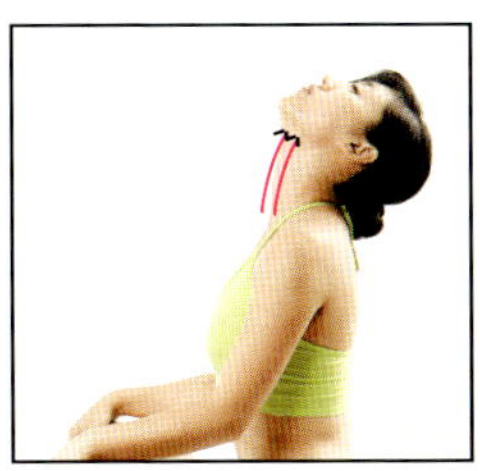

STEP 2

抬下巴，用整个手掌由下向上提，颈中央要轻轻用力，两侧要稍稍加点力度。

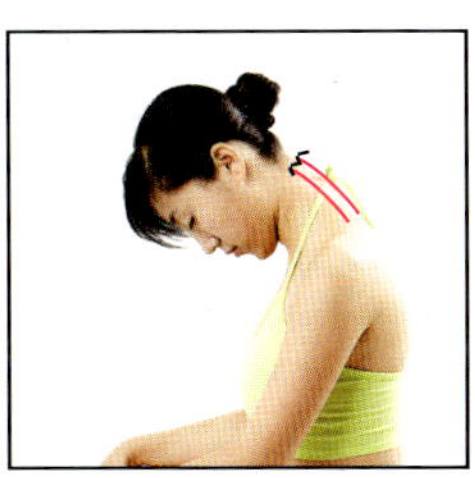

STEP 3

低头，露出项部，用指腹从下往上揉按后颈部。

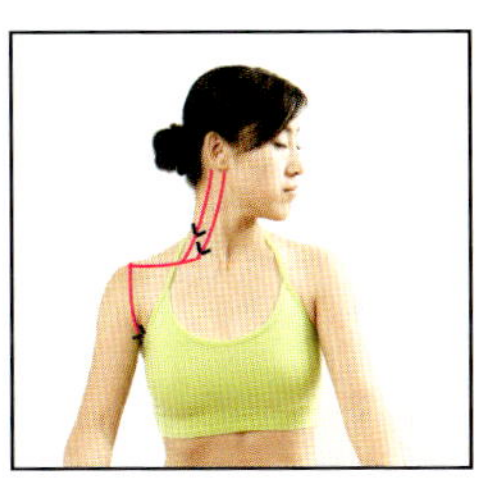

STEP 4

用指腹从耳下往下按压到锁骨上，然后转向肩膀外侧，继而按向腋下，以促进淋巴导流。

收腰紧腹

女性腰胖比相同脂肪胖在全身可怕多了，不但身材全无，还会增加患慢性代谢性疾病如“三高”的概率。精油按摩，不但可以缩减小肉腰，还能帮助紧实腹部肌肤，不再是“一坐显三层”，让你不怕穿露脐装。

Tips 平时养成抬头、挺胸、收腰、提臀、崩腿、收颌的习惯，有益于塑造完美身形。

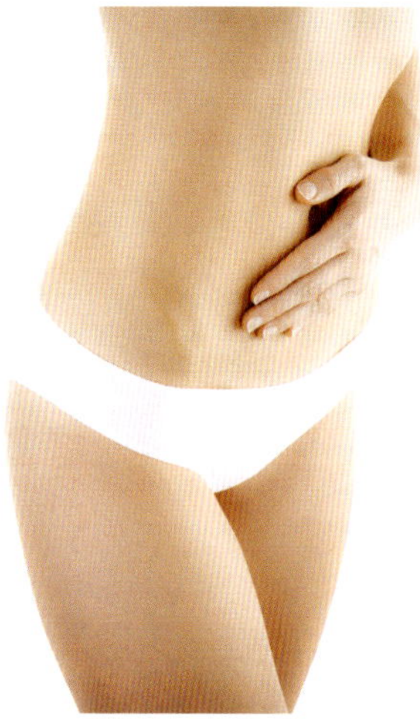

腹部划分

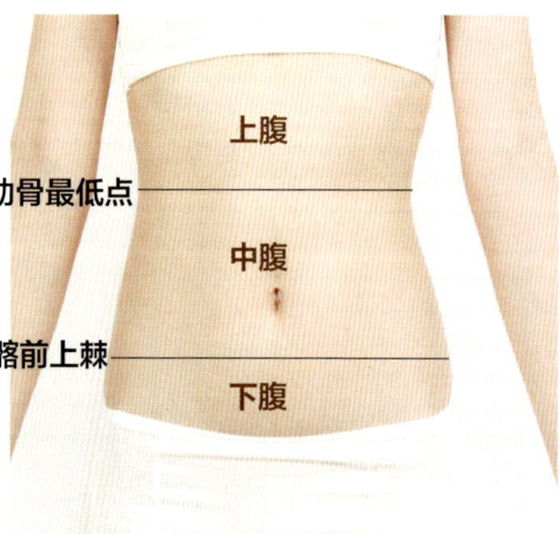

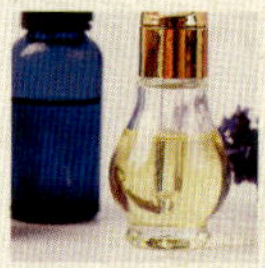

茉莉润肤油

茉莉精油3滴，薰衣草精油2滴，小麦胚芽油15毫升。将两种精油滴入小麦胚芽油中，混匀；净手，用指腹蘸取适量调和的精油，均匀涂抹按摩整个腹部。能滋润皮肤、抚平腹部横纹，行气宽中、促进腹部脂肪的燃烧。

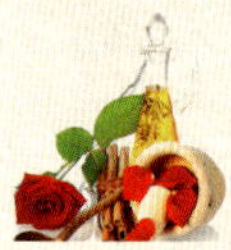

玫瑰抗衰油

玫瑰精油3滴，檀香精油2滴，葡萄籽油10毫升。将两种精油滴入葡萄籽油中，混匀；净手，蘸取适量调和油，均匀涂抹于腹部，按摩5分钟。能促进细胞再生，淡化、消除腹部皱纹；加快腹部气血运行，辅助消除腹中脂肪。

Tips 腹部按摩时，以平躺为好，既方便操作和施力，也能减少腹腔压力。

腹部按摩法

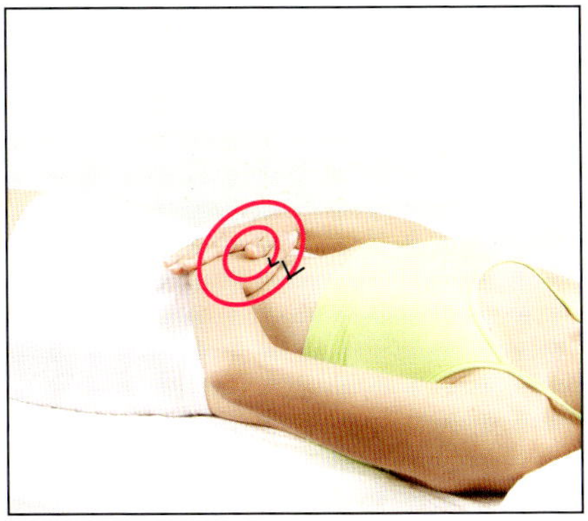

STEP 1

以肚脐为中心，沿顺时针方向按摩腹部，先小圈按摩，再大圈按摩，按摩至腹部松软。

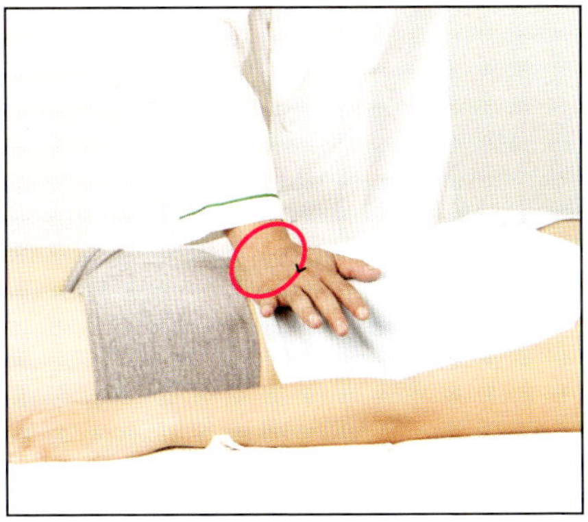

STEP 2

以掌根部打圈揉按肚脐，用力先轻，待脐周稍软，逐渐加重力度，但力度不宜过重，至腹中松软。

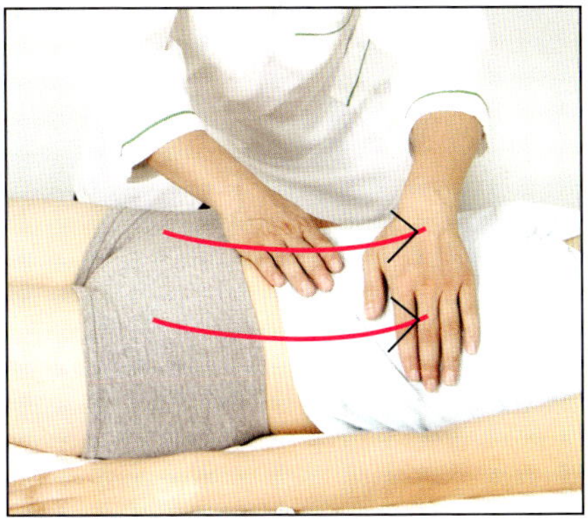

STEP 3

两手交替，从下腹部往上推拉至脐上，重复50遍，用力也是逐渐加重，至能承受为度。

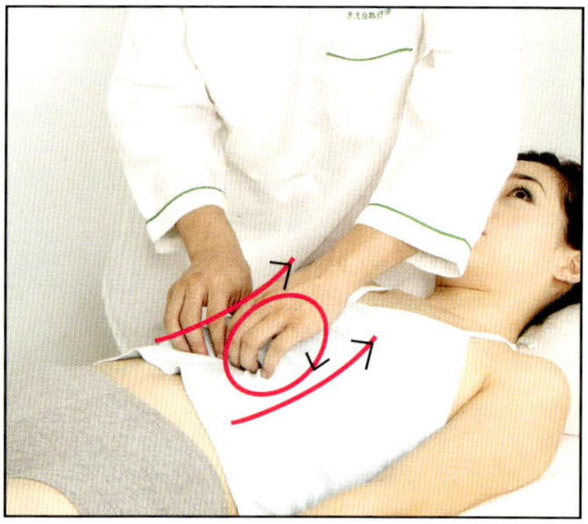

STEP 4

以一手全掌贴于上腹部，沿顺时针方向，以适中力度打圈揉按3圈，然后从脐下稍用力往上推拉，重复20遍。

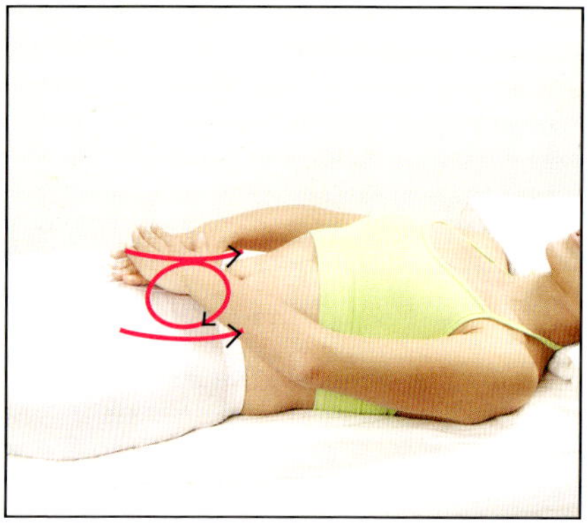

STEP 5

以全掌贴于下腹部，沿顺时针方向，以适中力度打圈揉按3圈，然后从腹底稍用力往上推拉，重复10遍。

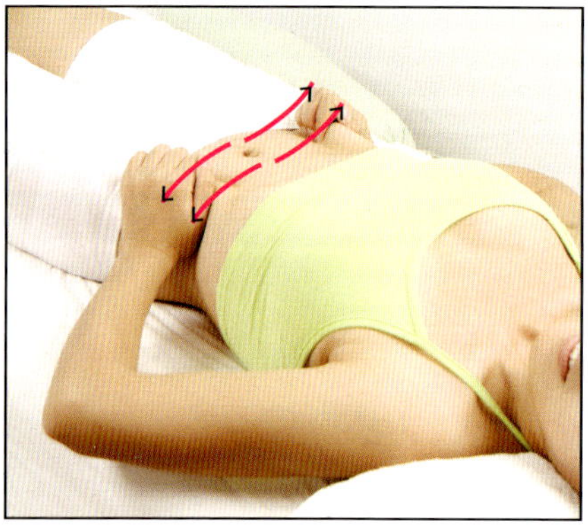

STEP 6

双手指尖朝前，置于腰侧，稍用力，指尖从肚脐旁往外侧推拉，重复50遍。

丰胸塑形

胸是除脸外，女性另一魅力所在。美胸一定是丰满、圆润、挺拔的，女性不能只追求胸大，还要让胸挺起来，让胸大得好看。按摩是丰胸的好方法，结合精油按摩，能让你更深体会抬头挺胸做女人的魅力。

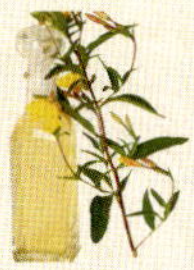

依兰按摩油

依兰精油2滴，天竺葵精油1滴，荷荷巴油10毫升。在荷荷巴油中滴入另两种精油，混合均匀；净手，用手蘸取适量精油，避开乳头，以胸部按摩法轻轻按摩。能缩小皮肤毛孔，使胸部皮肤光滑细腻，帮助塑造胸型。

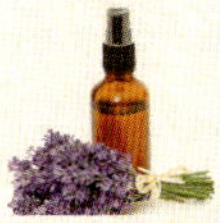

玫瑰宽胸按摩油

玫瑰精油5滴，薰衣草精油4滴，橄榄油20毫升。在橄榄油中滴入另两种精油，搅拌混匀；净手，用手蘸取适量精油，避开乳头，轻轻打圈按摩整个乳房，着重按摩肿痛部位。能缓解乳房肿胀疼痛，可以减少乳腺增生。

Tips 保持愉悦的心情，能帮助减轻经前乳房胀痛，也能预防乳腺增生。

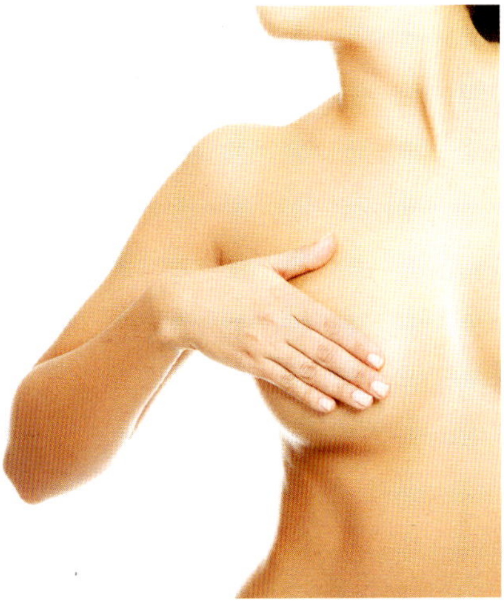

乳房触检

①自我检查乳房，应在月经之后的一周进行。

②触检方法：左手上提至头部后侧，用右手检查左乳，以手指之指腹轻压乳房，感觉是否有硬块，由乳头开始做环状顺时针方向检查，逐渐向外约三四圈，至全部乳房检查完为止，用同样方法检查右乳房。

③除了乳房，亦须触摸腋下有无淋巴肿大，最后再以大拇指和食指压拧乳头，注意有无异常分泌物。

④如果发现异常，一定要及时就诊。

胸部按摩法

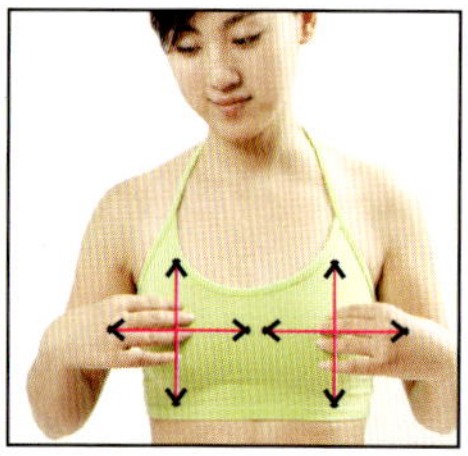

STEP 1

双手四指并拢，用指肚由乳头向四周呈放射状轻轻按摩1分钟。在操作时动作要轻柔，不可用力过猛。

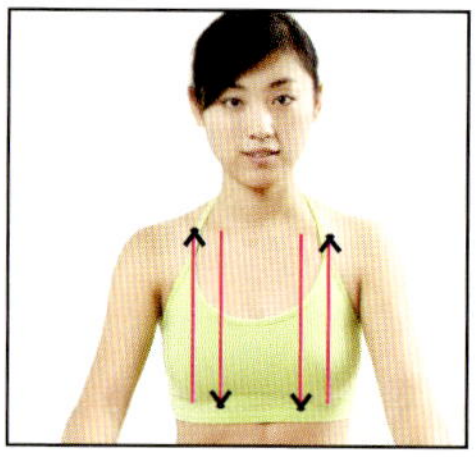

STEP 2

用左手掌从右锁骨下向下摩至乳根部，再向上推摩返回至锁骨下；共做三遍，然后换左手推摩左侧乳房。

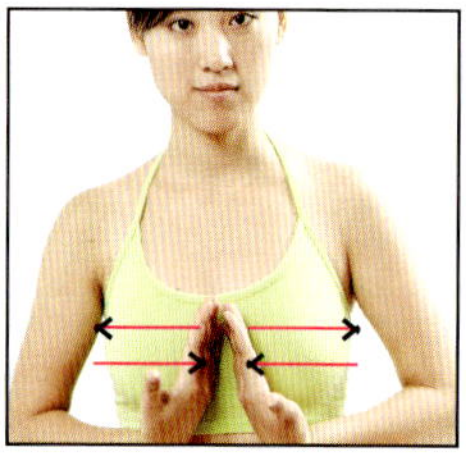

STEP 3

用左（右）手掌，从胸骨处向左（向右）推左侧（右侧）乳房直至腋下，再返回至胸骨处；共做三遍。

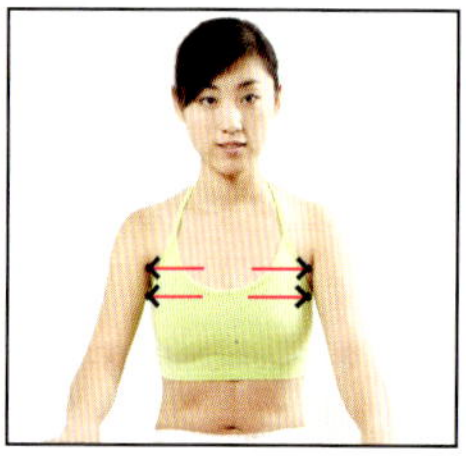

STEP 4

双手掌面平贴于乳房上方，以中间三指向外侧拉开30下。

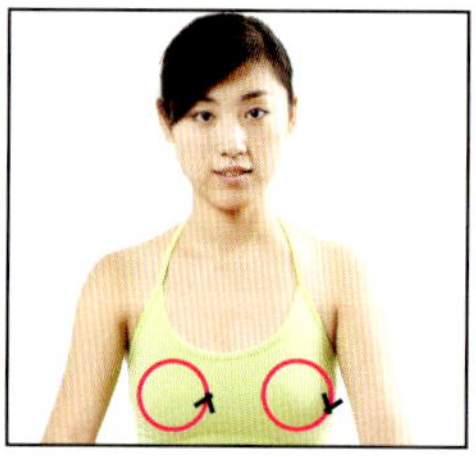

STEP 5

四指指腹按照内上外下的顺序，避开乳晕，画大圈按摩乳房，左右乳房各100圈。

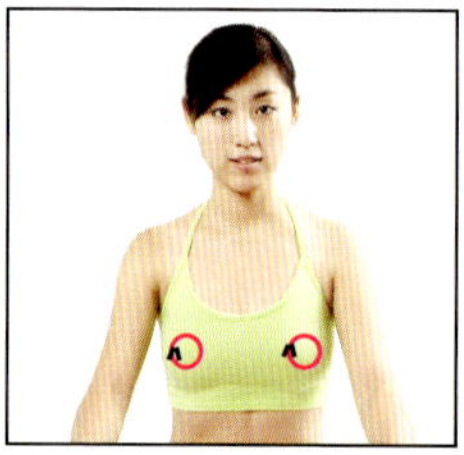

STEP 6

中指与无名指二指，避开乳晕，在乳晕周围画小圈按摩乳房，左右各100圈。

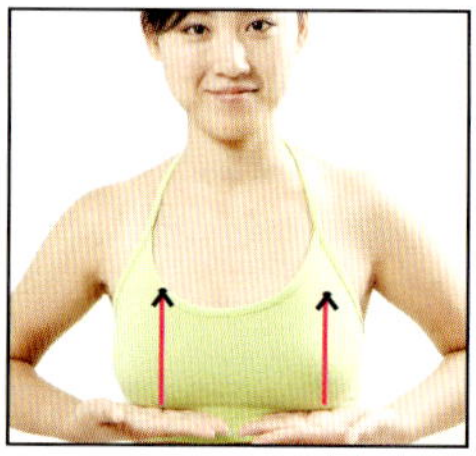

STEP 7

双手掌托胸，避开乳晕，从下往上轻挤乳房50下。

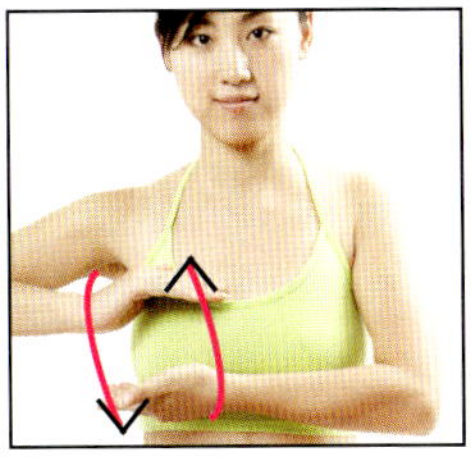

STEP 8

双掌轮流（避开乳晕）向上推拍单侧乳房，每侧各30下。

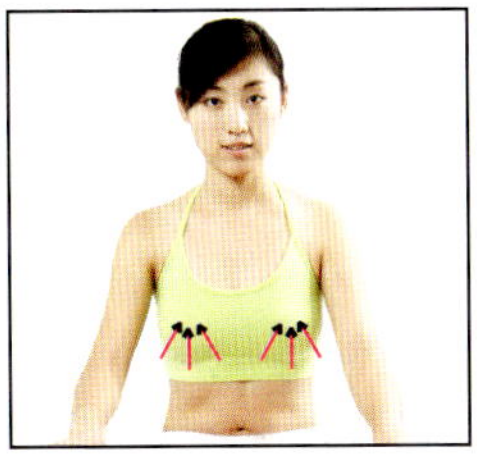

STEP 9

掌心朝上（避开乳晕），双手轮流抓提单侧乳房，左右各100下。

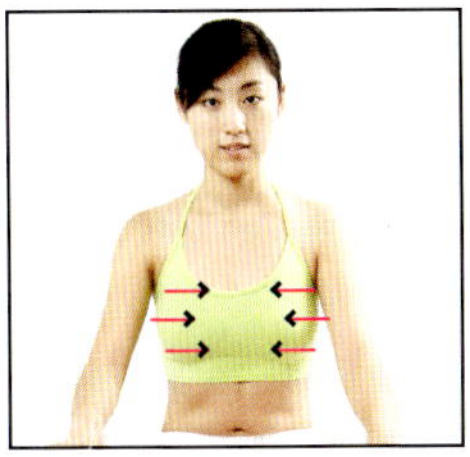

STEP 10

以大拇指一边，另外四指合拢为一边，虎口张开，从两边胸部的外侧往中央推，以防胸部外扩，每侧30下。

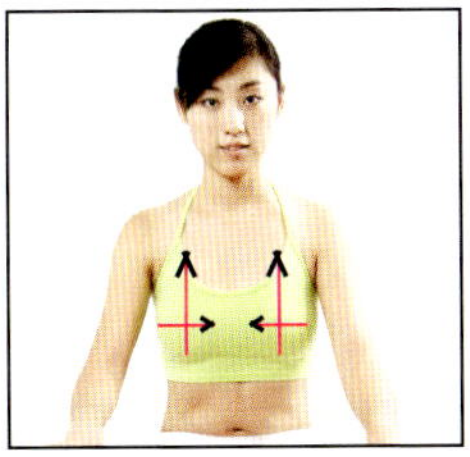

STEP 11

以拇指一侧，另外四指合拢为一侧，虎口张开，左手从外侧将左乳向中央推，推到中央后同时用右手从左乳下方将左乳往上推至锁骨处，即两手交错推左乳，重复30次。换右乳重复动作。

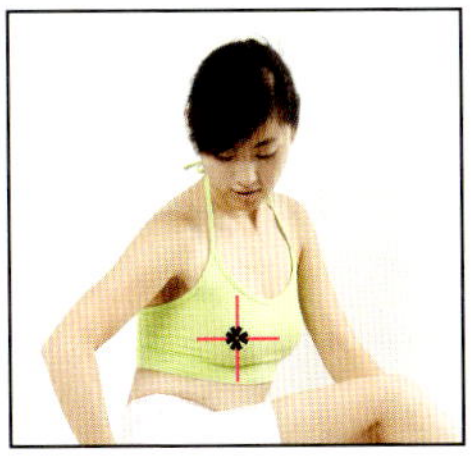

STEP 12

微弯腰，手成罩子状，五指稍分开罩住乳房， 从底部（不是下部）往乳头方向提拉20次。

塑臀美腿

除了脸蛋、胸腰外，就看臀腿了。长腿人人爱，但这多遗传所主，我们能做的只是让腿变更直、肌肉更匀称、脂肪不堆积。丰臀可以让你以完美的S形收尾，大小适中才最美。精油按摩，可以瘦臀瘦腿，也能塑造臀部和大小腿的匀称比例，让你的下肢充满魅力。

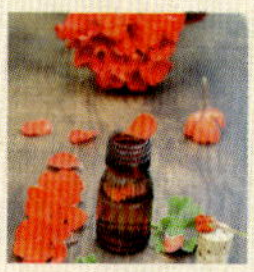

天竺葵消脂精油

天竺葵精油8滴，橄榄油20毫升。将天竺葵精油滴入橄榄油中，摇晃混匀，用其涂抹按摩臀部和腿部。手臂粗也一样可以用这款精油按摩消脂。

Tips 平素经常绷直双腿，减少膝盖处向前突出，有利于塑造笔挺腿型。

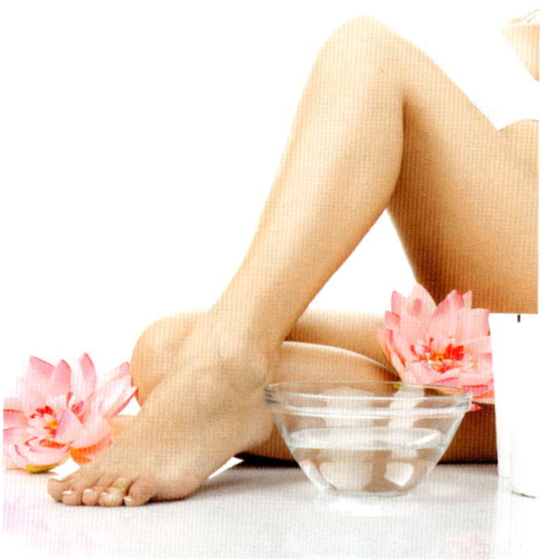

臀腿按摩法

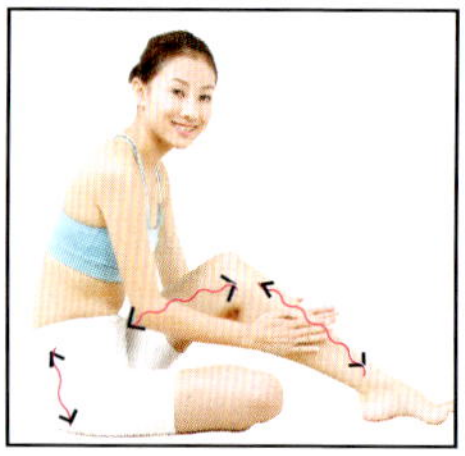

STEP 1

将精油在臀部或腿部涂抹开。

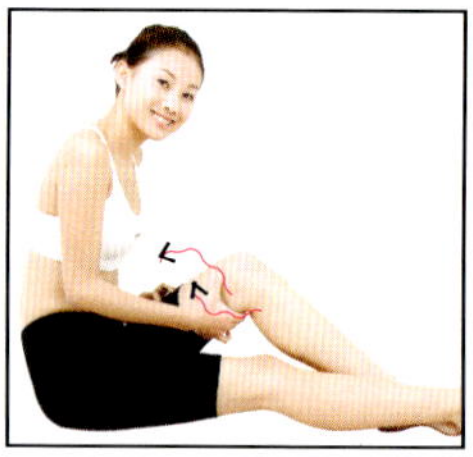

STEP 2

从踝上小腿处往上至大腿根部，双手反向用力，以扭拧的方式按摩至双腿微热，能瘦腿。

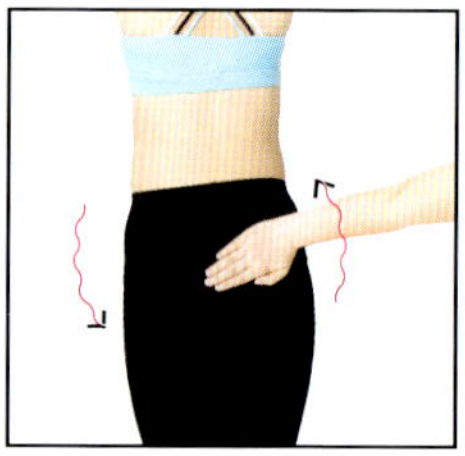

STEP 3

双手掌面从臀部两侧，往下按摩至臀下沿，转而提拉臀部往上至回到原位，重复100次。

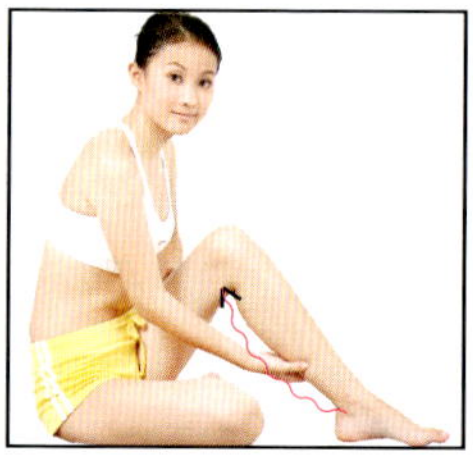

STEP 4

双腿弯曲，放松小腿肌肉，两手交替从踝部往膝后腘窝处提拉小腿肌肤，有利于小腿美型。

Part 04

生活烦恼，疾病隐忧，花来解决

女人因经历经、孕、产、乳，
且易受情绪影响，
更容易被妇科病所困扰。
花不仅能内调以改善疾病隐忧，
且花类精油结合中医按摩理疗，
更能放松女人的身心，
让女人一身、一生轻松。

症状01 头晕脑胀亚健康，花香提神通经络

亚健康状态，表现为精神疲惫、注意力不集中、头昏脑胀、容易犯困、记忆力下降、反应迟钝、时常发呆、全身乏力、做事提不起劲、情绪易激、忧愁低落、烦躁易怒、睡眠质量差、胃口不好等等，是脑疲劳的表现。

花养原则：益气解乏，疏风清热，舒经通络，提神醒脑。

花性专养

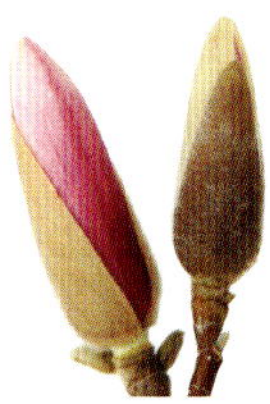

辛夷花

醒脑通窍

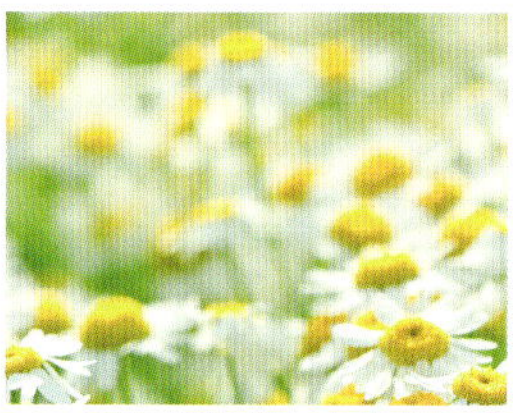

菊花

清头提神

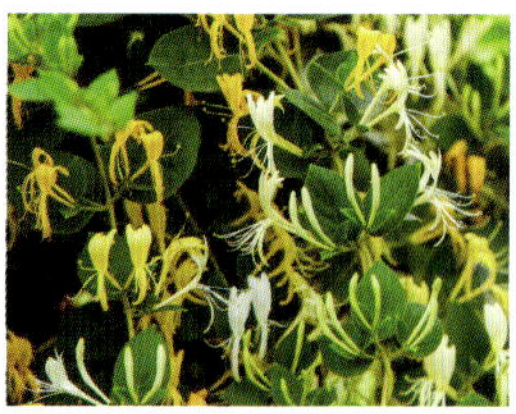

金银花

疏风排毒

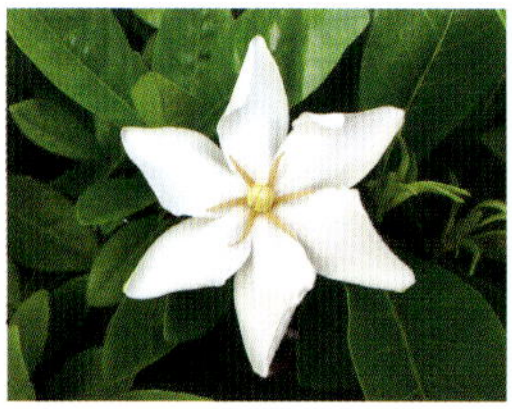

栀子花

清肝泻火

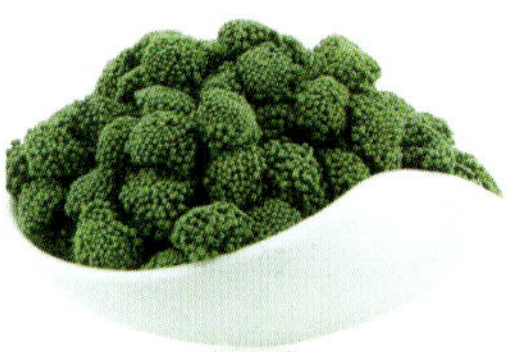

三七花

清热生津

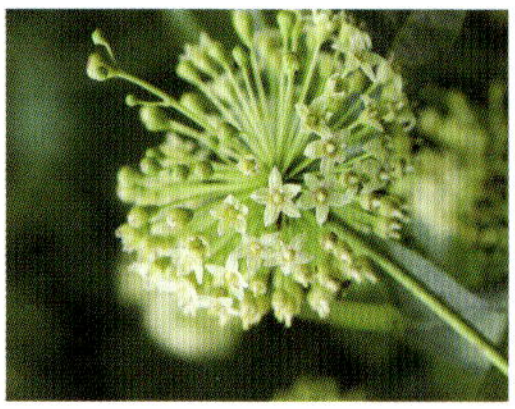

人参花

益气醒脑

芳香疗法

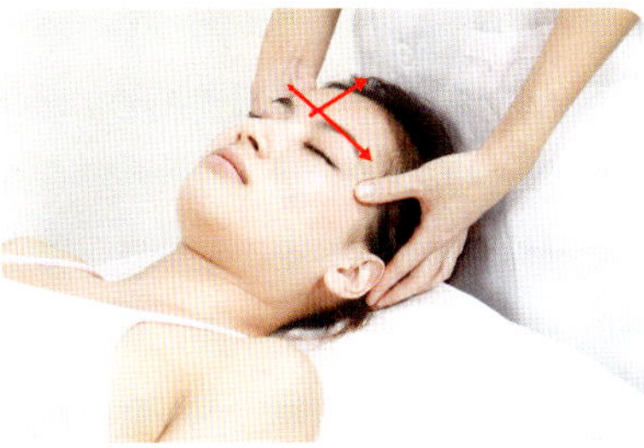

1. 按眉头、刮眼眶、揉太阳

用手蘸取稀释后的薰衣草精油，均匀涂于额中、眉处、太阳穴。用双手拇指外侧，从眉心向上直推至额前发际，推50～100次。将双手拇指从眉心分开往外刮向眉梢，刮50～100次。用指腹按揉太阳穴5～10分钟。

2. 捏颈、拿风池

将适量稀释后的薰衣草精油涂于颈后项部，拇指与其余四指相对成钳状，拿捏后颈50～100次。拇指与其余四指相对按于两侧风池穴，按揉1分钟，相对拿捏10次，重复3遍。能有效疏通头面血氧供给，缓解疲乏，醒脑提神。

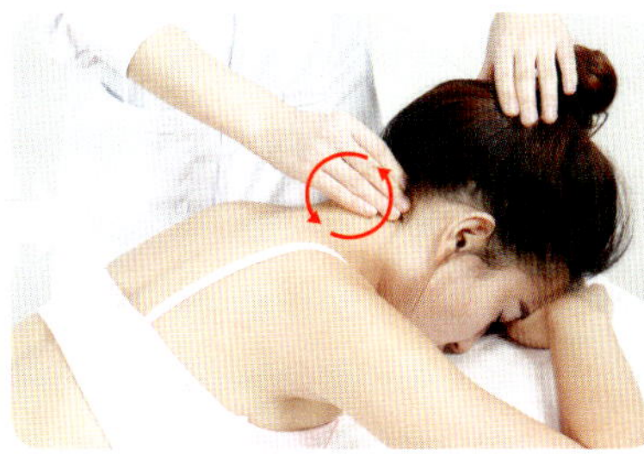

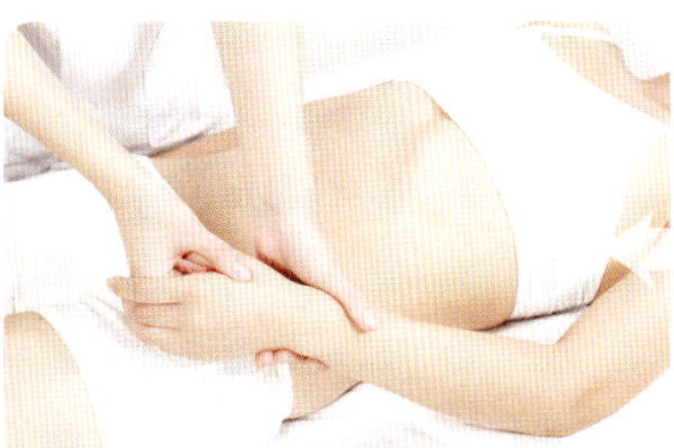

3. 掐按合谷

用拇指蘸取适量稀释后的薰衣草精油，以指尖及指腹掐按合谷穴50～100次，依着按3秒、歇1秒的频率。能疏风清热、清头目、止头痛。

4. 掐按内关、劳宫

用拇指蘸取适量稀释后的薰衣草精油，用拇指指尖掐按内关穴、劳宫穴各50～100次。能舒经通络、清心除烦、提神醒脑。

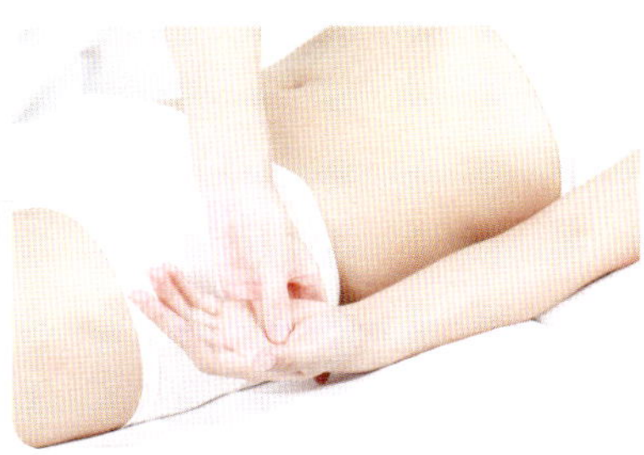

症状02 全身酸痛没力气，花能排毒消疲劳

全身酸胀疼痛，提不起力气，多发生在一定量的运动或劳作过后。肌肉中乳酸增加，刺激神经末梢，产生疼痛感觉，且乳酸堆积造成肌肉水肿，产生肿胀疼痛感。另外，体内缺氧，细胞不能有效进行有氧代谢，酸性代谢产物增多，影响肌肉收缩力度，产生无力感。

花养原则：行气活血，利尿排毒，增强体质。

花性专养

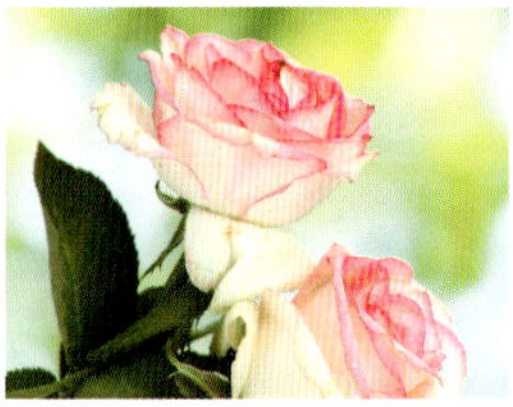

月季花

温经行血

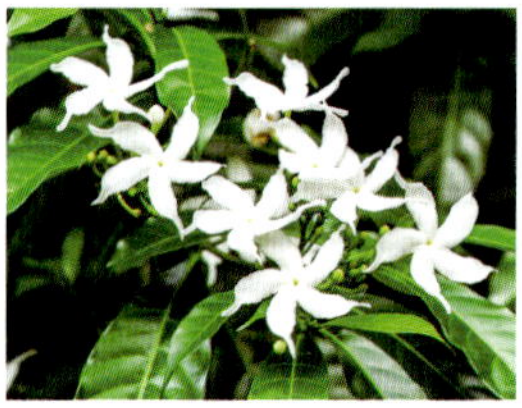

茉莉花

暖身行气

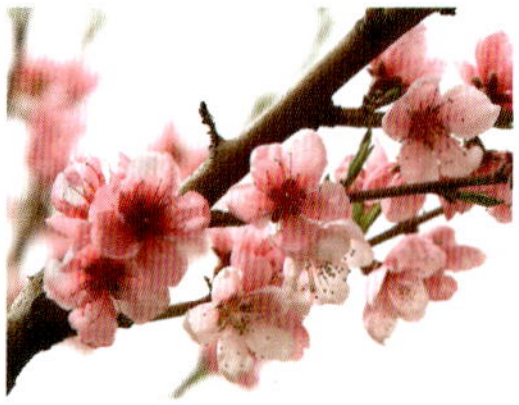

桃花

利尿排毒

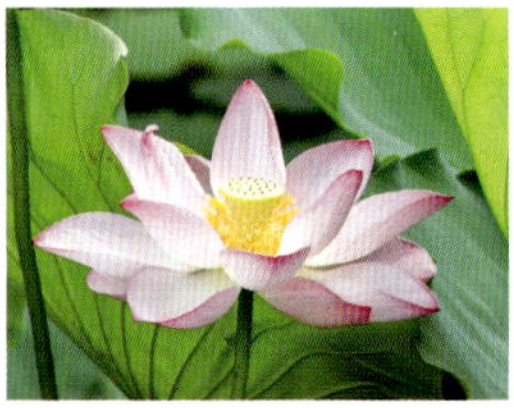

荷花

清热祛湿

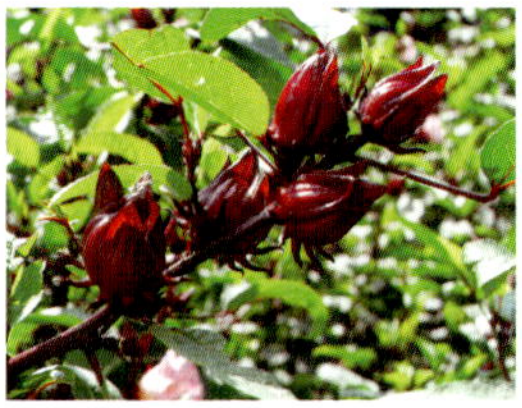

洛神花

生津利尿

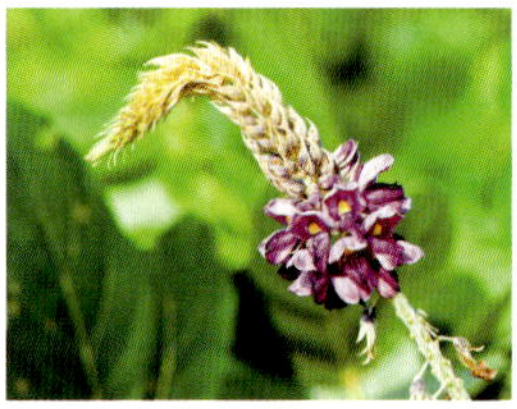

葛花

利尿排毒

芳香疗法

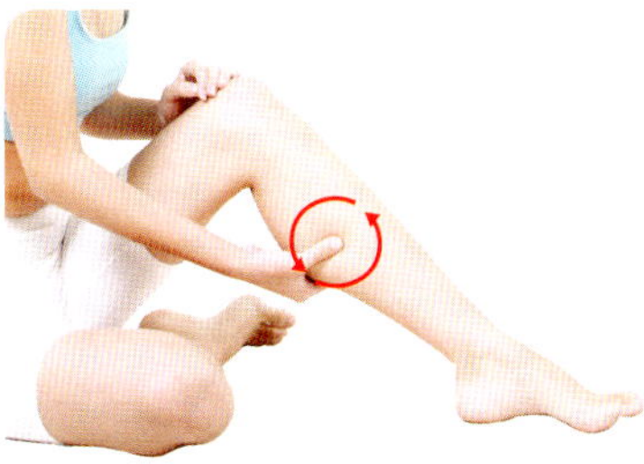

1. 推揉局部阿是穴

将薰衣草精油9滴，没药精油6滴，橄榄油25毫升，稀释成3%的浓度。将稀释后的精油均匀涂于酸胀疼痛部位，力度逐渐加重，按揉20分钟。能放松肌肉，加快乳酸消除，缓解局部不适，也能柔嫩肌肤、减少肌肉发达膨隆，塑造优美线条。

2. 捏脚，顶压脚心

将稀释后的薰衣草精油均匀涂于双脚。两掌相对夹住一脚的足趾，来回搓摩至局部温热微红；单手握拳，用食指第二指间关节顶压脚心，压5秒，放2秒，重复50次。能促进酸性废物的排泄，改善全身疲乏酸痛症状。

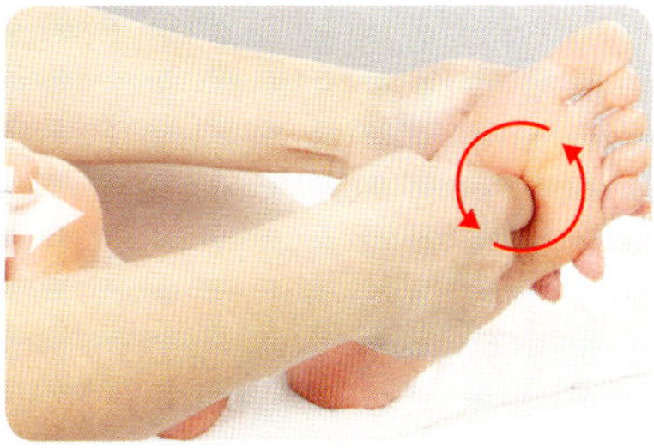

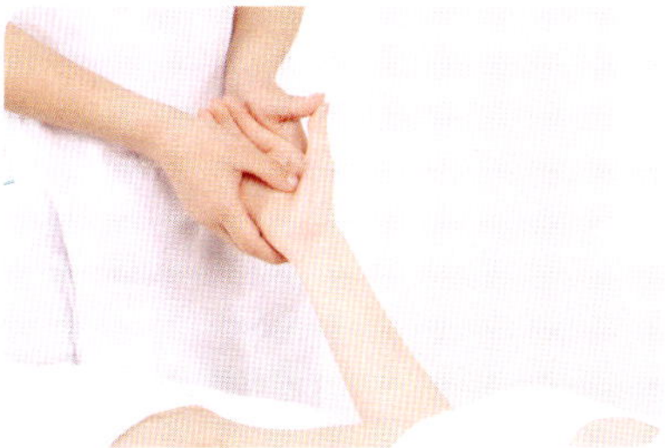

3. 压手，掐劳宫

将稀释后的薰衣草精油均匀涂于双手。一手握拳，一手包住拳头，相对用力挤压5秒，放2秒，重复50次；换手抱拳挤压。再掐按两侧劳宫穴5分钟。能加快血液流动，加快酸性有害物质从细胞内释放和从尿液排出。

4. 团摩下腹，搓摩后腰

将稀释后的薰衣草精油均匀涂于下腹和后腰。用单手手掌以顺时针方向缓慢团摩下腹部5～10分钟，至局部温热舒适，1分钟后放开手。两手与脊柱垂直，水平来回搓摩后腰部10分钟，至局部温热发红。能加快血液循环，促进尿液排毒。

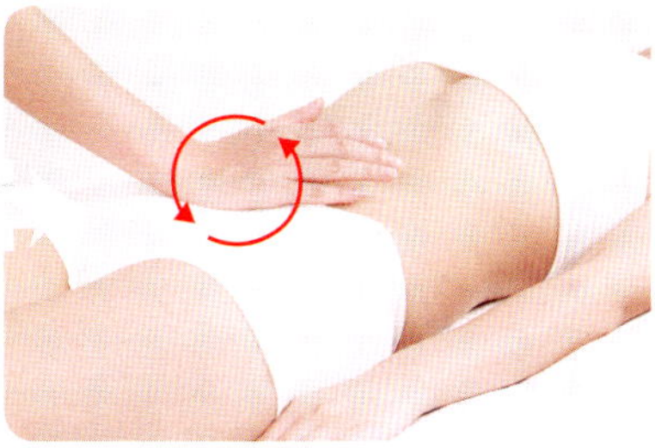

口臭真尴尬，花可养出女人香

口臭指口腔异味，张口所散发的臭气，严重影响人们的社会交往和自信心。因食入洋葱、大蒜等刺激性食物，抽烟、起床时等短暂性的口臭是正常的。而口腔、鼻咽部炎症或脾胃问题所致，以及糖尿病酮症酸中毒、尿毒症等引起的口臭症状，是需要治疗调养的。

花养原则：清热解毒，和胃降逆，润肠通便。

花性专养

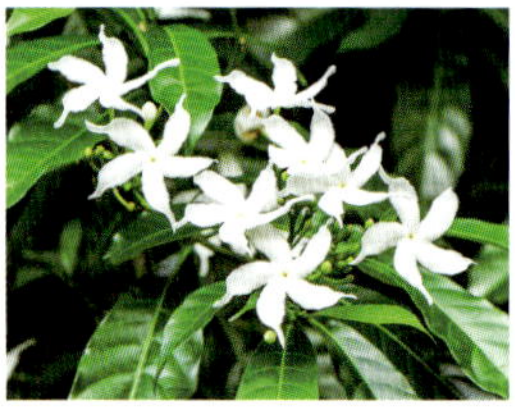

茉莉花

暖胃除臭

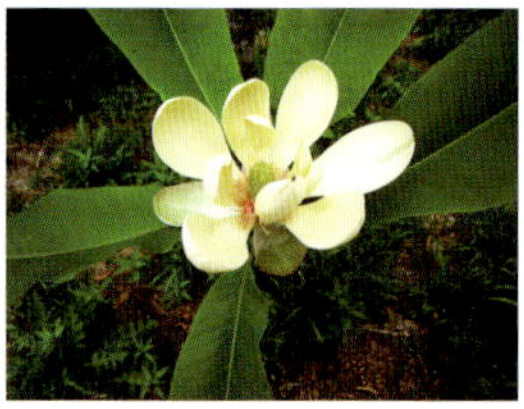

厚朴花

和胃降浊

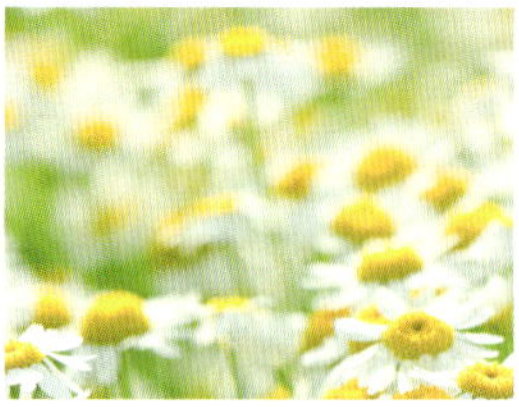

菊花

清热除臭

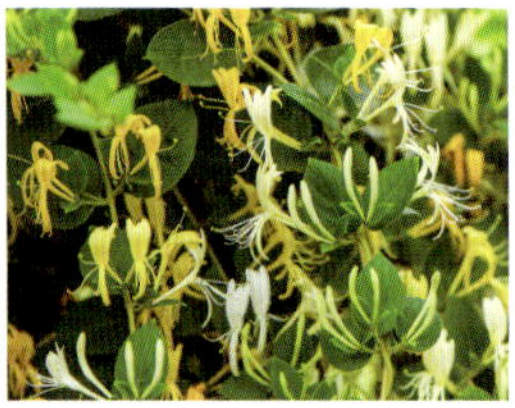

金银花

消炎除臭

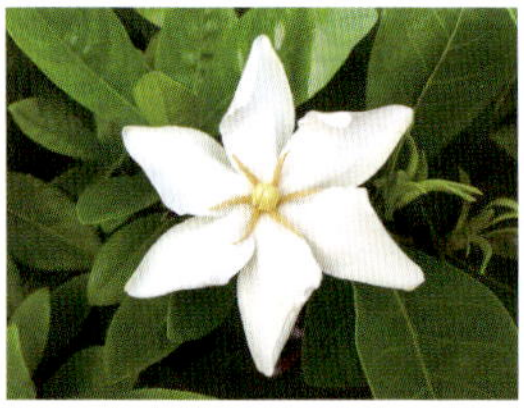

栀子花

清胃除臭

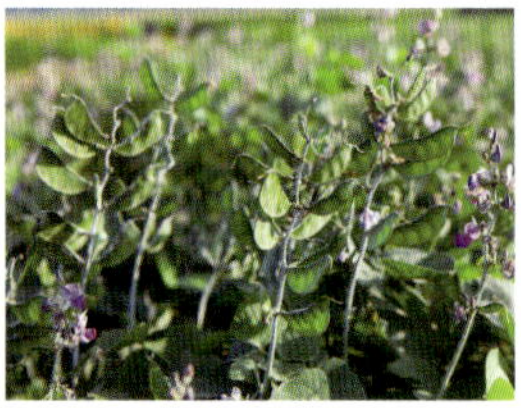

扁豆花

祛湿降浊

芳香疗法

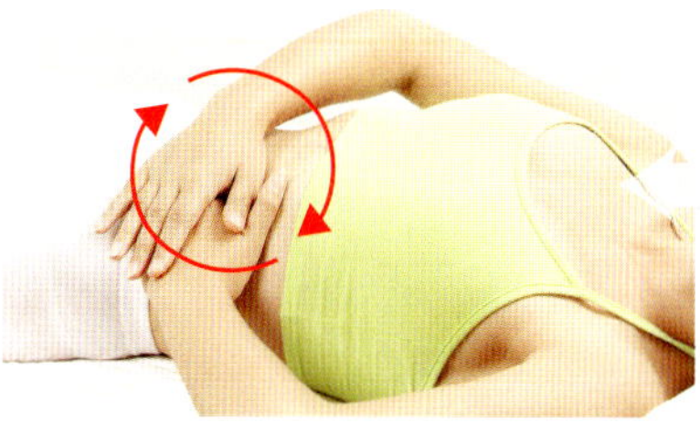

1. 团摩上腹、周腹

将茉莉花精油稀释成2.5%的浓度，均匀涂抹于上腹部及腹部两侧。用整个手掌以顺时针方向按摩上腹部及腹周各5～10分钟，以胃部胀满减轻、听到排气声为好。能暖胃消食、润肠通便，减少胃肠热浊上逆熏蒸口腔导致口臭。

2. 按揉合谷、外关

将茉莉花精油稀释成2.5%的浓度。用拇指蘸取适量调和的精油，以按3秒、放1秒的频率，掐按合谷穴、外关穴各5分钟，再继续按揉5分钟。能清热泻火、通便排毒，以减少肺胃热毒堆积所致的口臭。

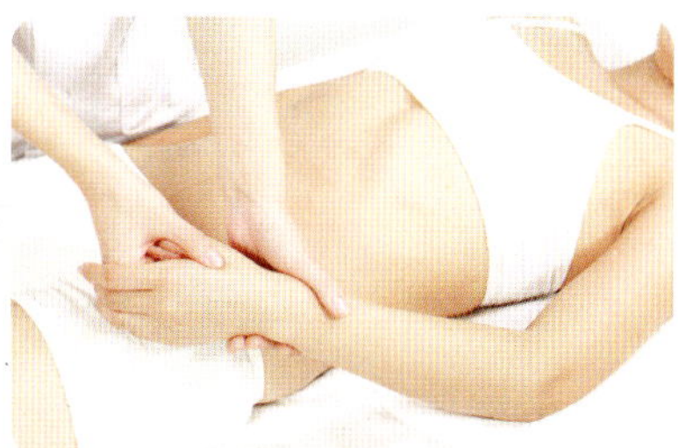

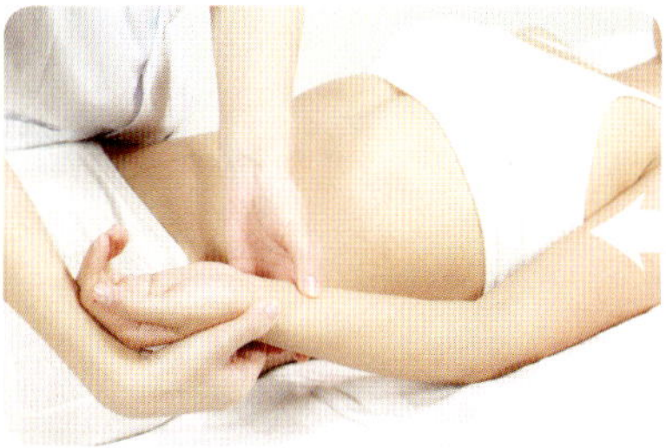

3. 掐按内关

用拇指蘸取稀释后的茉莉花精油，掐按内关穴5分钟。能和胃降逆、行气宽中，以减少脾胃湿热引起的口臭。

4. 掐按太冲、足三里、三阴交

用拇指蘸取稀释后的茉莉花精油，以按3秒、放1秒的频率，掐按以上3穴各5分钟。能清肝泻火、健脾和胃，减少上火、胃胀所致的口臭。

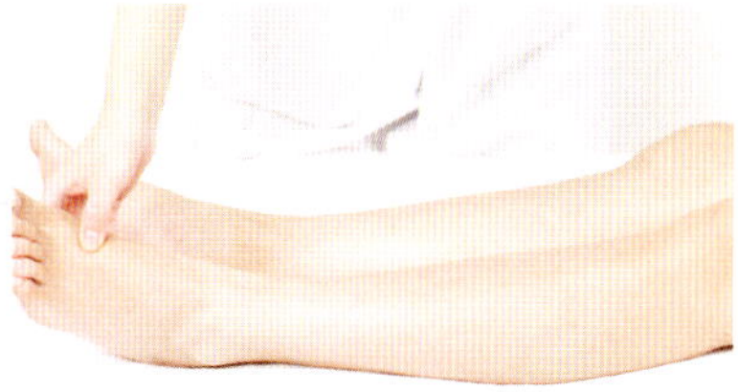

症状04 咽痛嗓子哑，花能润喉除热毒

咽痛是常见的症状，吃太多或吃重口味的食物，感冒、牙痛、呕吐、熬夜、吸烟、喝酒、用嗓过度等都会引起咽部不适。一般先有咽部干燥、烧灼感，后出现疼痛，吞咽时更甚，口水增多。

花养原则：清热解毒，凉血消肿，润喉止痛。

花性专养

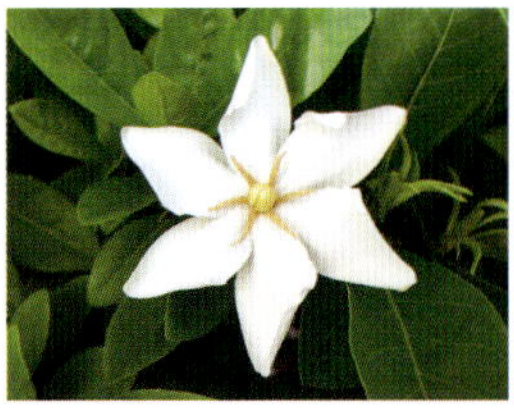

栀子花

清热消肿

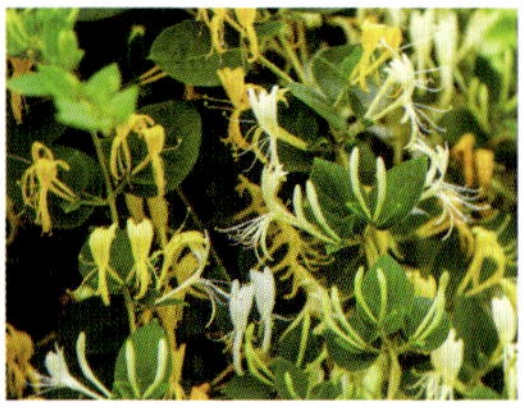

金银花

清热解毒

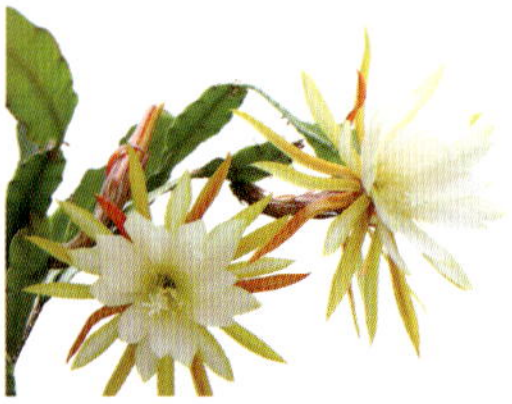

霸王花

润肺化痰

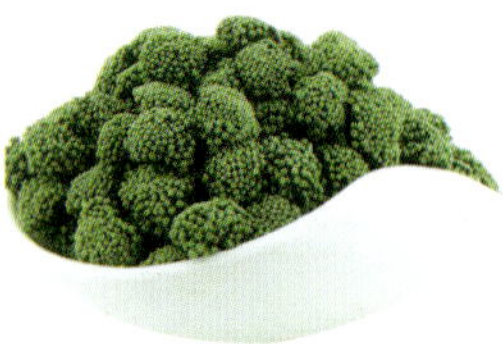

三七花

清润化痰

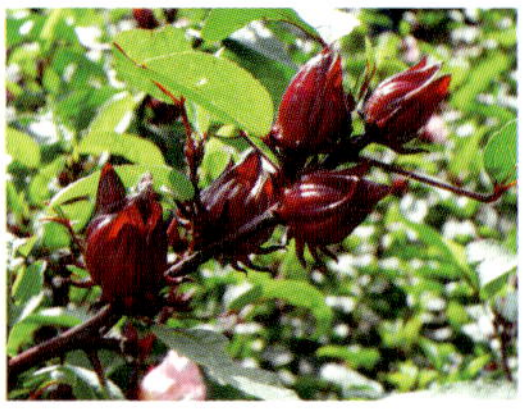

洛神花

清热润喉

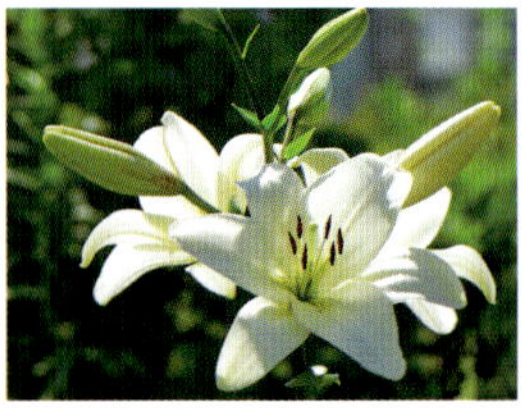

百合花

清肺润喉

芳香疗法

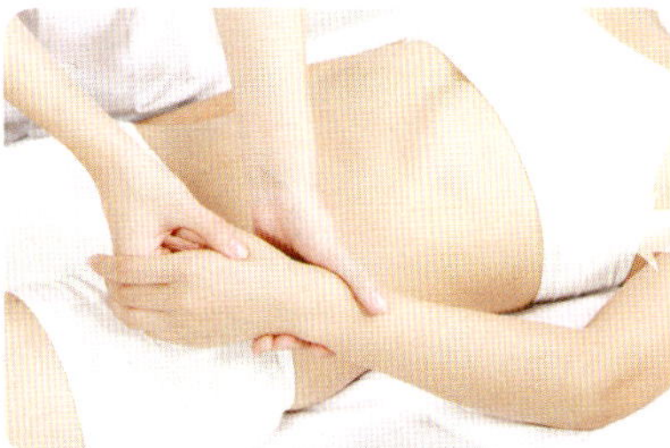

1. 掐按合谷、外关

将薰衣草精油用橄榄油稀释成2.5%，用拇指蘸取适量精油，在两穴上按揉1分钟，然后以按3秒、歇1秒的频率，各掐按5分钟。能清热止痛、利咽消肿。

2. 按压脚心，按揉照海

将薰衣草精油用橄榄油稀释成2.5%，涂于脚心和照海穴上。用拇指用力按压脚心5秒、歇2秒，重复50～100次；用拇指按揉照海穴10分钟。能养肾滋阴、清热利咽、润喉止痛。

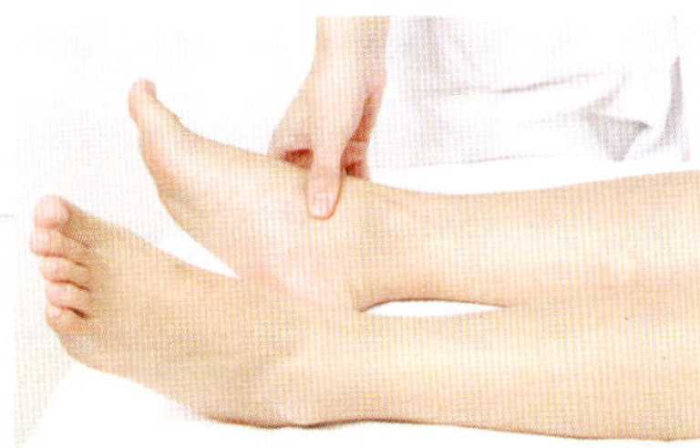

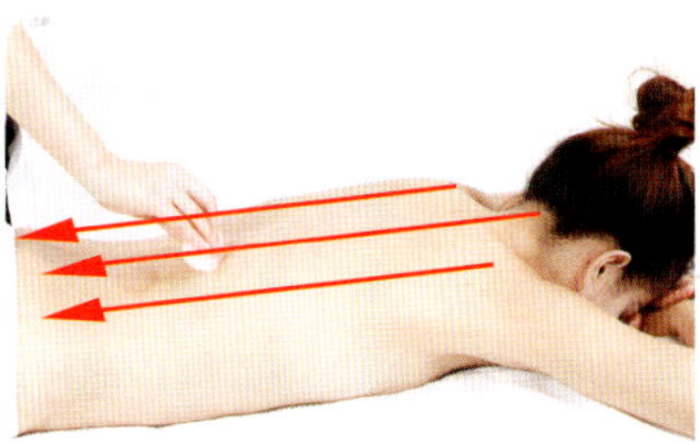

3. 刮压颈背，刮按风池

将薰衣草精油用橄榄油稀释成2.5%，涂于颈背部。用刮痧板从上往下刮拭后颈、背部，至所刮皮肤出现红色瘀点。再用刮痧板角部刮按风池穴2分钟。能清热排毒、行气活血、疏风止痛。

4. 按太阳、刮眼眶

将薰衣草精油用橄榄油稀释成2.5%，涂于太阳穴上。将拇指按在太阳穴上，食指弯曲成钩状，以2秒的频率从眉头刮至眉梢、内眼角下刮至外眼角下，上下眼眶各刮50次。能清热疏风、利咽止痛。

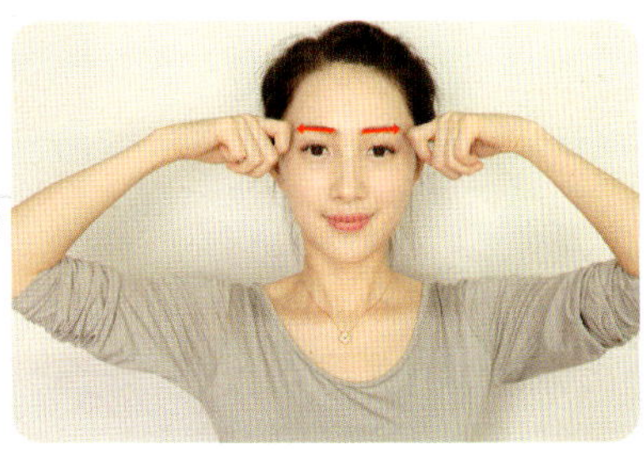

症状 05 便秘肚子胀，喝杯花茶按按穴

便秘很容易出现，但大部分人能很快自行缓解；若长期排便次数减少、粪便量减少、粪便干结、排便费力等，则需引起重视和采取缓解措施。一般不建议经常用泻药，以免引起胃肠功能紊乱和依赖性加重。

花养原则：行气消积，清热润肠，健脾益气，通便止痛。

花性专养

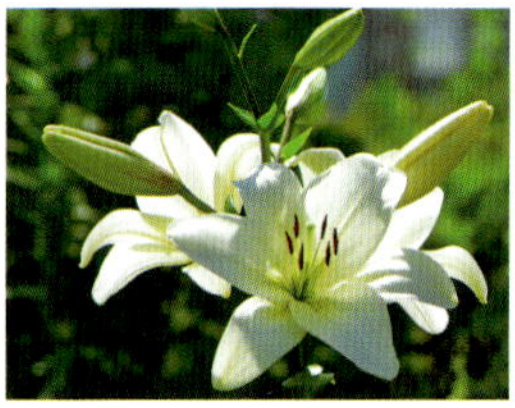

百合花

清热润肠

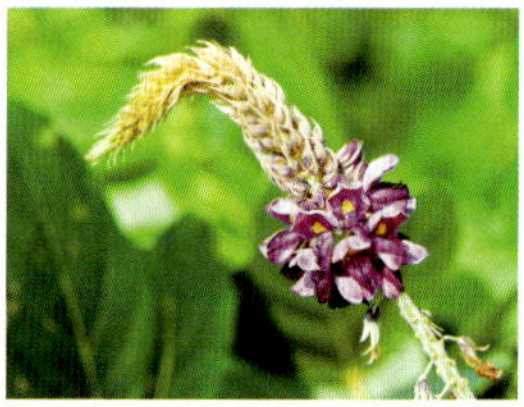

葛花

润肠通便

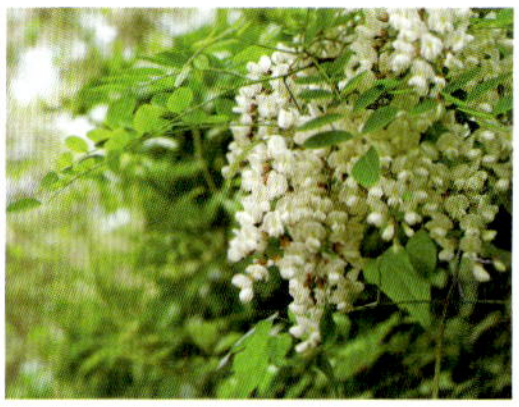

槐花

清热凉血

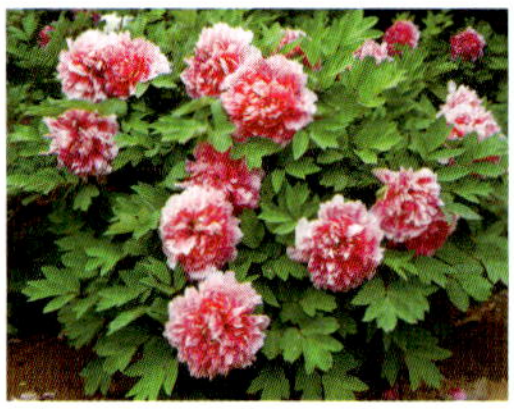

芍药花

柔肝通便

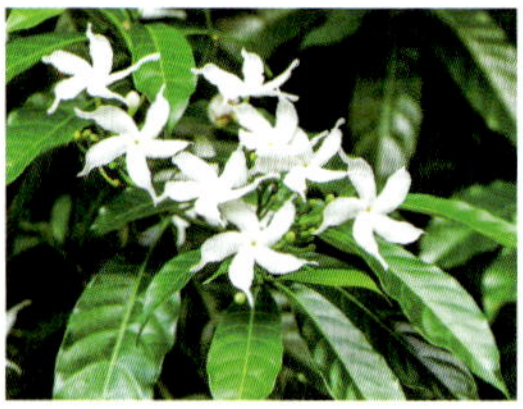

茉莉花

行气消积

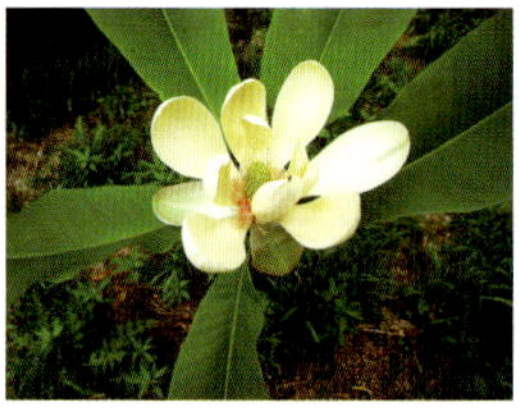

厚朴花

行气通便

芳香疗法

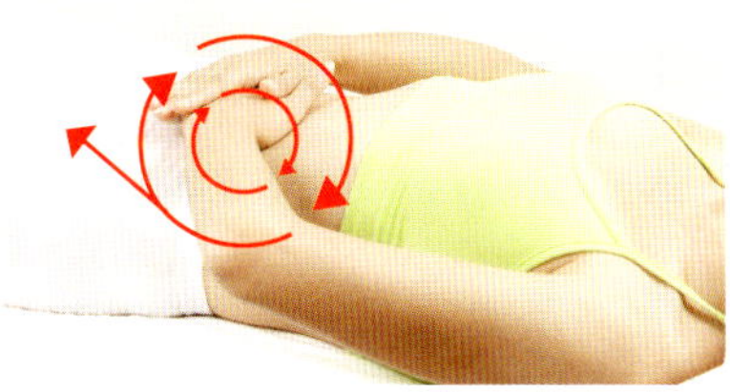

1. 团摩腹部

将薰衣草精油稀释成2.5%的浓度，均匀涂抹于腹部。以顺时针方向，稍用力从内向外扩散按摩整个腹部5～10分钟，在左下腹时沿着骨头边沿从腰往下撸按，至听到排气声、有便意。能使胃肠充血、加快蠕动，从外部施力推动粪便排出。

2. 搓摩后腰

将薰衣草精油稀释成2.5%的浓度，倒在手心，均匀涂抹于后腰。双手来回反向搓摩后腰10分钟，至局部温热微红、有便意。能调节胃肠神经、促进排气排便。

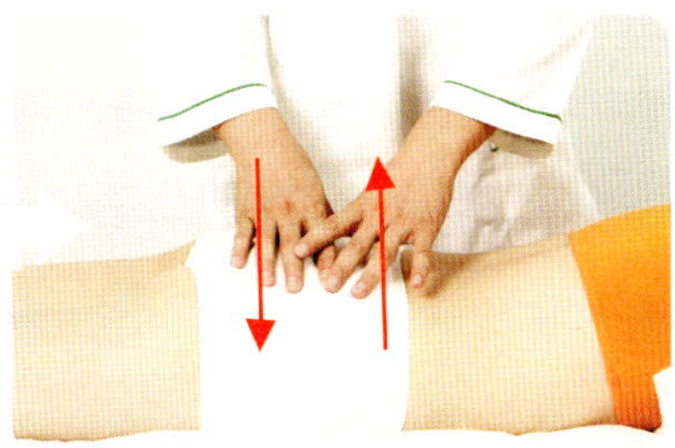

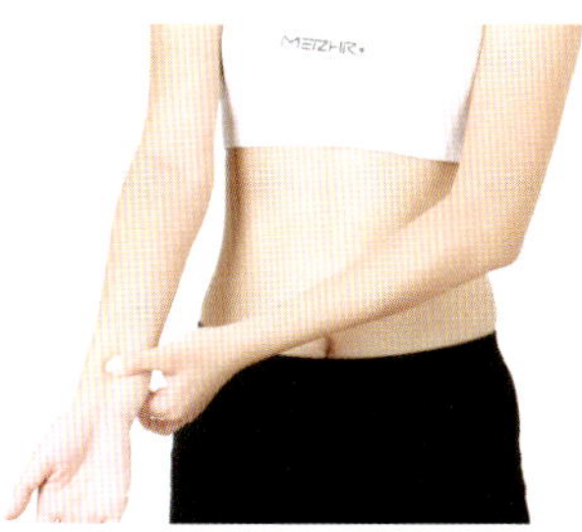

3. 掐按内关、外关

将薰衣草精油稀释成2.5%的浓度，用拇指蘸取适量，均匀涂抹于两穴上。用拇指按揉两穴1分钟，然后以掐3秒歇1秒的频率掐按50～100次，至局部发红、有便意。内关能调节胸腹气机，促进胃肠蠕动；外关能清热通便。

4. 按揉上巨虚

将薰衣草精油稀释成2.5%的浓度，用拇指蘸取适量，均匀涂抹于上巨虚穴上。用食指按揉上巨虚穴2分钟，至局部发红、有便意。能刺激胃肠蠕动，促进排便。

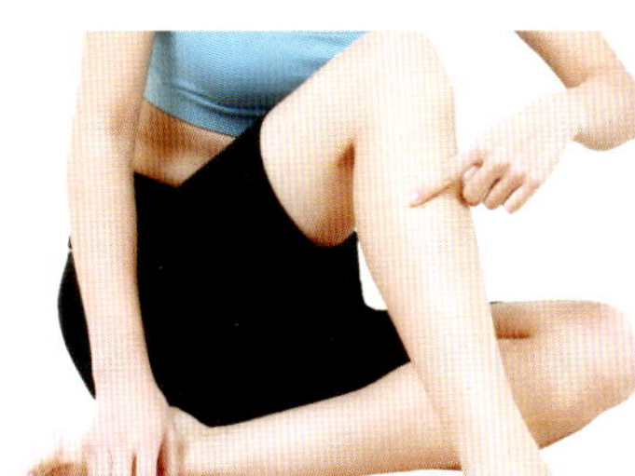

症状06 脸上长红疙瘩，外按内服花养方

痘痘是女性的天敌，好多女人宁愿内伤比如咽痛、便秘，也不愿意脸上冒出痘痘。痘痘多发于皮肤油腻的地方，各种内外刺激使皮脂腺分泌过多皮脂，毛孔被皮脂、死皮、污渍等堵塞，细菌等大量繁殖引发炎症，从而出现红肿、脓包等现象。

花养原则：清热解毒，祛湿化痰，行气活血，补肾固本，控油祛痘。

花性专养

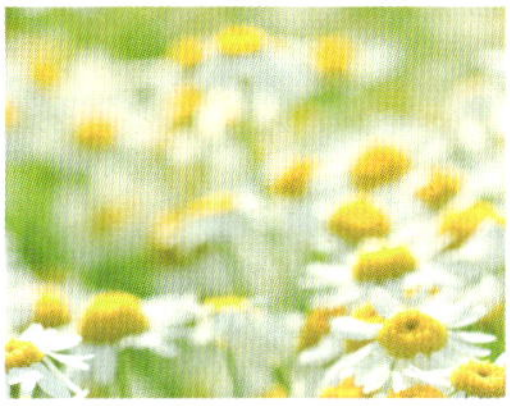

菊花

清热祛痘

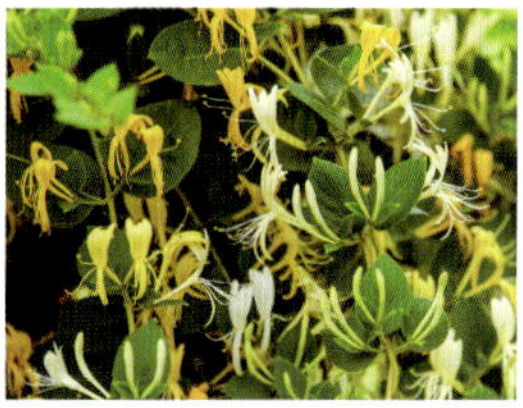

金银花

解毒控油

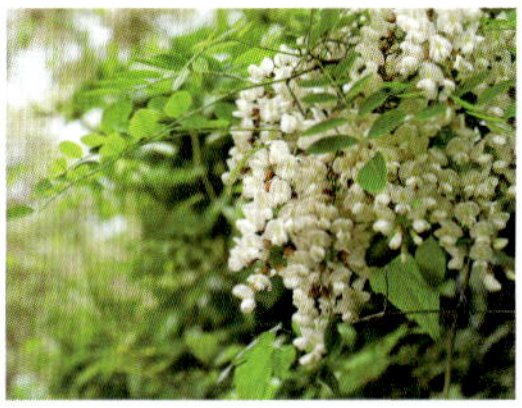

槐花

凉血解毒

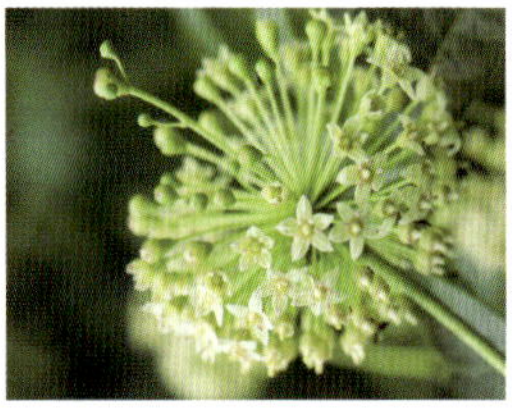

人参花

补益固本

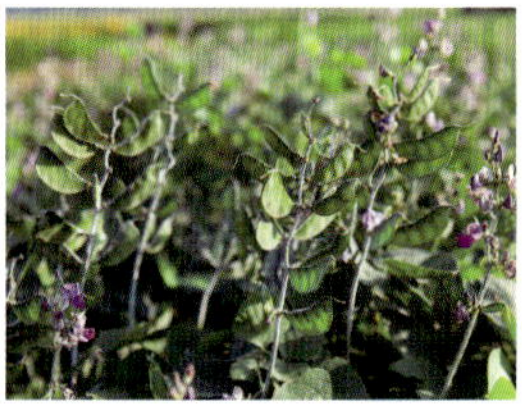

扁豆花

清热祛湿

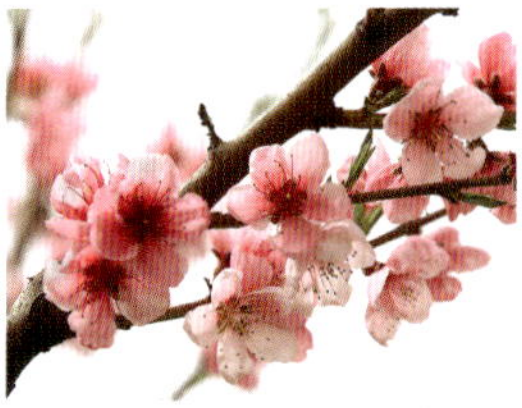

桃花

活血祛湿

芳香疗法

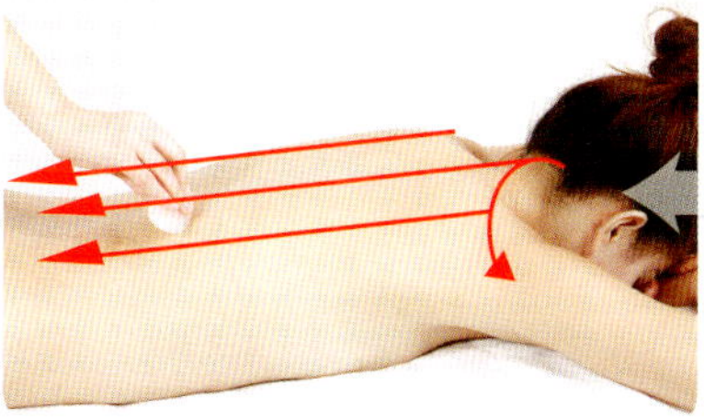

1. 刮压项背

将薰衣草精油用橄榄油稀释成2.5%的浓度，涂抹于项背。用刮痧板从发际下或肩膀下直下刮至臀前，脊柱正中用力宜轻柔，至出现红色痧点为止；用刮痧板从风池下沿着侧颈刮至肩膀，经肩井至肩峰。能清热排毒、疏风通络、控油祛痘。

2. 刮压颈胸

将薰衣草精油用橄榄油稀释成2.5%的浓度，均匀涂抹于颈前、胸前。用刮痧板从上往下刮拭至胸骨和锁骨下沿；用刮痧板从胸部中间往两边刮拭（避开乳头和乳晕），用力宜轻柔。能清热通络、下火祛痘。

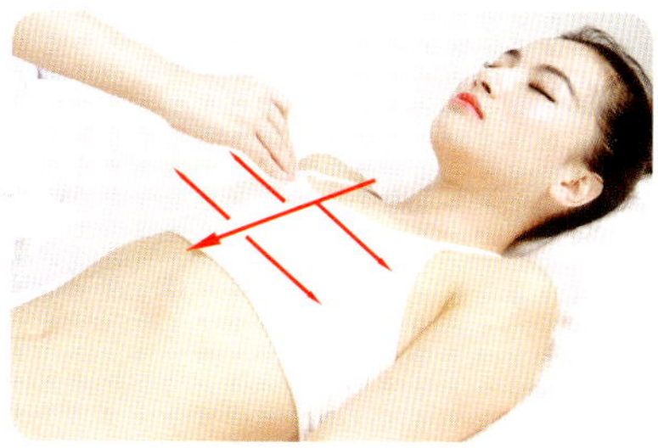

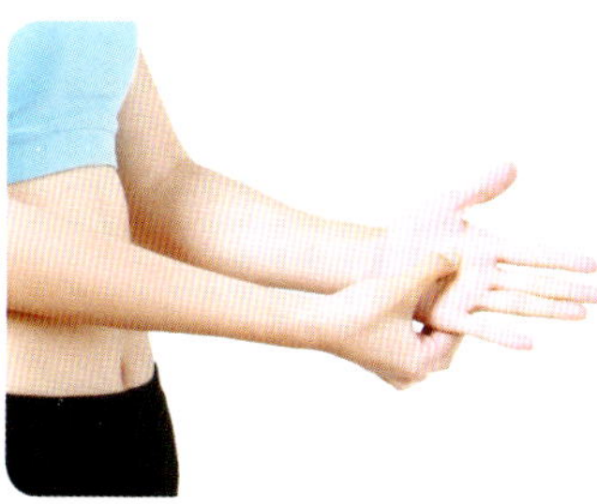

3. 按合谷、外关、劳宫

将薰衣草精油用橄榄油稀释成2.5%的浓度，用拇指蘸取适量精油，涂于以上穴位。先用拇指按揉穴位1分钟，然后再以按3秒歇1秒的频率掐按5分钟。能清热疏风、行气活血，预防长痘和加快痘痘的消除。

4. 按太阳、刮眼眶，揉腮

将天竺葵精油用橄榄油稀释成1%的浓度，涂抹于太阳穴、腮部。将拇指按在太阳穴上，食指弯曲成钩状，以2秒的频率从内刮至外，刮上下眼眶各50次；用手掌大鱼际揉按腮部5分钟。能清利头面，促进脸部淋巴回流，加快痘痘的消除。

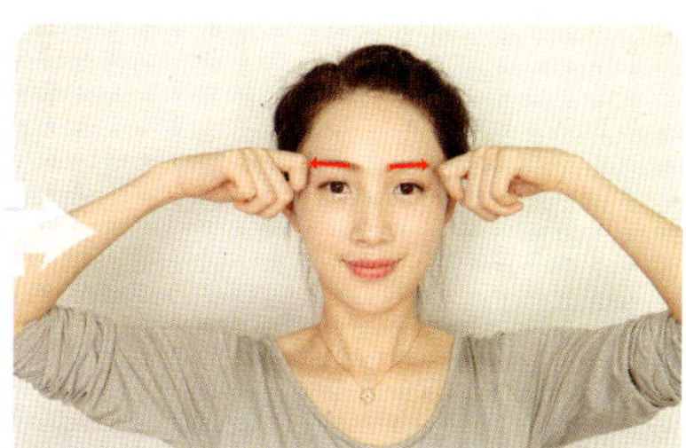

症状07 经期不再难挨，有花相伴舒心度过

月经出血，持续时间一般为3～7天，出血量为30～80毫升，周期的长短因人而异，平均约28天。经期无明显不适，以花入食的量宜小，最好不要用精油按摩；痛经或经量少，可多喝花茶，配合精油按摩；经量过多，宜用少量凉血止血功效的花如槐花，避免按摩。

花养原则：行气调经，暖宫止痛。

花性专养

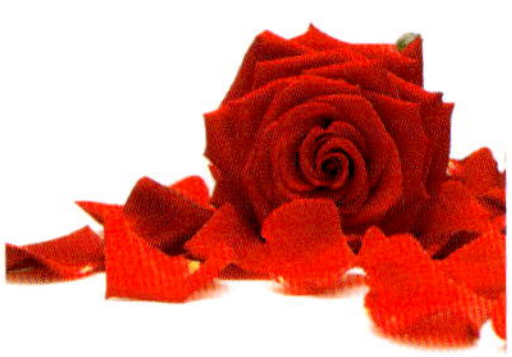

玫瑰花

行气调经

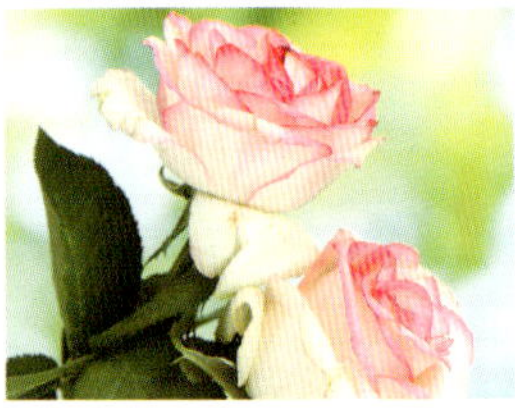

月季花

调经止痛

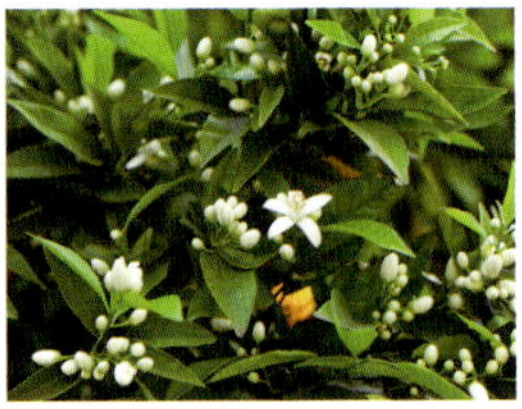

玳玳花

行气止痛

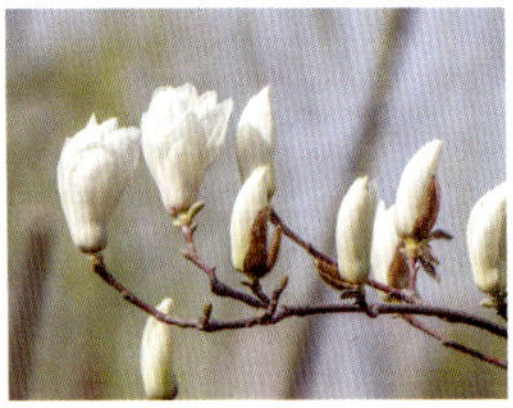

白玉兰

温经止痛

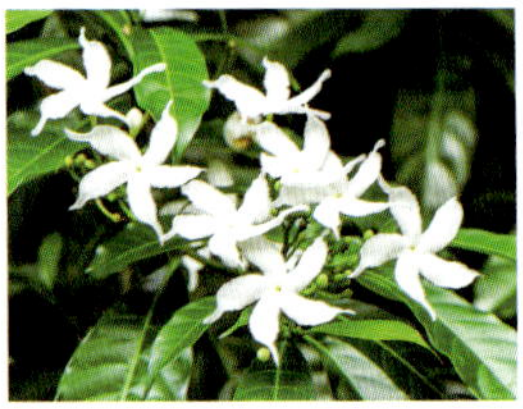

茉莉花

温中行气

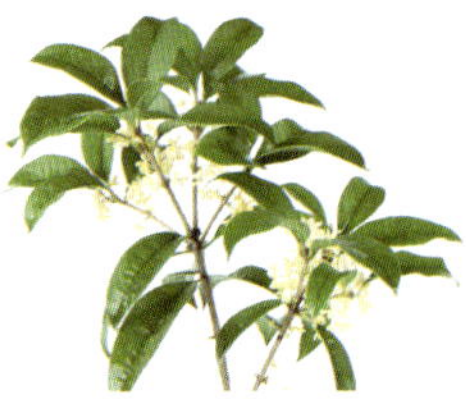

桂花

散寒调经

芳香疗法

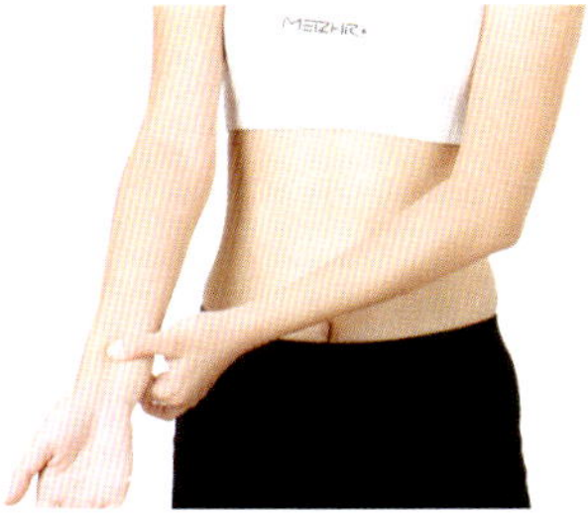

1. 点按内关、合谷

将玫瑰花精油用橄榄油稀释成2.5%的浓度，备用。用拇指指腹蘸取稀释后的精油，点按以上两穴各50~100次，以疼痛缓解、腹部舒适为宜，能行气止痛。

2. 轻摩下腹

将稀释后的玫瑰花精油倒在手心中，待温热后边涂边轻摩下腹部，以助经行通畅，减少血块和疼痛。

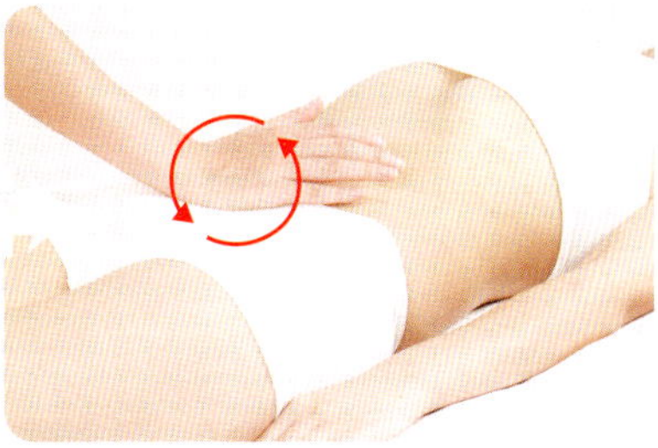

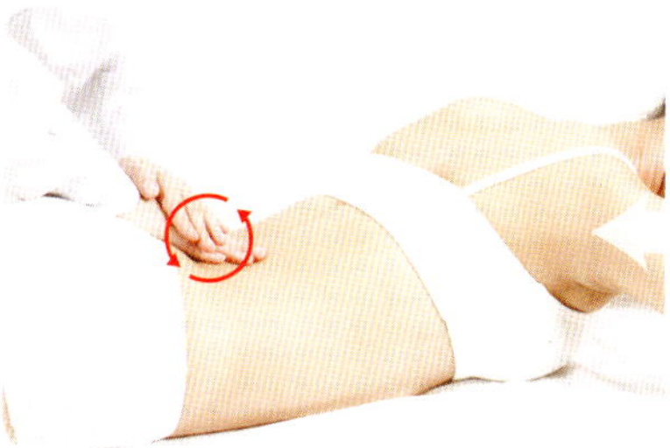

3. 团摩后腰

将稀释后的玫瑰花精油倒在手心中，待温热后涂抹于后腰，轻轻打圈团摩，以局部温热、腹部舒适为度。可以刺激和调节腹部神经功能，有益于暖宫止痛。

4. 点按三阴交

用拇指指腹蘸取稀释后的精油，点按下肢部三阴交穴50~100次，可调经止痛，缓解各种妇科疾病，是女性的福穴。

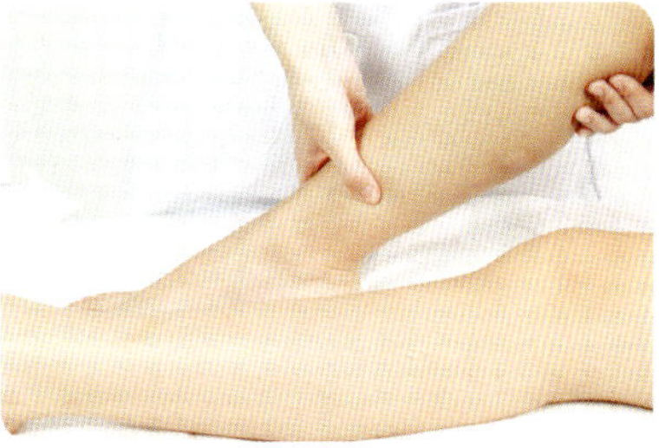

症状08

经期结束了，花让你身心更爽

经期结束到排卵的这一段时间为滤泡期。此阶段卵巢内的卵泡开始生长至筛选出优势卵泡，雌激素水平显著上升，子宫内膜从1～2毫米开始生长到排卵前有8～10毫米。宜多摄取高纤维素、高蛋白的滋补食品，如豆类和蔬果，有益于卵泡发育及雌激素生成。

花养原则：滋阴补血，柔肝调经。

花性专养

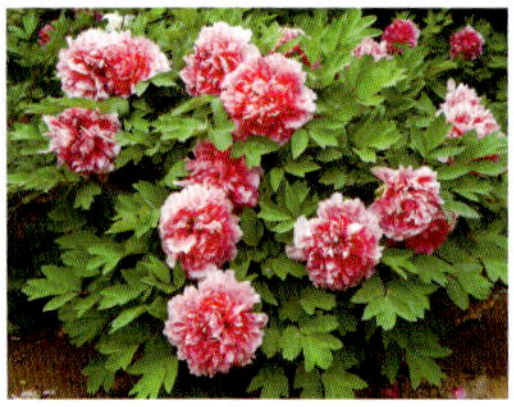

芍药花

柔肝滋阴

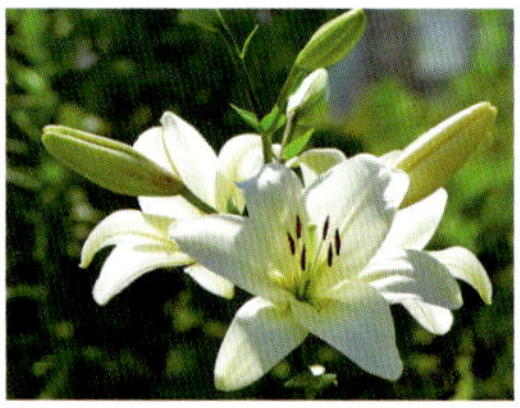

百合花

滋阴清火

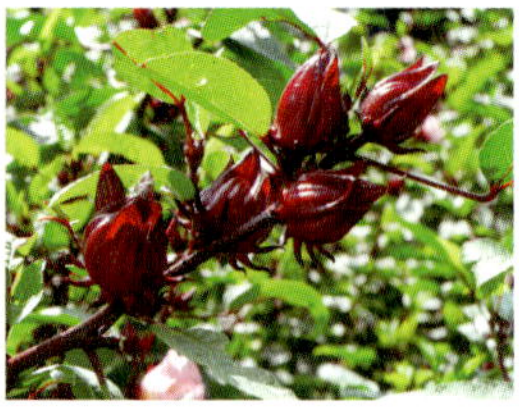

洛神花

清润养血

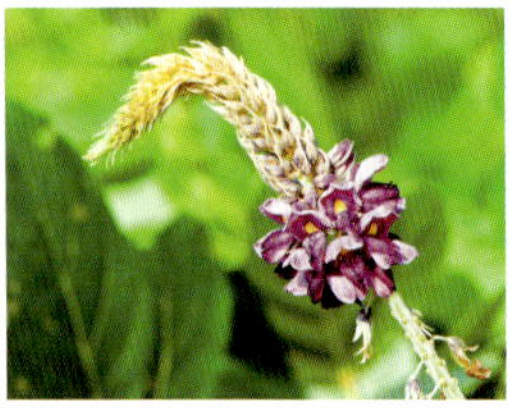

葛花

生津养阴

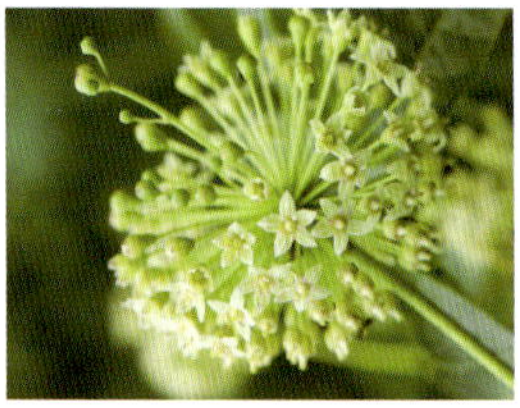

人参花

益气养阴

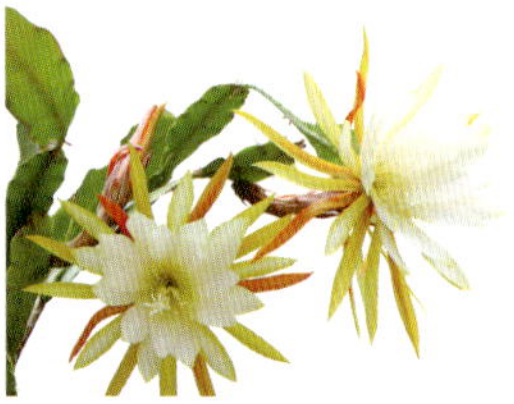

霸王花

补虚调经

芳香疗法

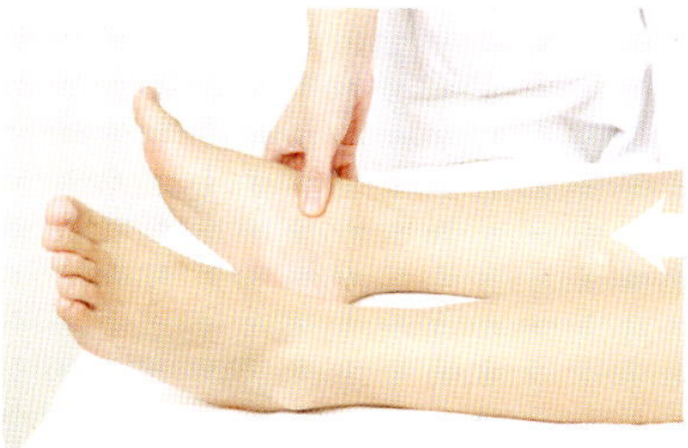

1. 顶压脚心，按揉照海

将茉莉花精油用橄榄油稀释成2.5%的浓度，涂于脚心和照海穴上；单手握拳，用食指指间关节用力顶压脚心50次；用拇指指腹按揉照海穴5分钟至局部温热。脚心的涌泉穴，有补肾生水、柔肝调经的功效；照海穴能滋阴柔肝、清热调经。

2. 揉按足三里、三阴交

将茉莉花精油用橄榄油稀释成2.5%的浓度，用拇指指腹蘸取适量精油揉按两穴各10分钟。能调补肝脾肾、促进气血的生成。

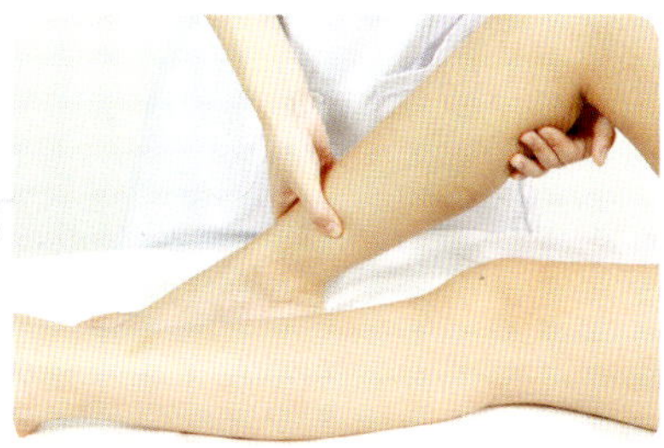

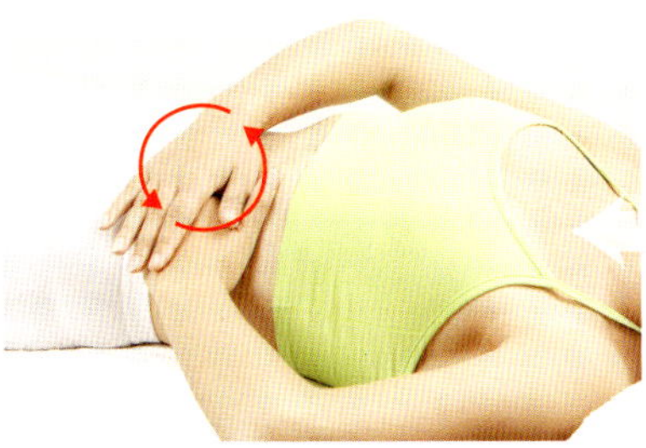

3. 摩腹，按揉关元穴

将茉莉花精油用橄榄油稀释成2.5%的浓度，均匀涂抹于腹部；以顺时针方向按摩整个腹部，从肚脐逐渐往外，重复多次至腹部柔软。再用拇指指腹按揉关元穴5分钟，能调理任脉，促进营养的消化吸收，调养全身气血，保养子宫、卵巢。

4. 上下搓背，横搓八髎

将茉莉花精油用橄榄油稀释成2.5%的浓度，均匀涂抹于背部；双手用力，从臀前往上搓摩整个背部，先脊旁，逐渐往外，重复多次至背部发红发热。再在臀上胯后的八髎穴上，来回横搓。能调理督脉，温肾暖宫。

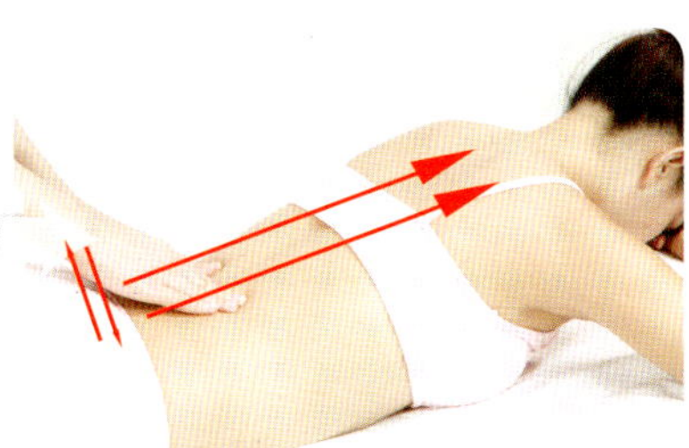

症状09 经期前不适，花助你胸腹舒畅

排卵日到下次月经来为止，每个人的时间大致都相同，通常在两周也就是14天左右。很多女性在月经前都会有小腹坠痛、乳房胀痛、烦躁长痘等一系列的不适感觉，此时体温也比平时高一点儿。一般左右两个卵巢是轮流排卵，每个月有一个成熟卵泡排卵。

花养原则：清肝凉血，疏肝除烦，宽胸通络。

花性专养

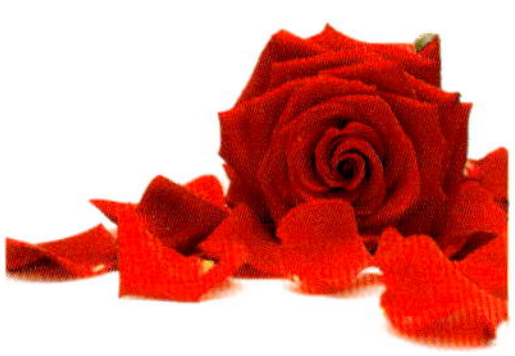

玫瑰花

行气宽胸

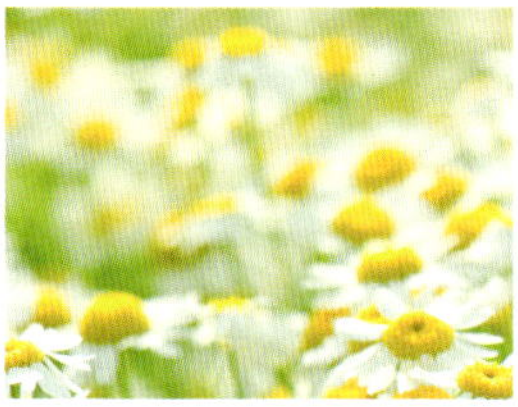

菊花

清肝除烦

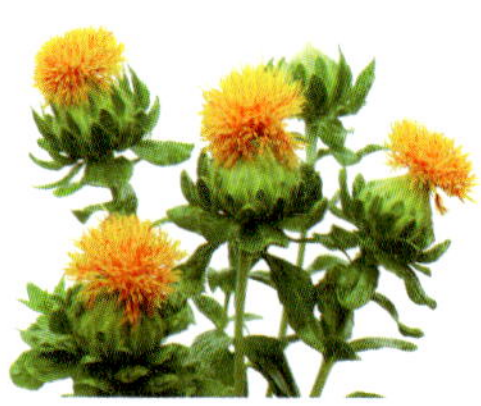

红花

活血通络

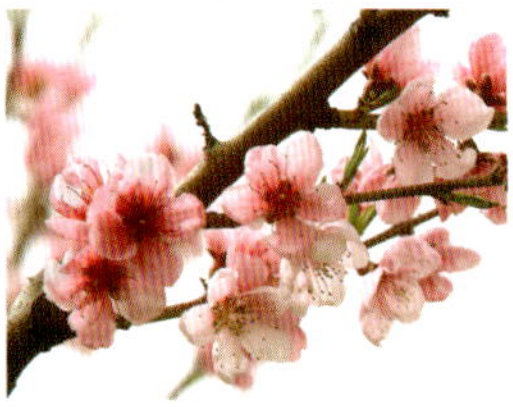

桃花

活血消肿

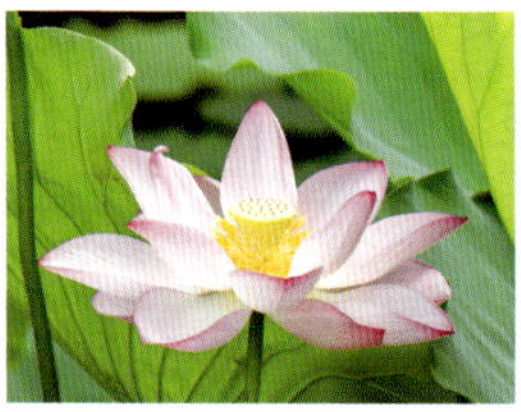

荷花

清热安神

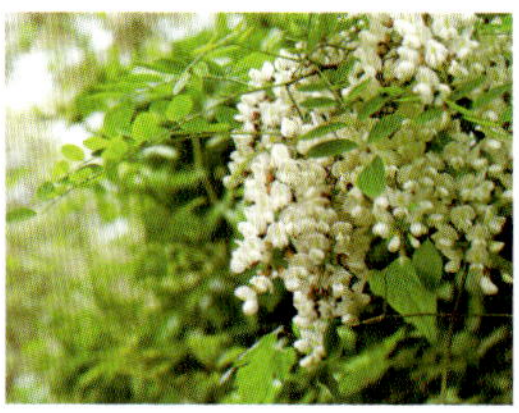

槐花

凉血解毒

芳香疗法

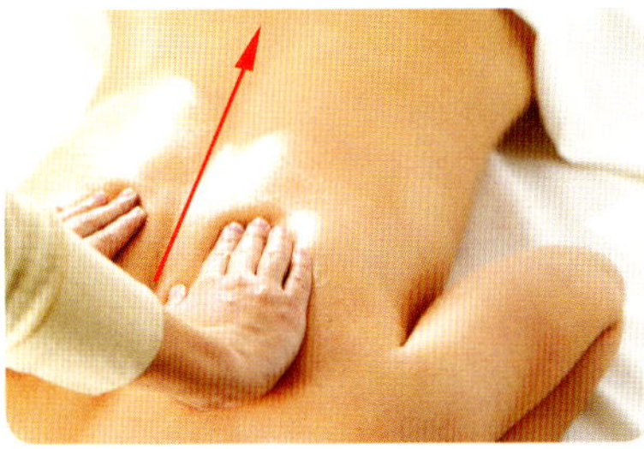

1. 推背

将玫瑰精油用橄榄油稀释成2.5%的浓度，均匀涂抹于后背，将手掌平放在后背，两拇指靠近脊柱旁，四指并拢于两旁，用力从颈下推至臀上，重复数次，至背脊温热发红。能清热排毒、通络除烦。

2. 刮侧身（胆经）

将玫瑰精油用橄榄油稀释成2.5%的浓度，均匀涂抹于身侧。用刮痧板从腋下刮至足侧，胸腹段用力稍轻，腿部用力稍重，足部用力减轻。重复数次，至皮肤发红温热，对侧以同样手法操作。能清肝利胆、泻火排毒、理气止痛。

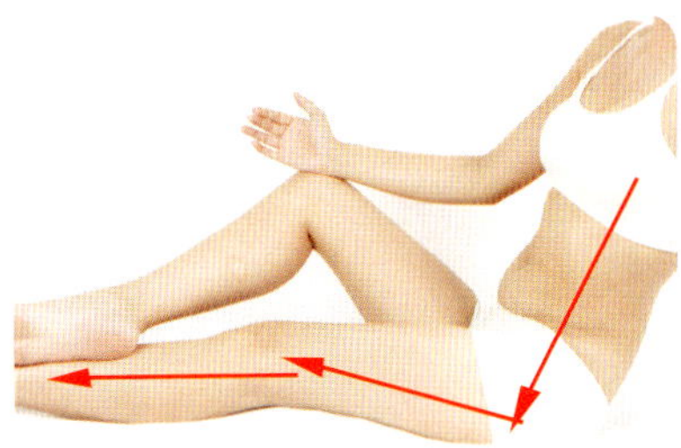

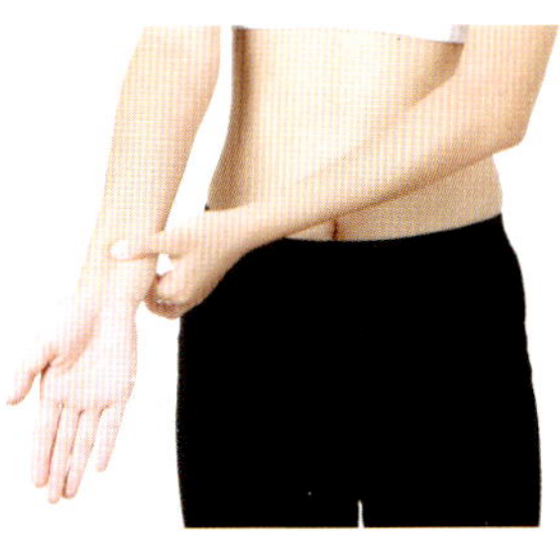

3. 按揉合谷、内关、劳宫

将玫瑰精油用橄榄油稀释成2.5%的浓度，用拇指指腹蘸取稀释后的精油，按揉以上三个穴位5～10分钟，以胸腹舒适、烦躁稍缓为宜，能理气宽胸、清热除烦。

4. 掐按太冲

将玫瑰精油用橄榄油稀释成2.5%的浓度，用拇指指腹蘸取稀释后的精油，掐按太冲穴50～100次，以烦躁、胀痛缓解为宜，能清肝止痛。

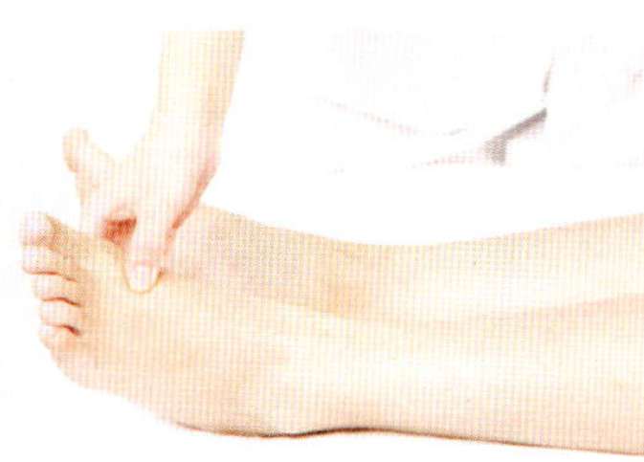

症状10 准备要宝宝了，花来帮准妈妈养身体

备孕期，除了男性要注意外，更主要的还是调养好女性身体。首先肯定是要调好内分泌，让月经正常；然后调养身体、增强体质、暖宫助孕。要注重饮食、运动、心情和规律作息、戒除坏习惯，勤换洗内裤、慎房事、裤子要透气以避免阴部发炎。

花养原则：益气养血，调肝脾肾，暖宫通络。

花性专养

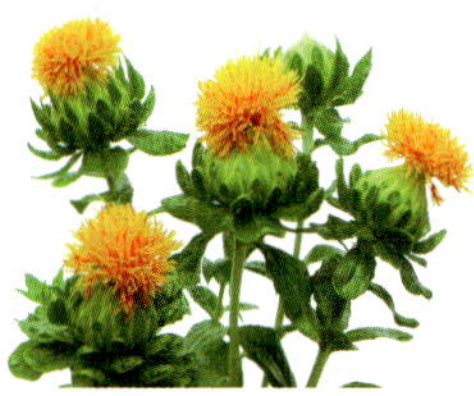

红花

暖宫调经

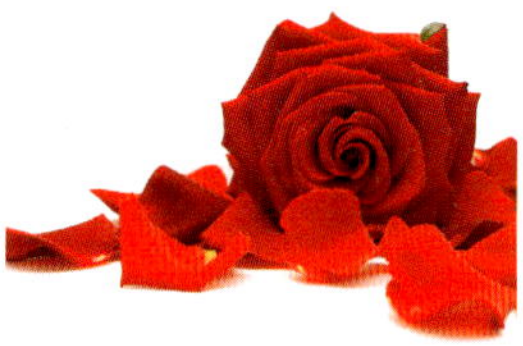

玫瑰花

疏肝调经

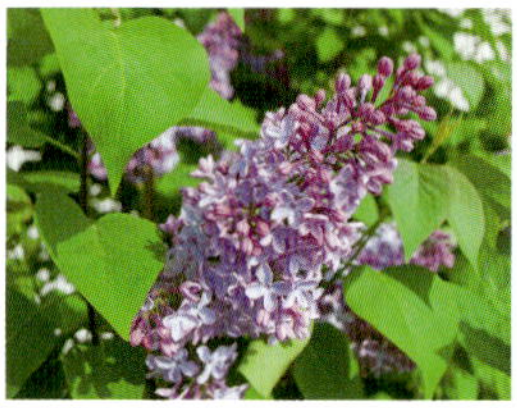

丁香花

暖宫通络

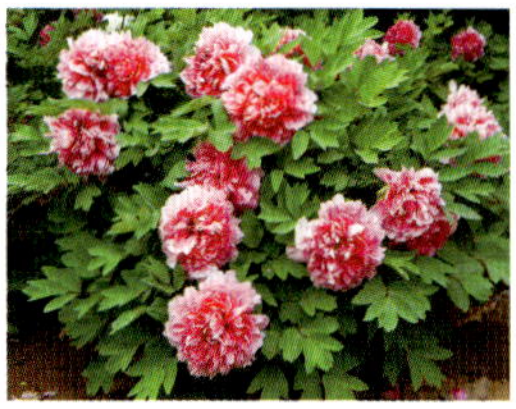

芍药花

柔肝调经

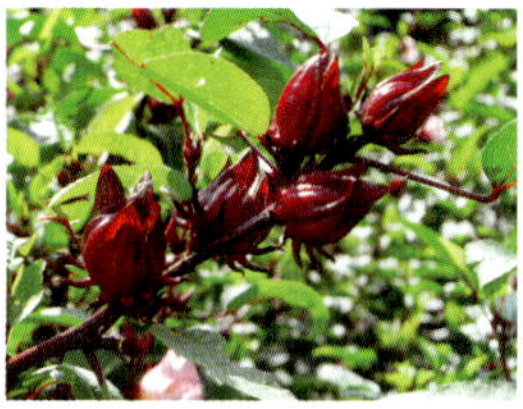

洛神花

清肝养血

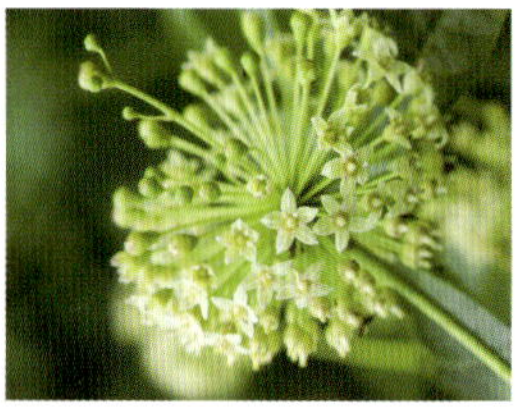

人参花

益气养阴

芳香疗法

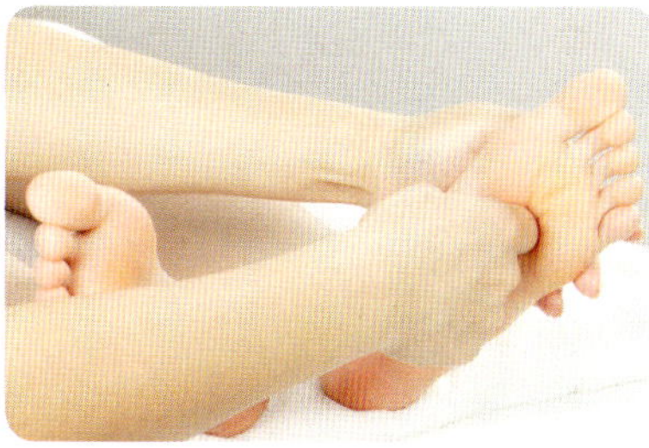

1. 顶压脚心

将茉莉花精油用橄榄油稀释成2.5%的浓度，涂于脚心上。单手握拳，用食指指间关节用力顶压脚心50～100次。脚心的涌泉穴，有补肾清肝、通络调经的功效。

2. 揉按足三里、三阴交

将茉莉花精油用橄榄油稀释成2.5%的浓度，用拇指指指腹蘸取适量精油，揉按两穴各10分钟。能健脾和胃、促进气血的生成、调补肝脾肾、养宫助孕。

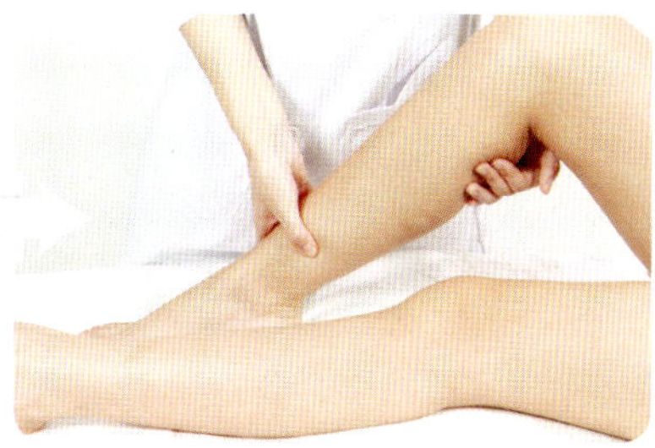

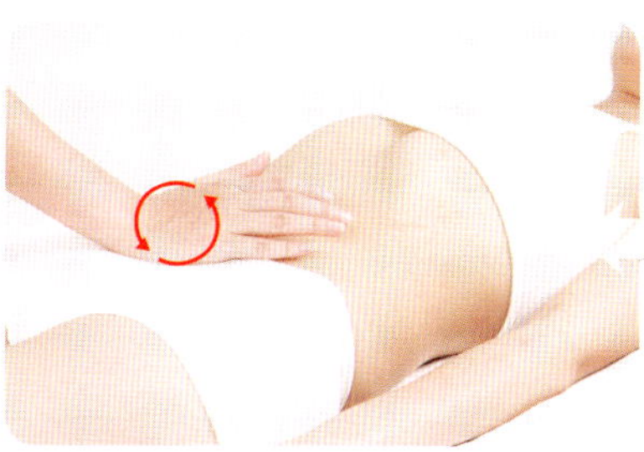

3. 团摩下腹，按揉中脘

将茉莉花精油用橄榄油稀释成2.5%的浓度，均匀涂抹于下腹部。以顺时针方向缓慢团摩下腹部，至下腹温热舒适为宜。按摩结束后手不要放开，保持下腹部的温度，待温度冷却后再移开。用掌根按揉中脘穴5分钟。能固本培元、暖宫通络。

4. 团摩腰骶

将茉莉花精油用橄榄油稀释成2.5%的浓度，均匀涂抹于腰骶部。以顺时针方向缓慢团摩，至局部温热舒适为宜，按摩结束后手不要放开，保持局部的温度，待温度冷却后再移开手。能补肾强腰、暖宫助孕。

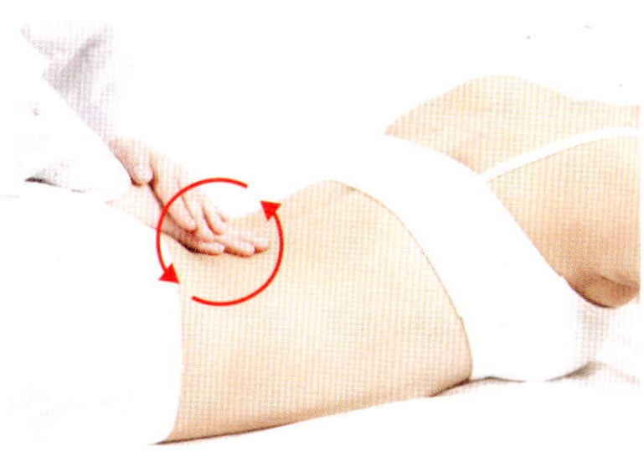

症状11 孕期不能用精油，消除妊娠不适巧用花

女性怀孕，早期为恶心呕吐等妊娠反应所苦；中晚期皮肤容易色素沉着，腹部妊娠纹明显，双脚肿胀疼痛。妊娠纹是一些宽窄不同、长短不一的粉红色或紫红色的波浪状花纹，主要出现在腹壁上，也可能出现在大腿内外侧、臀部、胸部、后腰部及手臂等处。

花养原则：和胃止逆，健脾安胎，润肤消肿。

花性专养

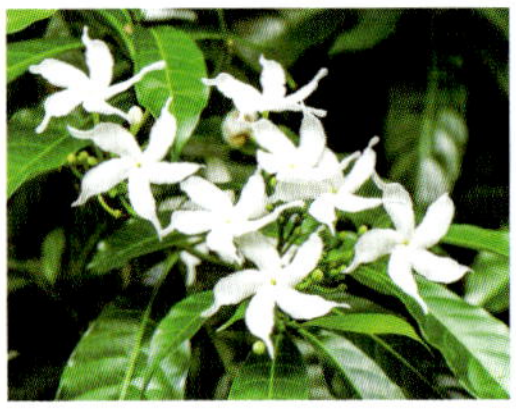

茉莉花

暖胃止呕

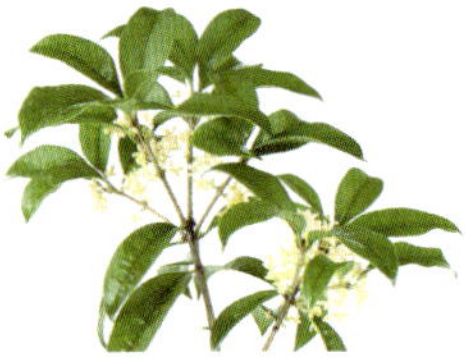

桂花

暖胃消食

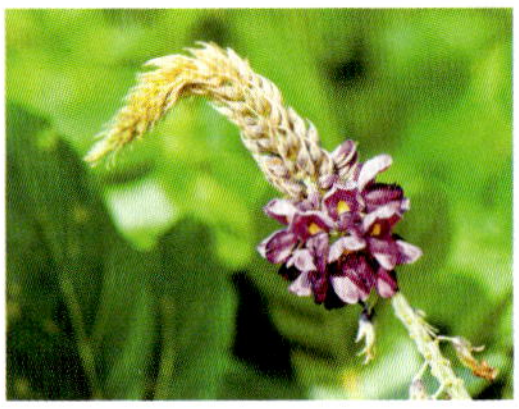

葛花

润肤通便

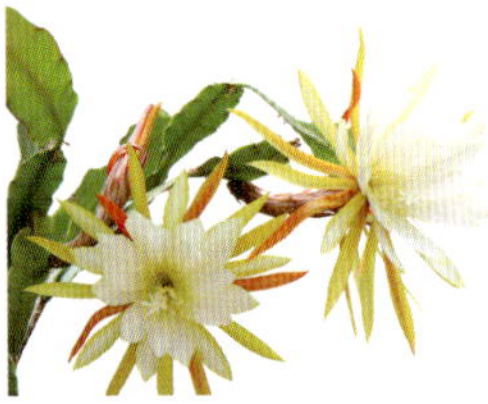

霸王花

益气润肤

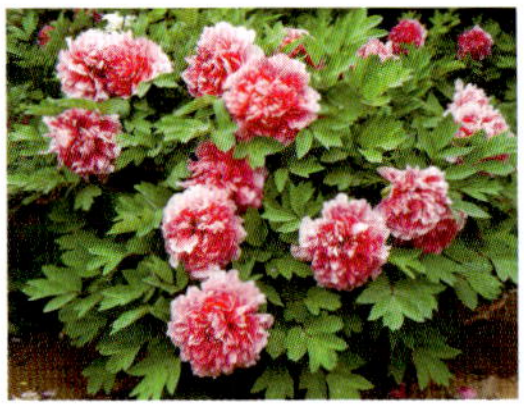

芍药花

养阴润肤

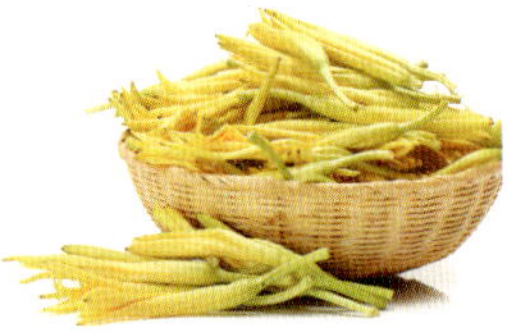

金针花

利水消肿

孕期按摩

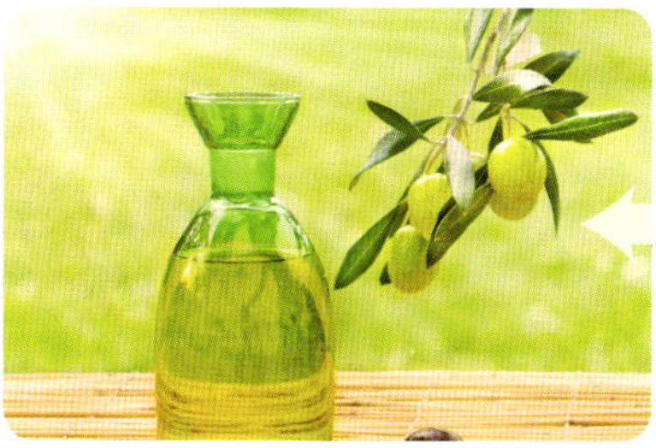

1. 避免使用任何精油

很多精油有通经作用或对胎儿有影响，孕期应避免使用，以免危及胎儿。消除妊娠纹、缓解腹部皮肤紧绷瘙痒，可以使用橄榄油等含纯天然植物成分且标明孕期可用的润肤露或润肤油，也要控制体重以减少腹部负担，适当锻炼增加腹部弹性。

2. 腹部按摩方法

孕妇在按摩肚子的时候，不能来回抚摸，以免出现脐带绕颈。整个孕期都可以“从左到右”抚摸；胎位正常的孕妇，8个月前只能“由上至下”摸，8个月后“由下至上”摸，顺着胎儿从头至脚的顺序摸。孕妇便秘，应避开宝宝按摩周腹。

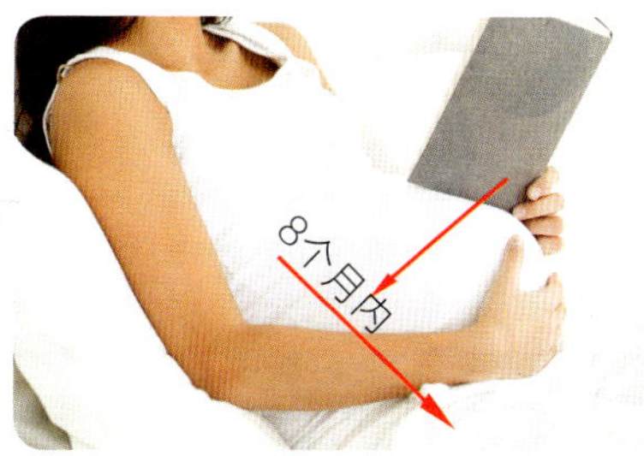

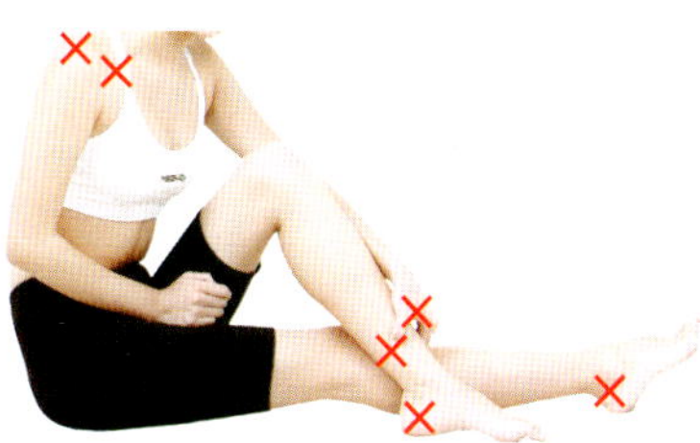

3. 身体其他部位按摩

孕妇身体疲惫时，也尽量不要用力捏揉肩膀、按揉脚底等，以免疼痛感造成身体紧张，子宫加速收缩。“孕妇禁针，合谷三阴，缺盆昆仑”，合谷穴、三阴交穴、缺盆穴、昆仑穴也尽量不要按。

4. 按摩注意

孕妇按摩用力宜轻柔，相当于轻轻抚触，动作一定要慢。孕早期的前3个月和临产期的1个半月，最好先咨询妇产科医生，切忌自行按摩腹部。按摩时如果出现不适，也要及时咨询医生。与宝宝沟通按摩，每次5～10分钟，不宜过长。

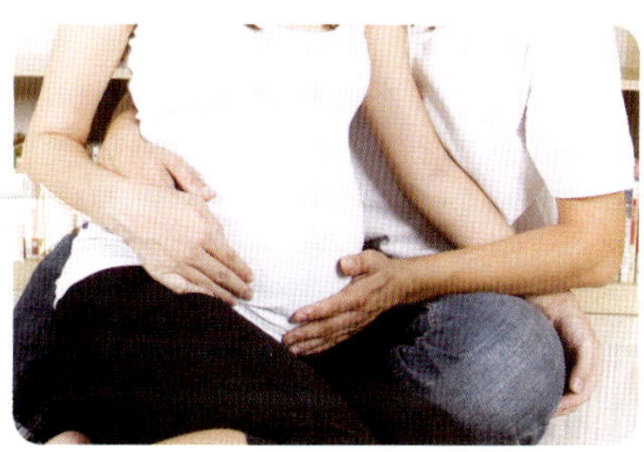

症状12 每月那几天痛，花来消灭女人的天敌

痛经又称“月经痛”，是指妇女在月经前后或经期，出现下腹部或腰骶部剧烈疼痛，严重时伴有恶心、呕吐、腹泻，甚则昏厥。中医认为本病多因情志郁结，或经期受寒饮冷，以致经血滞于胞宫；或体质素弱，胞脉失养引起疼痛。

花养原则：暖宫活血，疏肝行气，益气养血，调经止痛。

花性专养

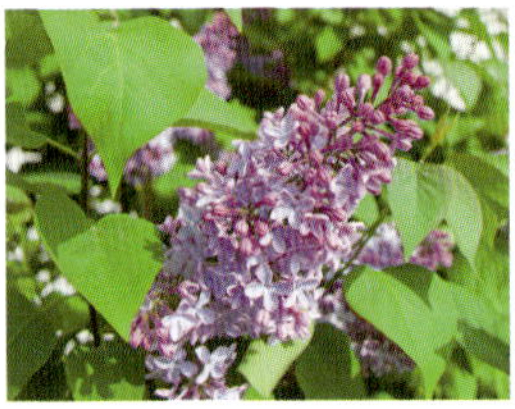

丁香花

暖宫止痛

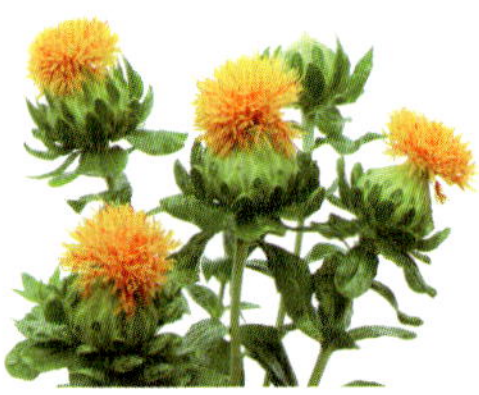

红花

暖宫活血

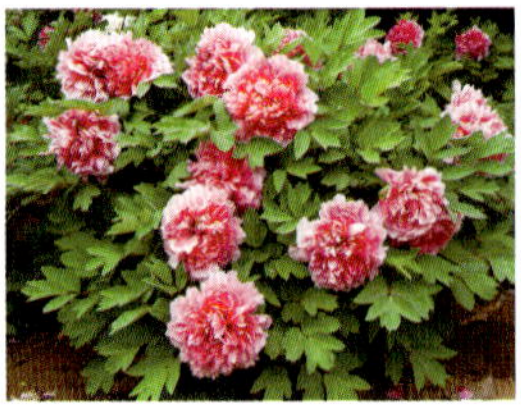

芍药花

柔肝养血

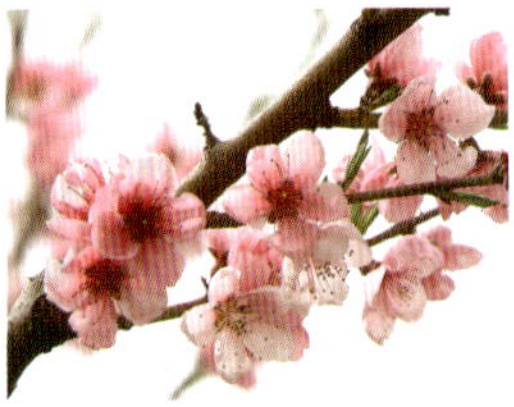

桃花

活血调经

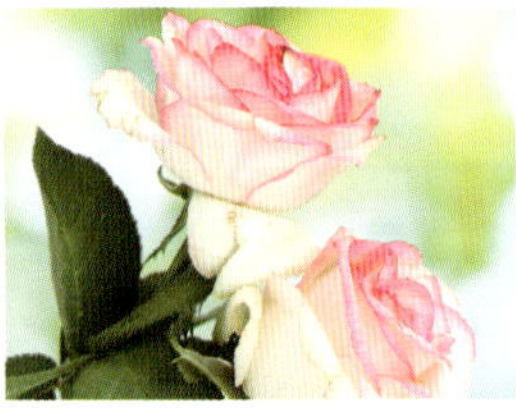

月季花

疏肝行气

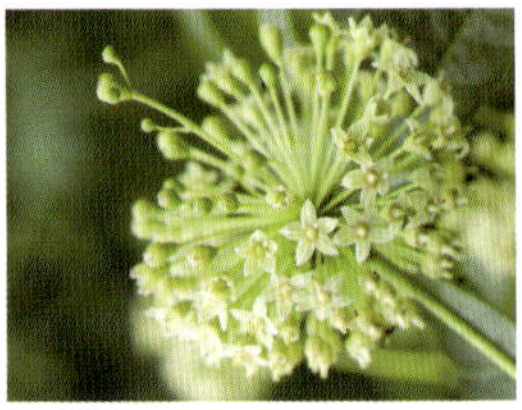

人参花

益气养阴

芳香疗法

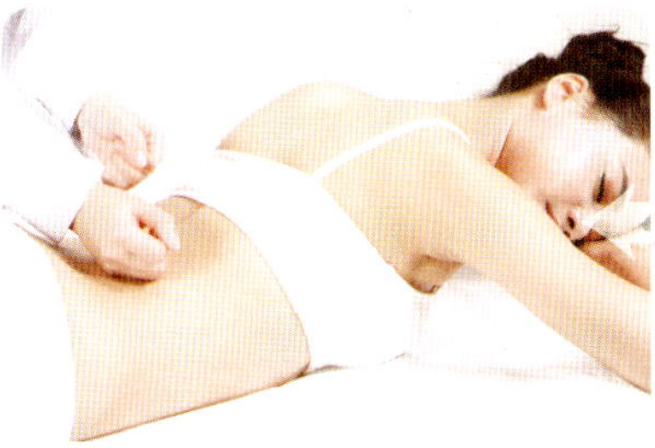

1. 摩腹，敲背

将薰衣草精油用橄榄油稀释成2.5%的浓度，涂抹于腹部和背部。以顺时针方向团摩整个腹部，至腹部柔软、腹内温热舒适。双手虚握成拳，稍用力交替敲击脊柱两旁的肌肉突起处，上下来回敲击，至背部发热、有舒适感。能养宫止痛。

2. 掐按合谷、内关

将薰衣草精油用橄榄油稀释成2.5%的浓度，均匀涂抹于两穴上。先用拇指按摩穴位1分钟，然后以按3秒放1秒的频率掐按穴位5分钟，两侧穴位同样操作。能行气通络、缓解疼痛，经前疼痛和经行疼痛，可用此法止痛。

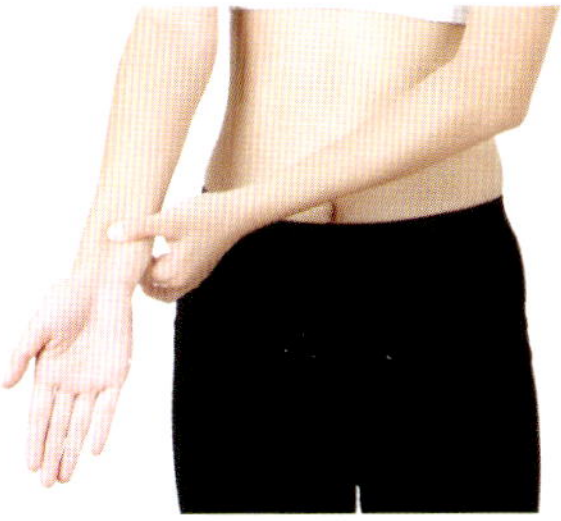

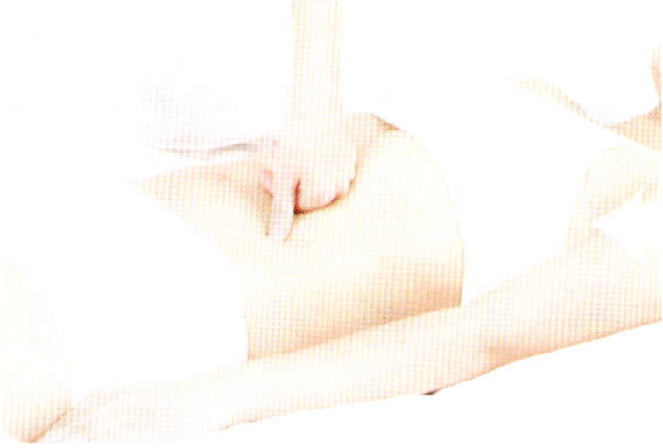

3. 按揉带脉、子宫

将薰衣草精油用橄榄油稀释成2.5%的浓度，均匀涂抹于各穴上。用拇指按揉每个穴位5～10分钟。能增强子宫收缩力，促进经行瘀血的顺畅流出，达到活血调经、通络止痛的效果，适合非经期按摩。

4. 按揉足三里、三阴交、太冲、血海

将薰衣草精油用橄榄油稀释成2.5%的浓度。用拇指蘸取少量精油，按摩每个穴位5～10分钟。能疏肝健脾、调补肝肾、行气活血、荣养子宫。

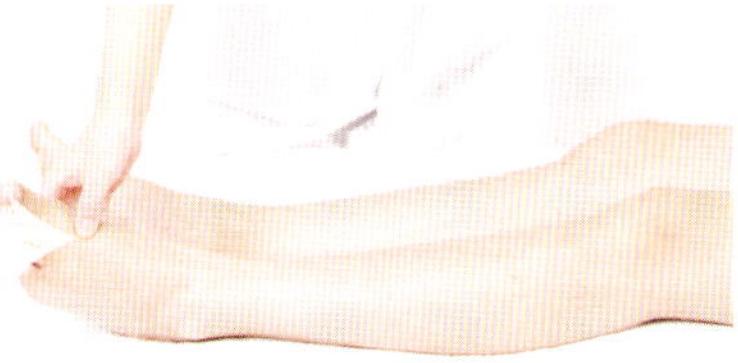

症状13 白带异常，内外同治

正常女子阴道是会分泌出少量白色或无色透明无臭的黏性液体，即生理性白带，排卵期和妊娠期分泌量或有增加。当分泌物量、色、质、味发生异常，或伴全身或局部不适症状时，即为“带下病”。西医称白带异常，与生殖系统炎症、肿瘤或身体虚弱等有关。

花养原则：清热利湿，健脾补肾，疏肝止带。

花性专养

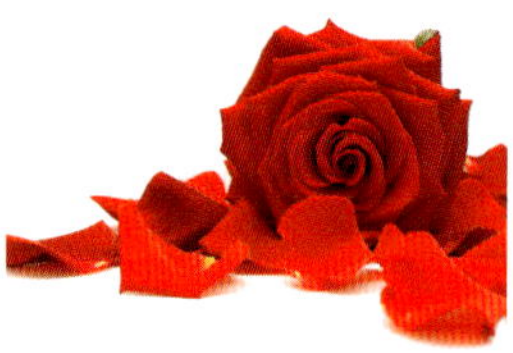

玫瑰花

疏肝止带

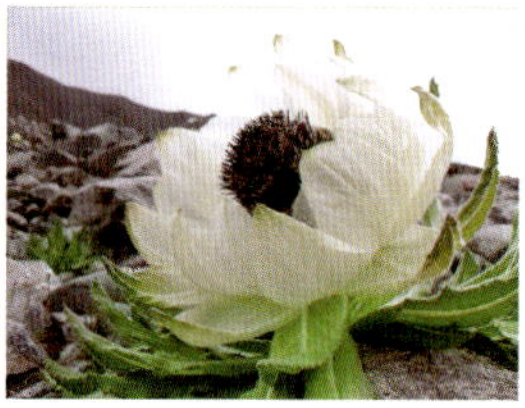

雪莲花

壮阳补肾

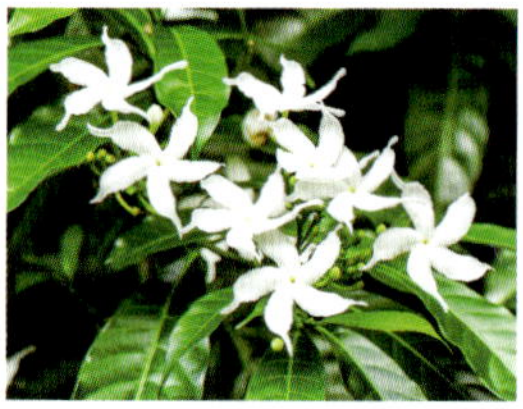

茉莉花

健脾止带

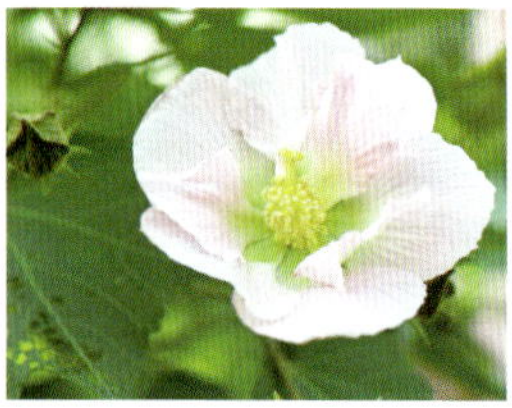

芙蓉花

消炎止带

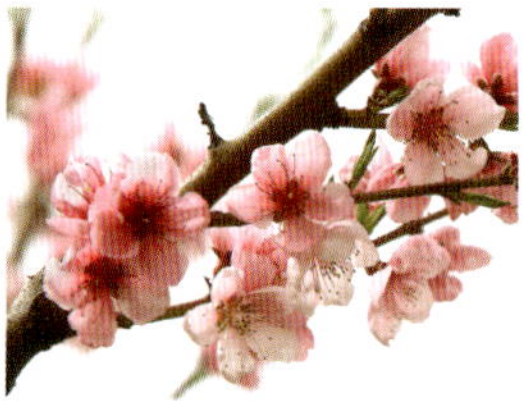

桃花

活血利湿

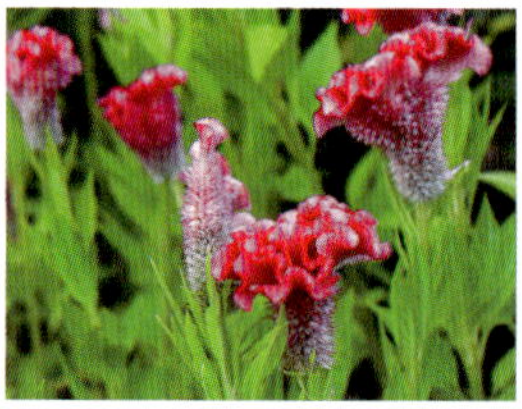

鸡冠花

清热止带

芳香疗法

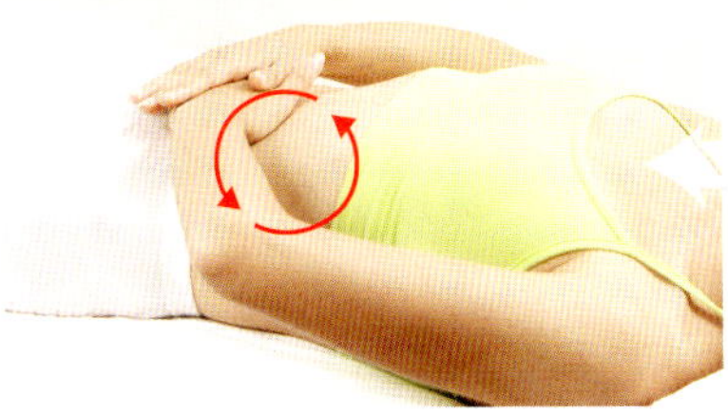

1. 团摩中、下腹

将薰衣草精油稀释成2.5%浓度，均匀涂抹于中下腹部。用单手全掌以顺时针方向团摩中、下腹部10分钟，至腹部温热、微红，按完1分钟后移开手。能益气固任、暖宫止带。

2. 搓摩腰侧带脉、章门

将薰衣草精油稀释成2.5%浓度，均匀涂抹于两边腰侧的带脉穴、章门穴处。用手掌大鱼际来回搓摩10分钟，能刺激带脉穴、章门穴，达到疏肝行气、化湿止带的效果。

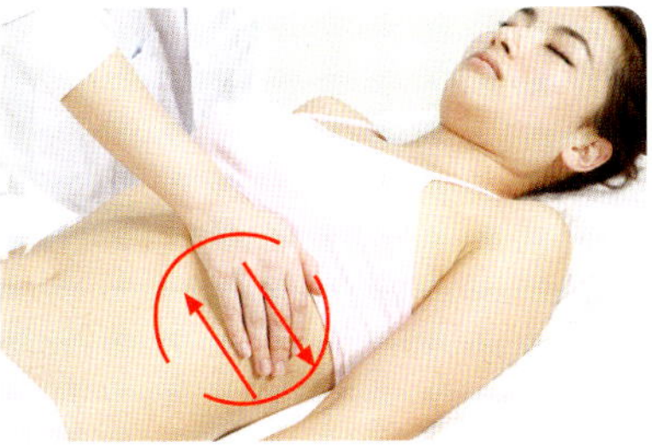

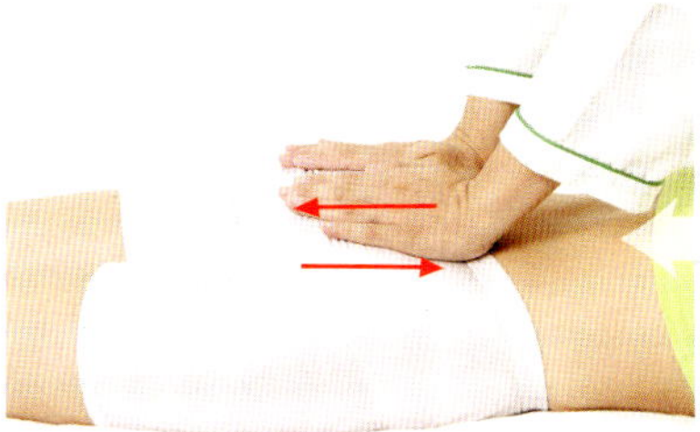

3. 搓摩腰骶

将薰衣草精油稀释成2.5%浓度，均匀涂抹于后背腰骶部。用两手全掌以平行脊柱方向来回搓摩腰骶部，至局部温热、微红。能促进腹部血液循环、补肾培元、调经止带。

4. 按揉复溜、三阴交、阴陵泉

将薰衣草精油稀释成2.5%浓度，用拇指蘸取适量精油，按揉以上三穴各10分钟。能促进体内湿毒的排泄，祛湿止带。

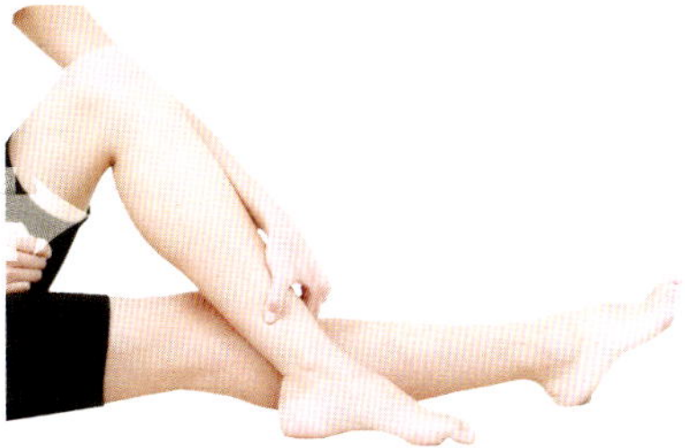

症状14 乳腺增生胸胀痛，花养饮食按摩法

乳腺增生是女性最常见的乳房疾病，是指乳腺上皮和纤维组织增生，乳腺导管和乳小叶结构改变，属于病理性增生，既非炎症又非肿瘤。临床表现为乳房周期性疼痛，经前加剧、经后缓解；自述乳房内有肿块，能触及增厚的乳腺腺体；乳房溢液等。

花养原则：疏肝解郁，行气活血，柔肝止痛。

花性专养

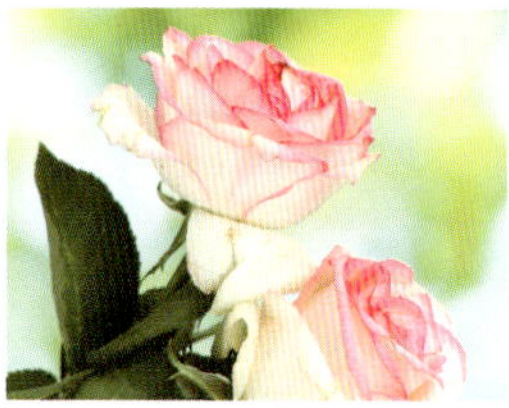

月季花

疏肝行气

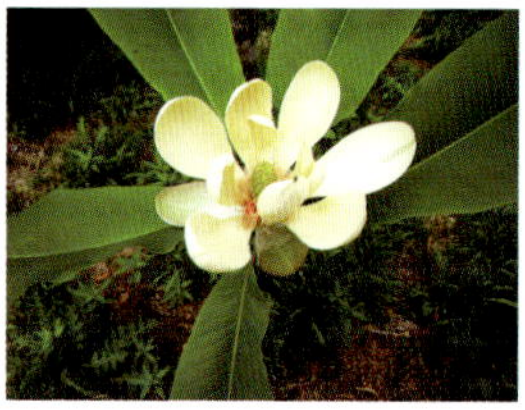

厚朴花

行气宽胸

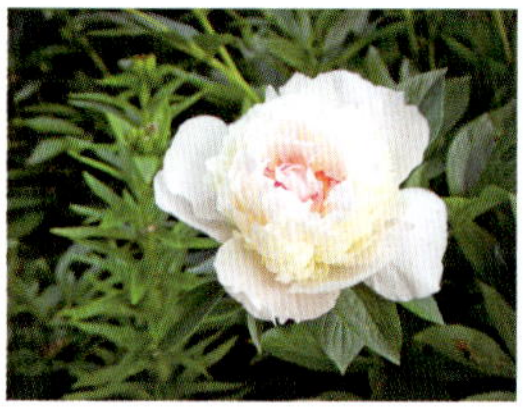

牡丹花

清热活血

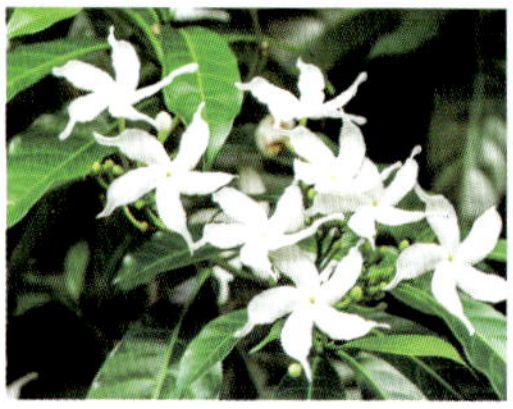

茉莉花

宽胸行气

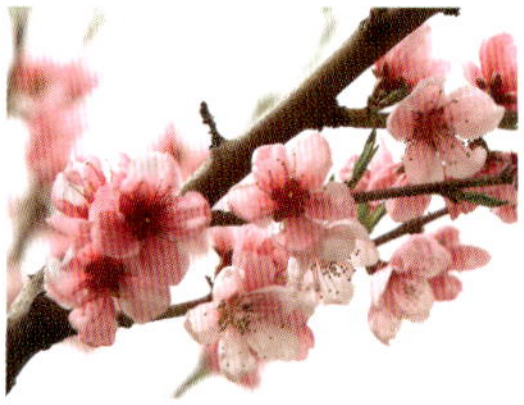

桃花

活血通络

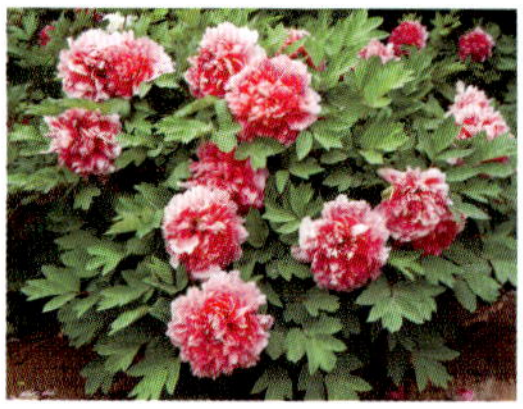

芍药花

柔肝止痛

芳香疗法

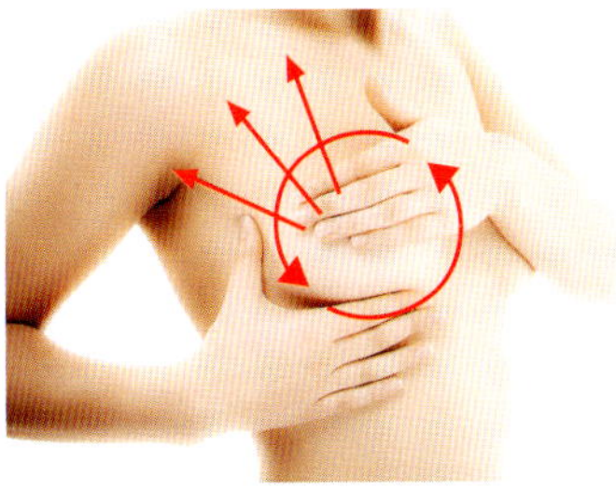

1. 按摩乳房

将玫瑰花精油用橄榄油稀释成2.5%的浓度，避开乳头涂抹于乳房。先用指腹打圈按揉乳房5分钟；然后用指腹轻揉局部肿块5分钟；再轻揪乳头，从乳晕往锁骨和腋窝方向放射性疏导按摩5分钟。能促进乳房气血循环、淋巴回流，减轻肿胀疼痛。

2. 揉按腋下、锁骨上下，拿捏肩井

将玫瑰花精油稀释成2.5%的浓度，涂抹于腋下、锁骨上下。用四指指腹按揉，从腋窝中心往前转向锁骨下方，重复50次；再从外往内疏导按摩锁骨上50次；最后拿捏肩井穴100次。能促进乳房淋巴回流通畅，减少乳房肿胀疼痛。

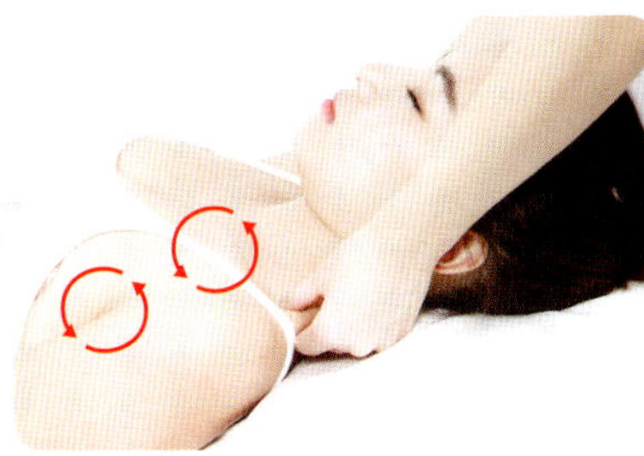

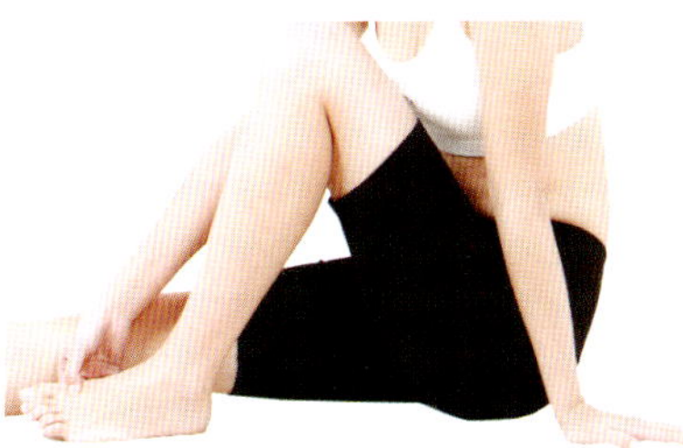

3. 掐按太冲、内关、合谷

将玫瑰花精油用橄榄油稀释成2.5%的浓度。用拇指蘸取适量精油，按揉以上每个穴位1分钟，然后以掐3秒歇1秒的频率掐按5分钟。能清肝泻火、理气宽胸、通络止痛。乳房胀痛时掐按，可很快见效，平时多按能预防胀痛。

4. 搓摩膈俞、肝俞、脾俞

将玫瑰花精油用橄榄油稀释成2.5%的浓度，均匀涂抹于后背膈俞穴、肝俞穴、脾俞穴的位置。用双手来回搓摩，至局部温热发红。能宽胸行气、活血通络，缓解乳房肿胀疼痛。

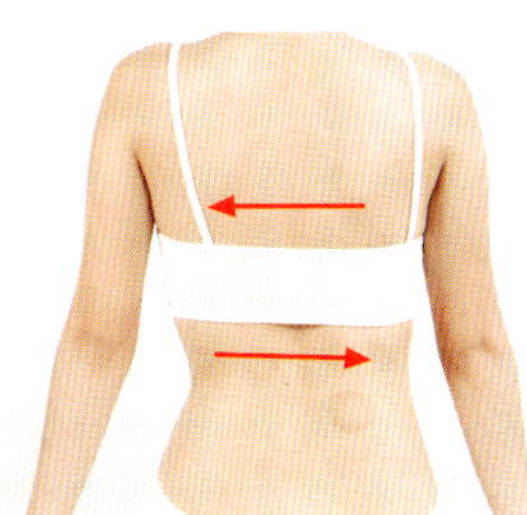

症状15 产后大小便困难，按摩腹部通便灵

产后一周内，因产伤、剖腹产、气血流失、心理影响、畏惧疼痛等，经常有产妇排气排便困难，甚至憋尿难排。且坐月子期间，因久卧不动，活动量减少，而月子餐营养又很丰富，粗纤维常进食不足，很容易发生便秘腹胀。

花养原则：益气润肠，行气化瘀，利尿通便。

花性专养

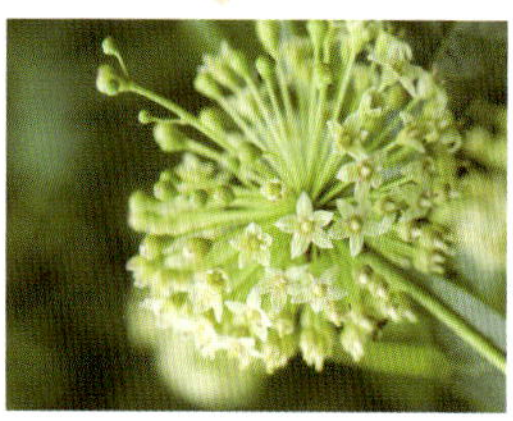

人参花

益气养阴

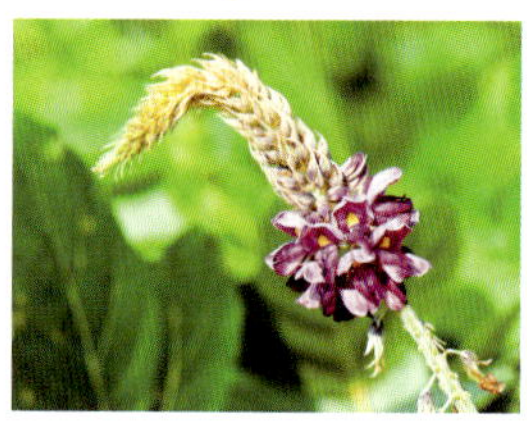

葛花

生津润肠、消炎利尿

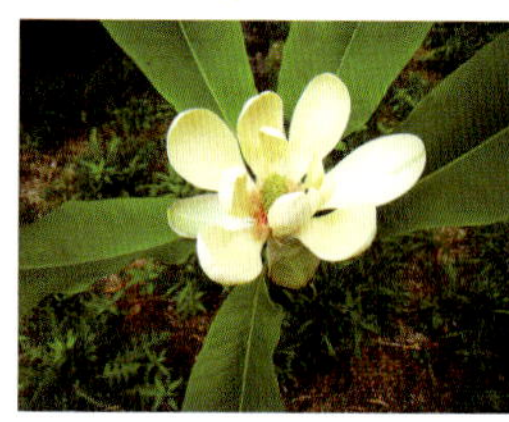

厚朴花

行气通便

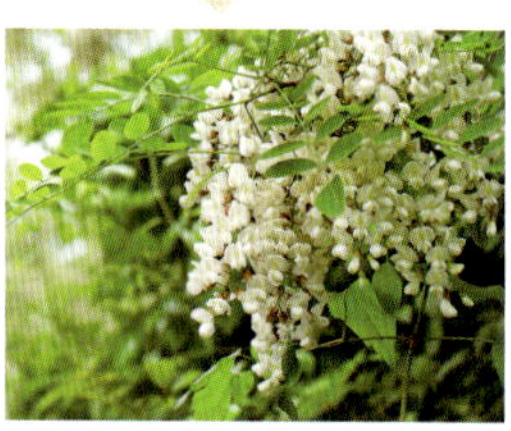

槐花

消炎通便

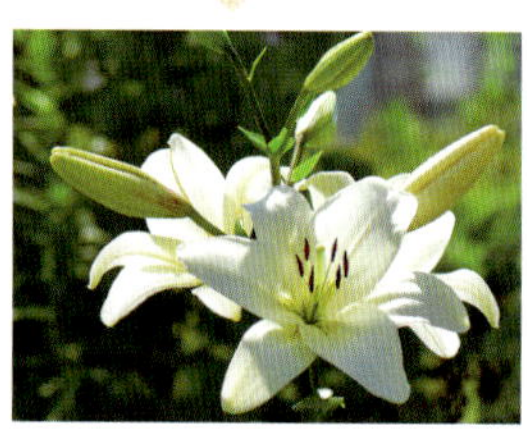

百合花

润肠利尿

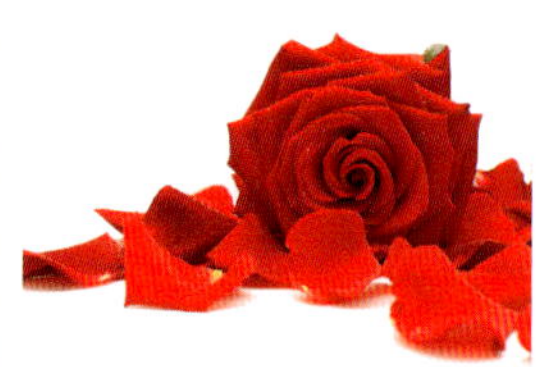

玫瑰花

行气化瘀

芳香疗法

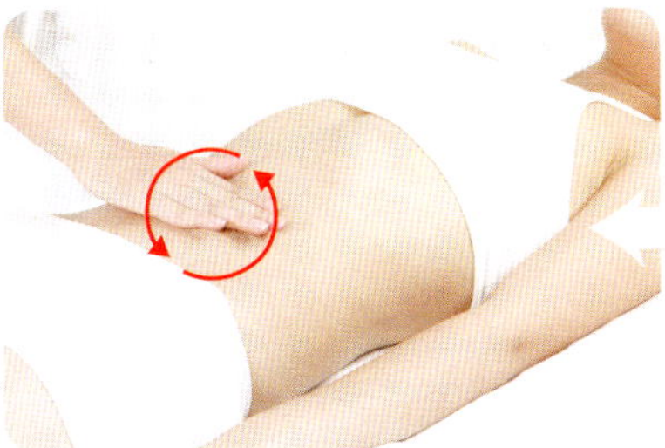

1. 团摩中腹

以肚脐神阙穴为中心，旁开2寸为半径，上达下脘穴，旁至天枢穴，下为石门穴。用手蘸取薰衣草稀释后的精油，涂抹在以上区域，用手掌大鱼际团摩10～15分钟，以局部温热舒适为度，有肠鸣声、排气音最好。能益气行气、促胃肠蠕动。

2. 团摩周腹

沿着大肠排出粪便的走向，升结肠→横结肠→降结肠→乙状结肠，即右下、右上、肚脐上、左上、左下、下腹，用四指蘸取薰衣草稀释后的精油团摩周腹，循环按摩10～15分钟，一天多次，听到排气音或有便意，即达到效果。

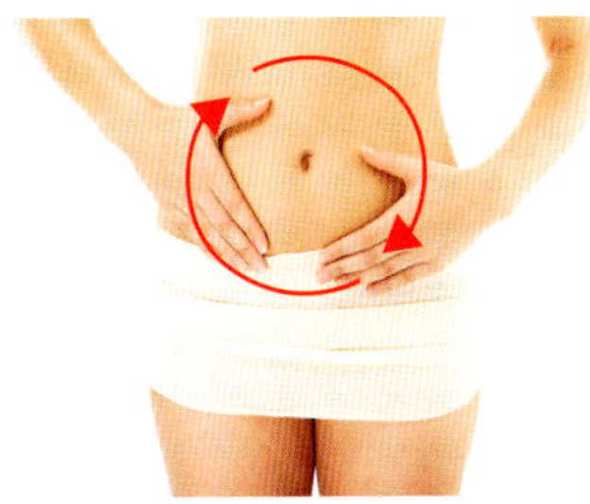

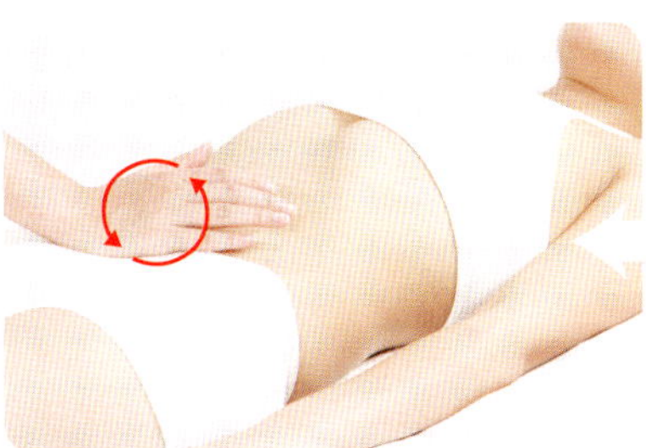

3. 团摩下腹

以关元穴为中心，用四指蘸取薰衣草稀释后的精油，团摩肚脐以下的下腹部10分钟，再着重按揉关元穴、中极穴附近的膀胱表区，以行气利尿。剖腹产伤口处忌涂精油和按摩，以免感染及伤口破裂。

4. 搓摩后腰

以肚脐相对的后背命门穴往下至臀缝前，这一后腰区域，用四指蘸取薰衣草稀释后的精油，沿着脊柱及两旁来回搓摩10～15分钟，以局部发红、发热为度。可以刺激和调节腹部神经功能，促进排便排尿。

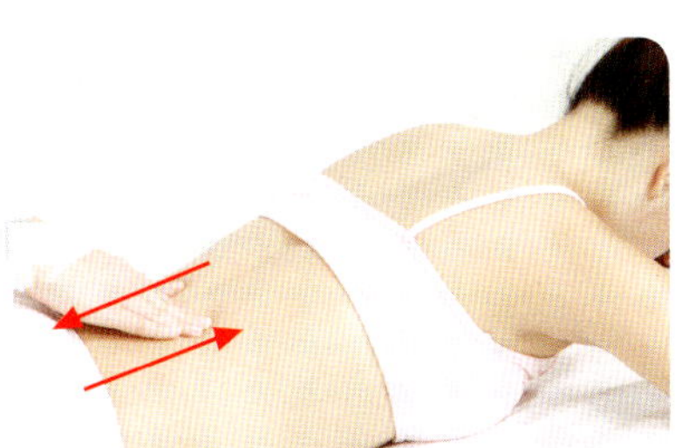

症状16 产后恶露，花配穴位巧养宫

女性分娩后随子宫蜕膜特别是胎盘附着物处蜕膜的脱落，含有血液、坏死蜕膜等组织经阴道排出形成恶露。一般情况下，产后三周以内恶露即可排净，如果超过三周仍然淋漓不绝，即为“恶露不绝”。恶露期常伴有腹痛，若产妇没有得到营养补充，恢复会减慢。

花养原则：暖宫调经，化瘀排毒，行气止痛。

花性专养

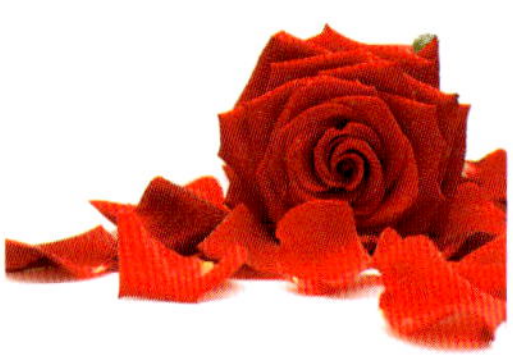

玫瑰花

行气调经

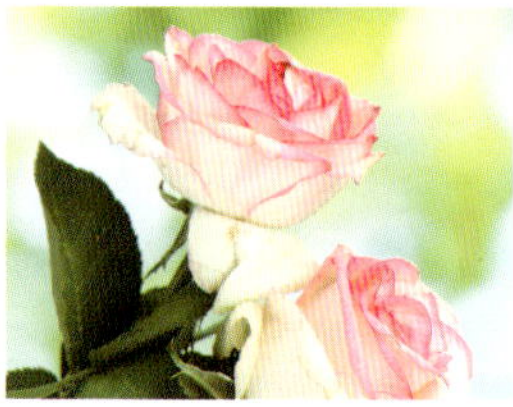

月季花

疏肝调经

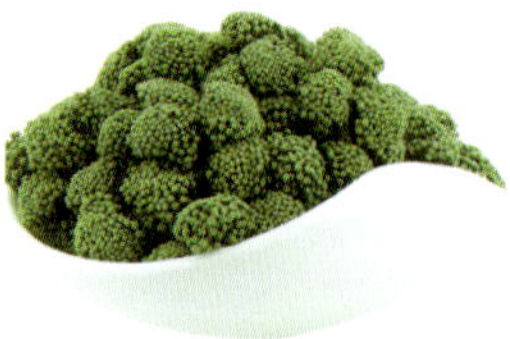

三七花

清肝排毒

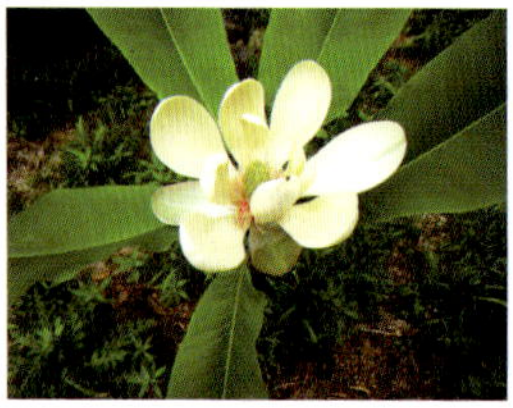

厚朴花

行气止痛

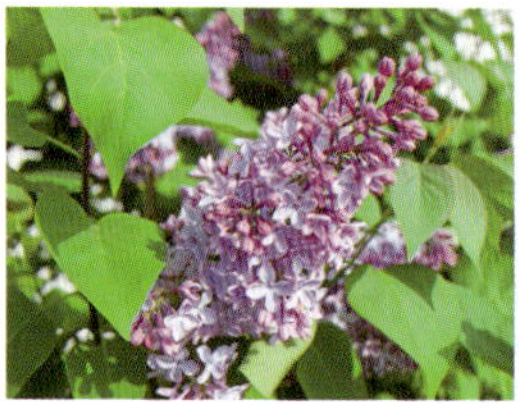

丁香花

暖宫止痛

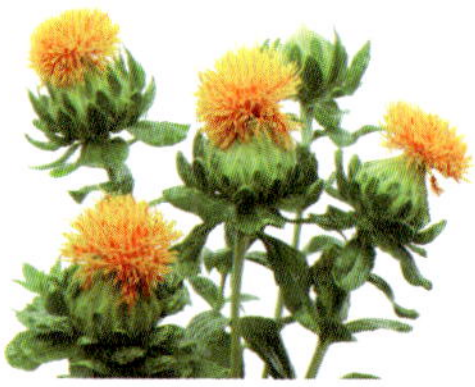

红花

活血止痛

芳香疗法

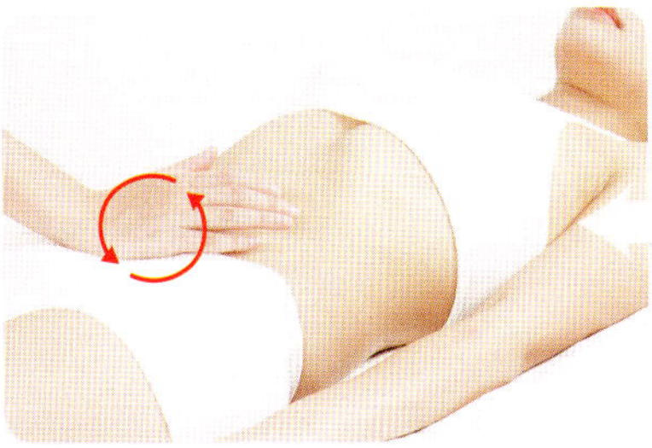

1. 团摩下腹

在肚脐以下的下腹部涂上玫瑰稀释后的精油，用手掌团摩10分钟，再着重按揉关元以下的子宫体表区域及子宫穴5分钟，以排恶露、止腹痛。

2. 点按血海、足三里、三阴交

用拇指指腹蘸取玫瑰稀释后的精油点按以上三穴各10分钟，有酸胀感为宜。能养气理血、调经止痛、培元固本。

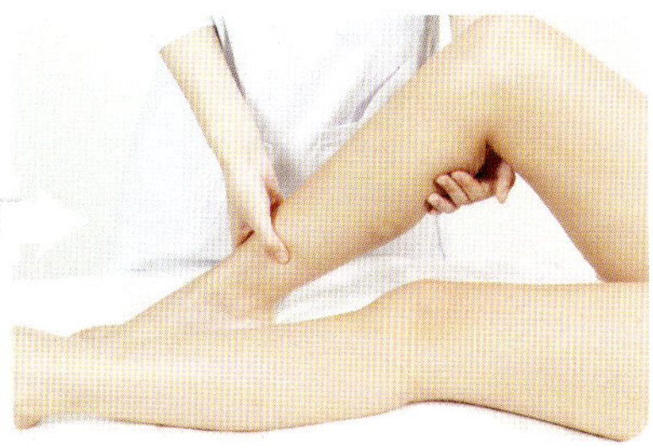

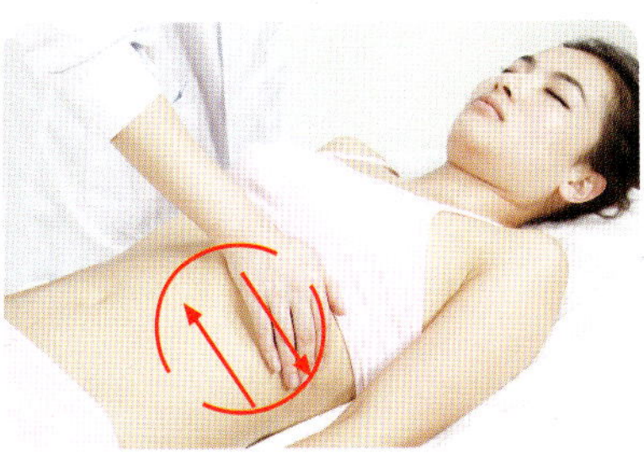

3. 搓摩带脉、章门

在两穴的位置涂上玫瑰稀释后的精油，用手掌大鱼际来回搓摩10分钟，以有热感为度。能行气排毒、调经止痛。

4. 掐按内关、合谷

用拇指指腹蘸取玫瑰稀释后的精油，掐按以上两穴各50~100次，以疼痛缓解、腹部舒适为宜。能行气止痛，促进子宫收缩以加快恶露的排出。

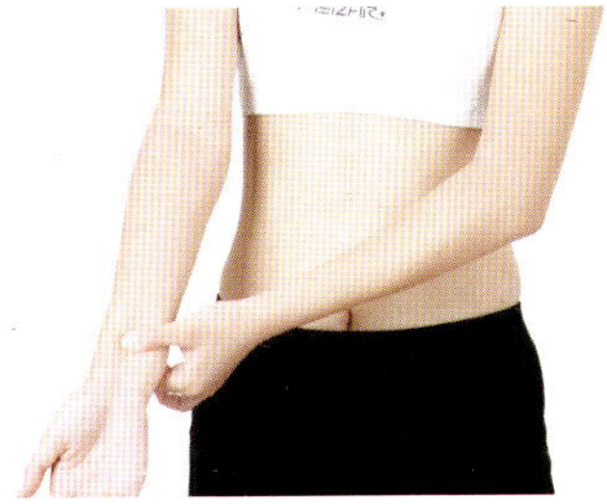

症状17 产后心情不佳，花香精油解烦忧

女性产后，特别是第一胎生产，由于心理落差和体内激素骤降，在产后一周内很容易情绪失控，出现失眠、暗自哭泣、郁闷、注意力不集中、焦虑等；继续发展，严重的甚至可能患上产后抑郁症，表现为疲乏、爱哭、孤僻、失眠、厌世悲观、有犯罪感等。

花养原则：疏肝解郁，宁心安神。

花性专养

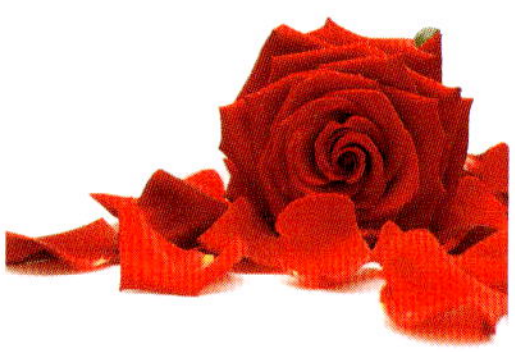

玫瑰花

疏肝解郁

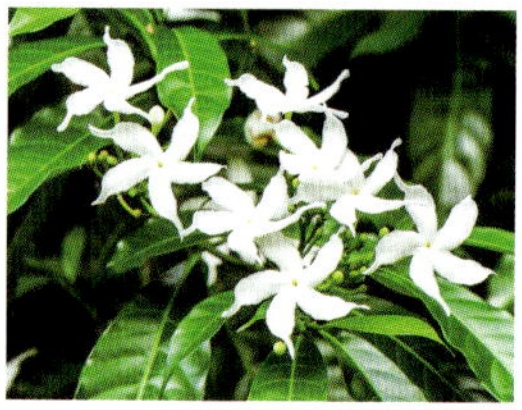

茉莉花

宽中除烦

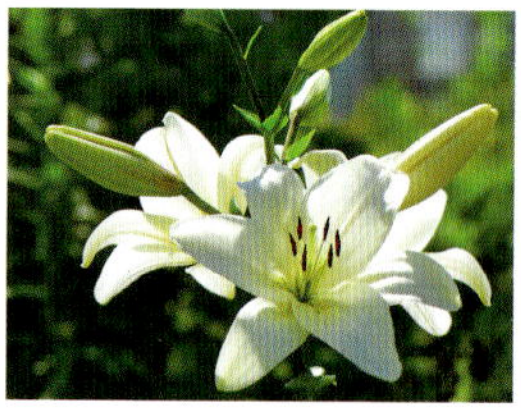

百合花

清心安神

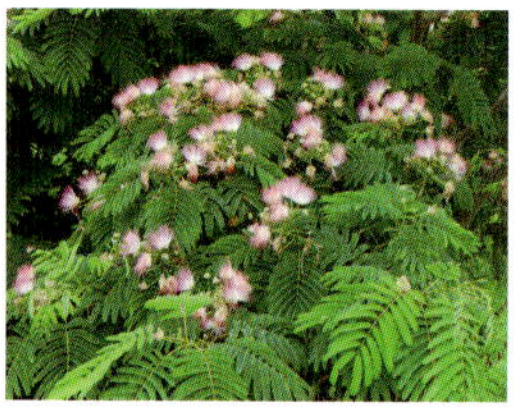

合欢花

宽胸安神

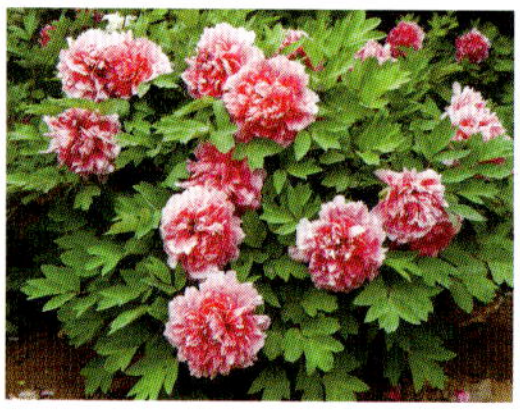

芍药花

柔肝安神

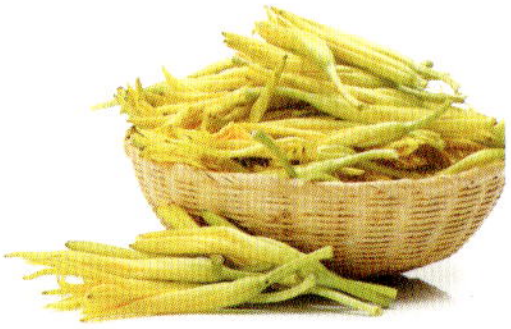

金针花

安神除忧

芳香疗法

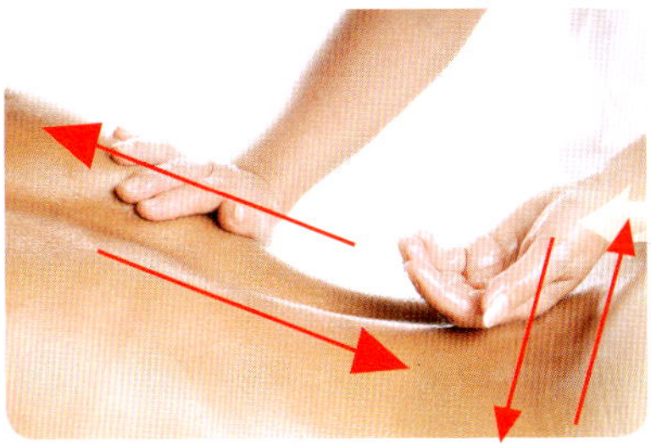

1. 疏松腰背

准备好橙花或薰衣草精油（2.5%浓度），均匀涂抹于后背脊旁和腰骶部。双手全掌用力，沿着脊柱方向来回搓摩脊柱两旁，再沿着水平方向来回搓摩腰骶部。能疏松筋骨、缓解疲乏，也能调节神经内分泌、补肾强腰，有益于除烦安神。

2. 掐按内关、劳宫

用拇指蘸取稀释后的薰衣草精油，用力掐按以上两穴各50~100次，至心胸舒畅为宜。能宽胸除烦、清心安神，疼痛的感觉也能帮助产妇平复情绪。

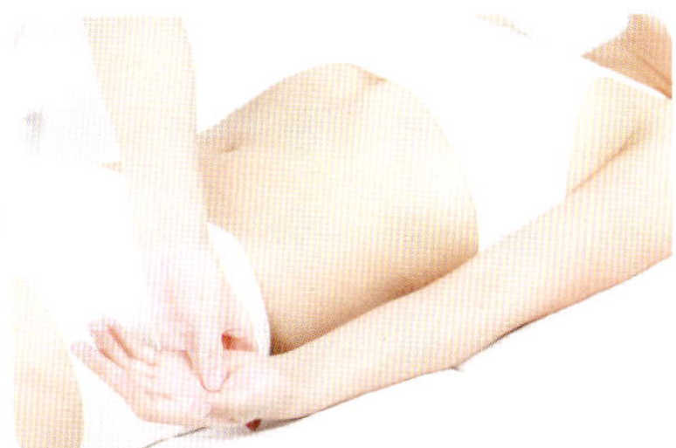

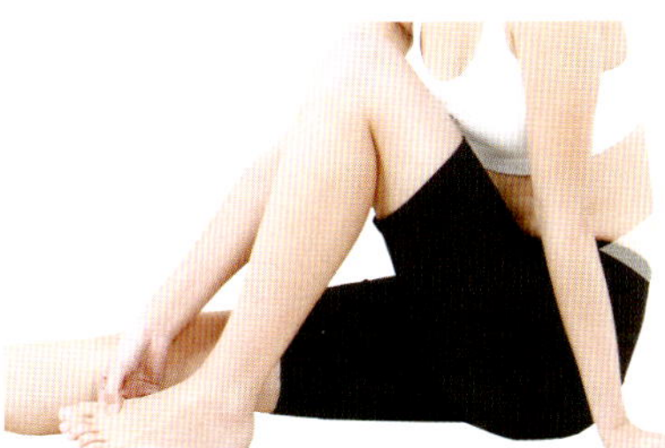

3. 掐按太冲、章门

用拇指蘸取稀释后的薰衣草精油，用力掐按以上两穴各50~100次。能消气除烦，可助产后容易动气、心情烦躁的产妇恢复心情平和。

4. 顶压脚心

将稀释后的薰衣草精油涂于脚心，单手握拳，用食指指间关节用力顶压脚心50次。能调节内分泌、疏通经络、柔肝清心、除烦安神。

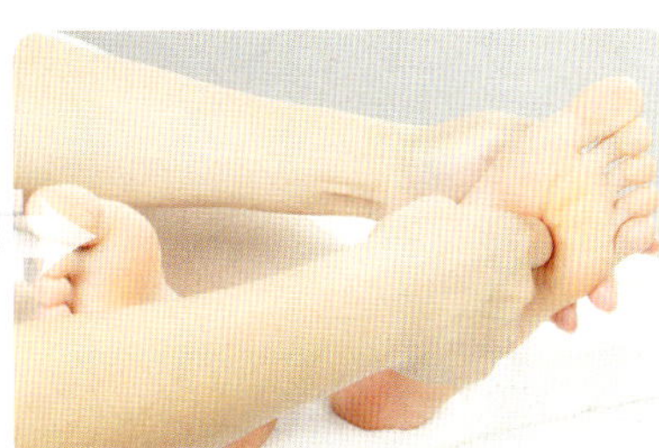

症状18 产后膀大腰圆，快速瘦身有妙招

产后膀大腰圆是女人的硬伤，哺乳期为了宝宝的口粮充足，很多女性摒弃自己爱美的天性，努力吃高营养的食物，断奶后再想减肥就更困难了。其实，在哺乳期就开始用非饮食控制法减肥是最好的，以免脂肪快速填充产后瘪下来的肚子空隙。

花养原则：健脾化湿，利尿消脂，行气通络。

花性专养

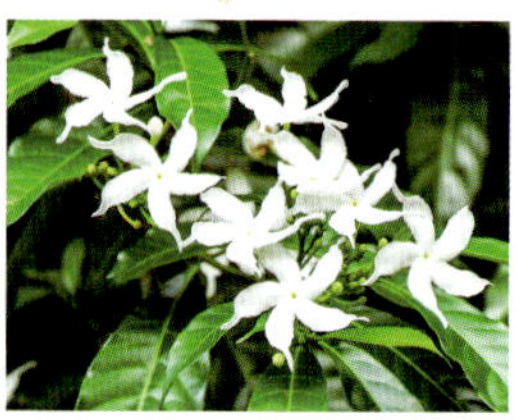

茉莉花

和胃消脂

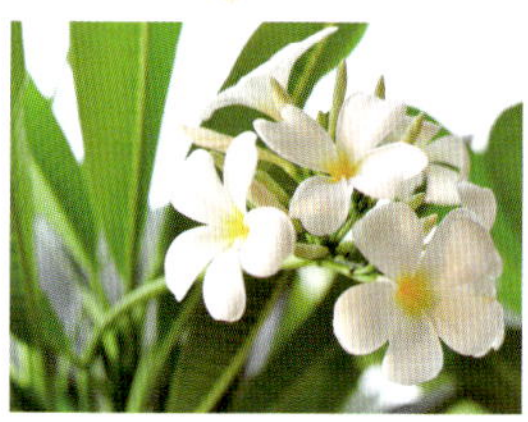

鸡蛋花

清热祛湿

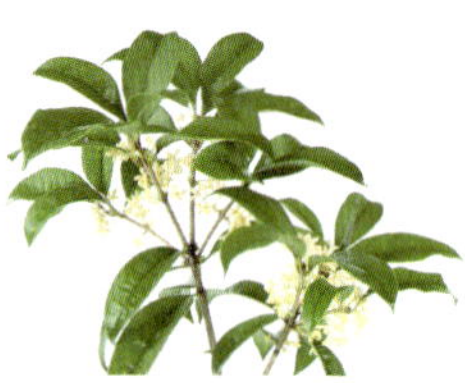

桂花

暖胃化痰

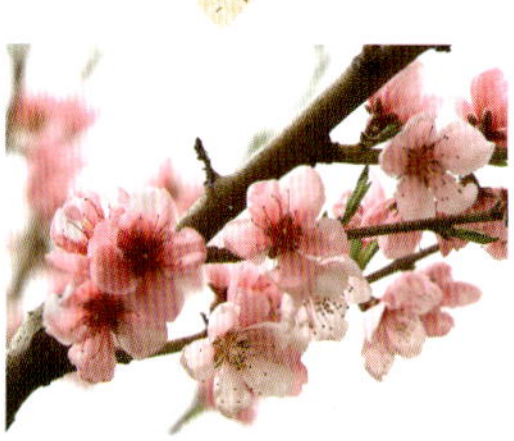

桃花

活血利尿

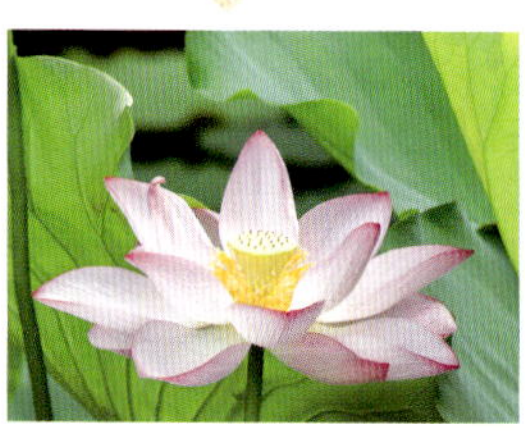

荷花

祛湿通络

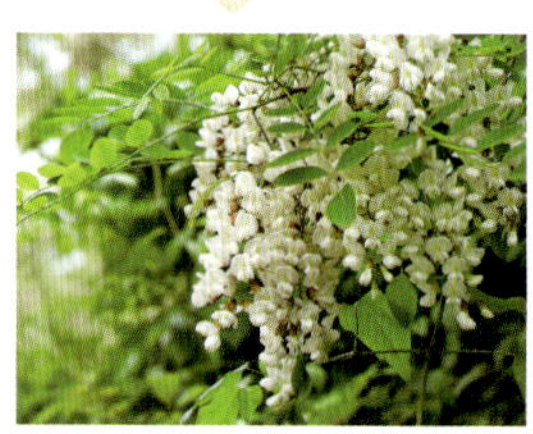

槐花

凉血排毒

精油按摩疗法

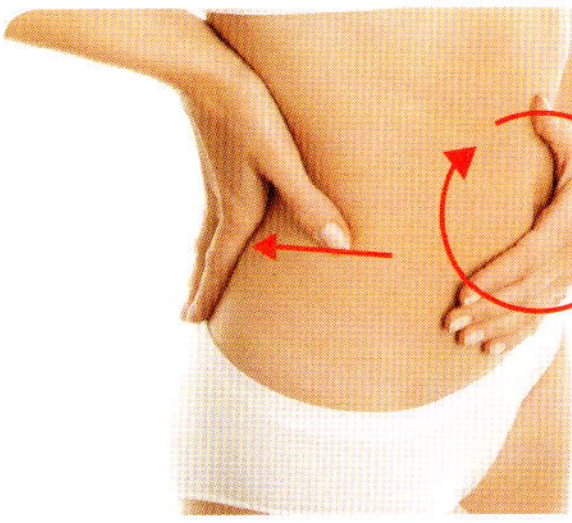

1. 摩腹，抓侧腰带脉

将天竺葵精油稀释成2.5%的浓度，涂抹于腹部和腰侧。以顺时针方向从内向外扩散按摩整个腹部5~10分钟。两手叉腰，拇指与肚脐水平，向后对抓腰侧50~100次。能促进腹部气血循环，增强腹部弹性，减少痰湿在体内堆积，有益减肥。

2. 按揉足三里、三阴交、丰隆、曲池

将天竺葵精油稀释成2.5%的浓度，用拇指指腹蘸取适量精油，按揉以上4穴各10分钟。能健脾和胃、化痰祛湿、清热消脂、舒经通络，能加快体内多余的湿浊排出体外，以达到减肥瘦身的效果。

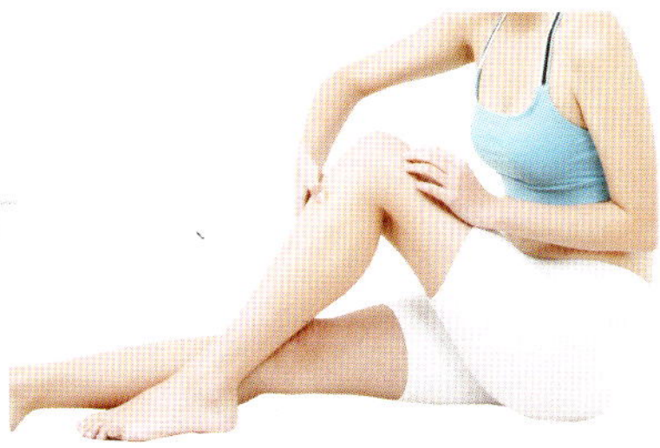

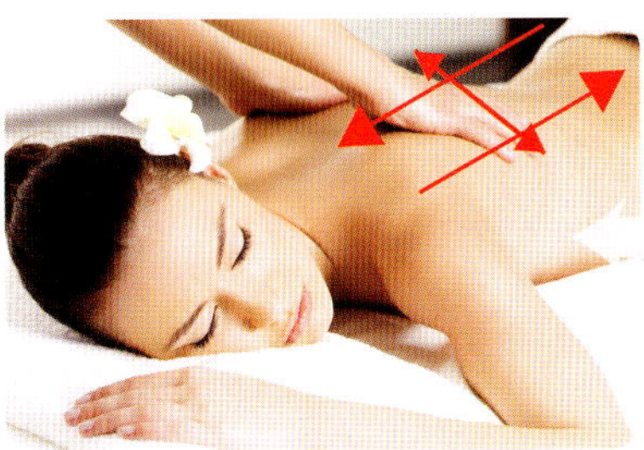

3. 推背，来回推擦背部膀胱经

将天竺葵精油稀释成2.5%的浓度，均匀涂于脊柱两旁。用两手手掌着力，上下来回推擦脊旁50次；再水平来回推擦膈俞穴至胃俞穴的区域100次。能疏通督脉、行气活血、健脾化湿、利尿消肿，促进体内湿毒的排泄，辅助排毒瘦身。

4. 搓手臂，上下摆臂

将天竺葵精油稀释成2.5%的浓度，在手臂涂抹开后，搓手臂至局部微热，再上下摆臂。配合经常抬臂拉伸，能瘦胳膊，缓解手臂肌肉紧张、酸胀疼痛，减少因经常抱小孩导致的手臂肌肉发达、粗壮。

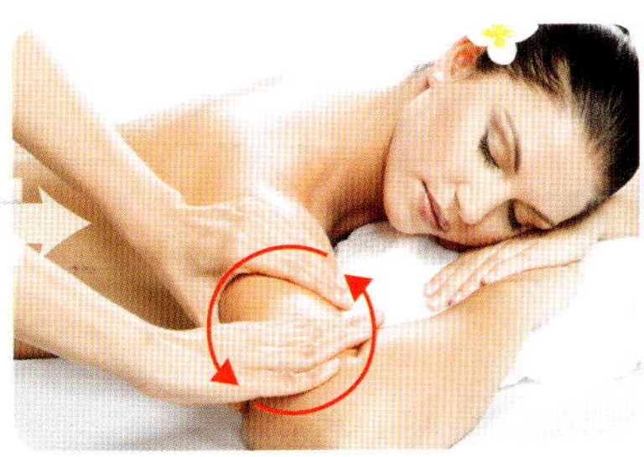

症状19 产后母乳不足，催乳花食按摩方

担心奶粉质量问题，且母乳更有益于宝宝健康，很多妈妈都选择克服困难，自己哺乳。但很多产妇发现自己的乳汁甚少，不够喂养宝宝，就用中药或饮食调理，促进乳汁的生成和分泌。

花养原则：疏肝健脾，补虚生乳，通络下乳。

花性专养

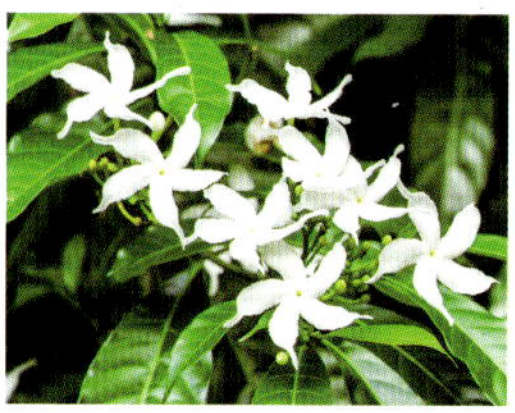

茉莉花

行气和胃

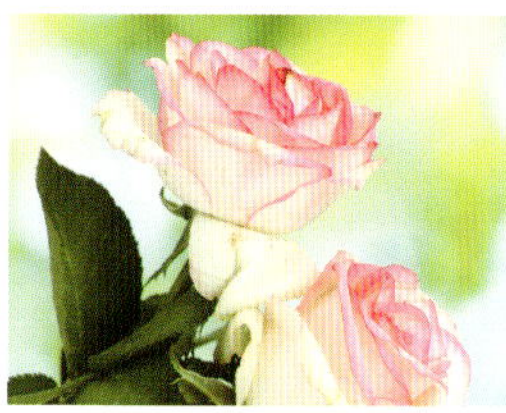

月季花

宽胸通络

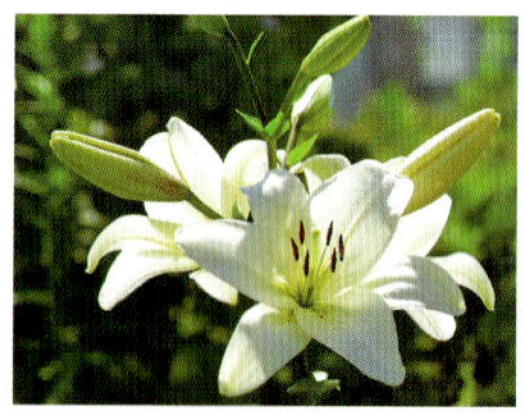

百合花

滋阴开胃

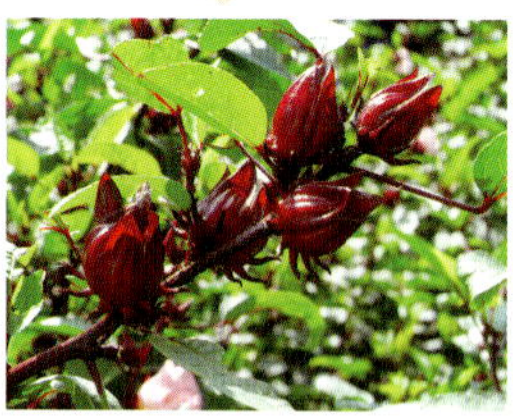

洛神花

生津养血

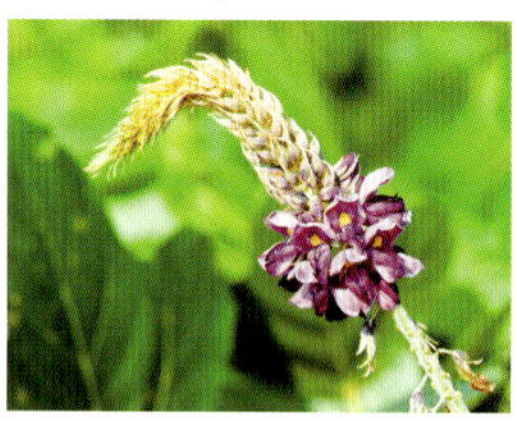

葛花

生津润胃

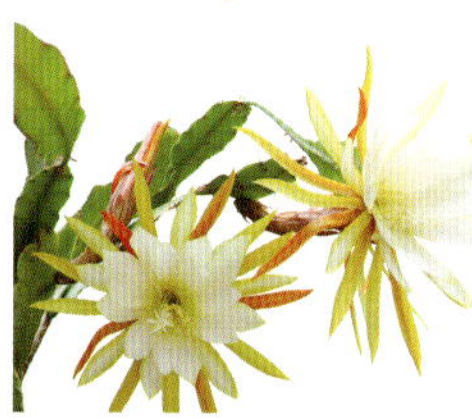

霸王花

润肺通络

哺乳按摩

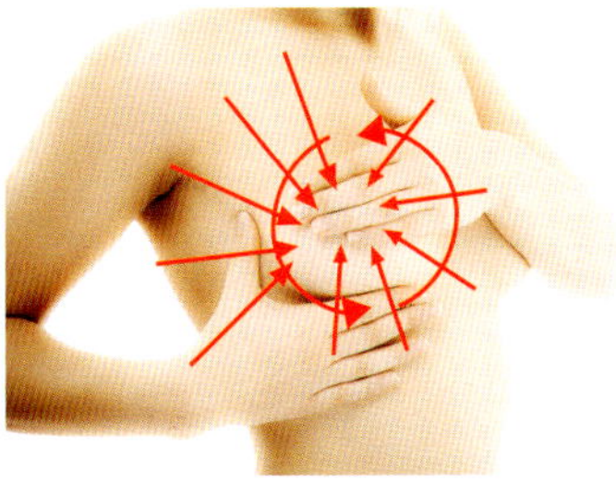

1. 按摩乳房

避开乳头，以内上外下的顺序按摩整个乳房20圈，再从锁骨下、腋窝前往乳头方向疏导按摩20次，接着从乳房其他周边往乳头方向疏导按摩10次，至乳房肿胀感觉减轻。能促进乳腺分泌乳汁，让乳汁从乳腺导管中顺畅流出。

2. 团摩腹部

以肚脐为中心，用整个手掌以顺时针方向团摩腹部10～15分钟，以局部温热舒适为度。能健脾胃、调冲任、固本元，促进营养的消化吸收，使乳汁来源充足。

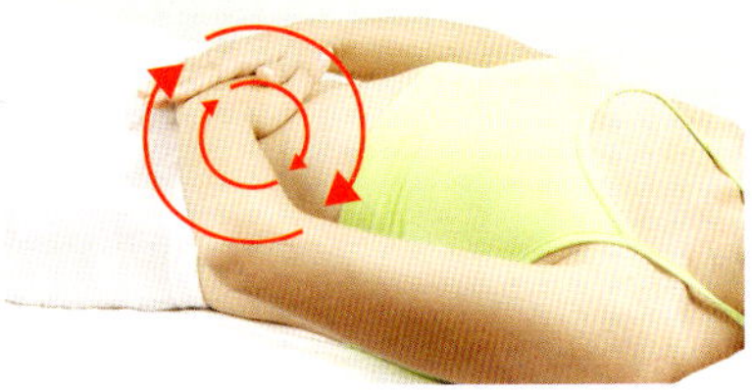

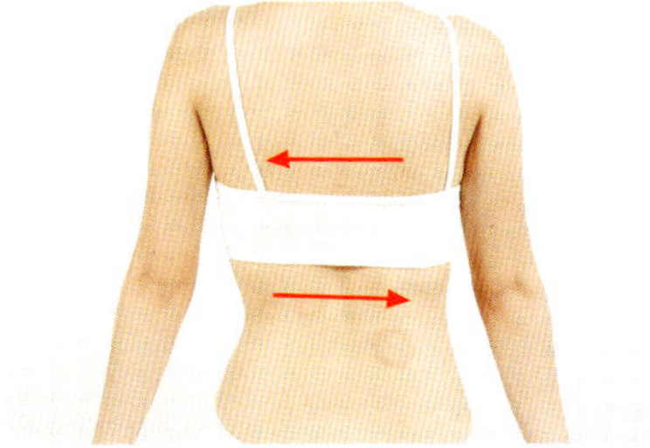

3. 搓摩膈俞、肝俞、脾俞

找到后背膈俞穴、肝俞穴、脾俞穴的位置，用双手来回搓摩，至局部温热发红。能疏通经络、行气血、养脾胃，有益于乳汁的顺畅分泌及营养的吸收利用。

4. 按揉膻中、少泽

用指腹按揉膻中穴5分钟，至局部微红。用拇指、食指、中指相对搓揉两手的小拇指末节至局部微红，然后找到少泽穴，按揉5分钟，歇息1分钟，重复3次。能有效促进产后乳汁的分泌，改善缺乳症状。

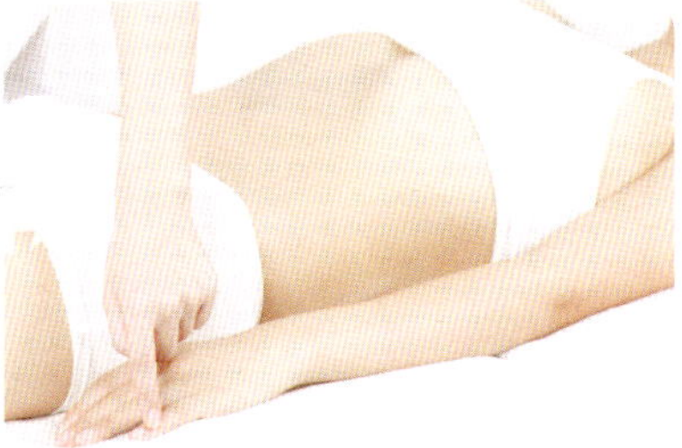

症状20 产后乳房下垂，揉揉按按挺起来

乳房下缘和躯干表面结交之处称之为乳房下皱襞，若乳头位于其下，即是乳房下垂。年轻女性产后很容易造成乳房下垂，一是哺乳停止后，激素水平减低，乳腺萎缩，而皮肤及支撑组织却相应较多；二是减肥速度过快，造成乳房内脂肪组织与皮肤松弛所致。

花养原则：益气固摄，补气养血，调养脾肾。

花性专养

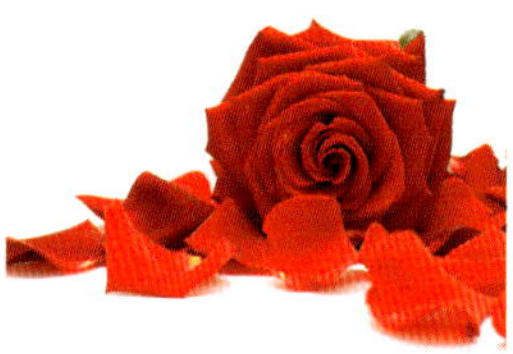

玫瑰花

疏肝健脾

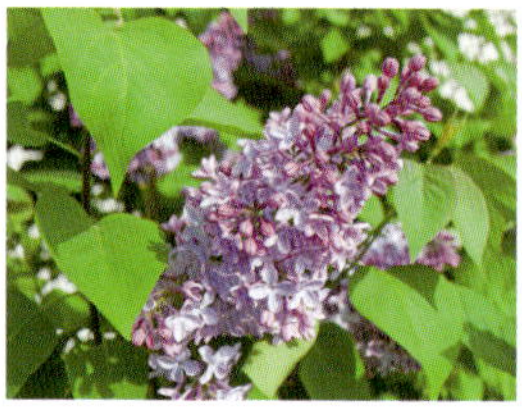

丁香花

健脾益肾

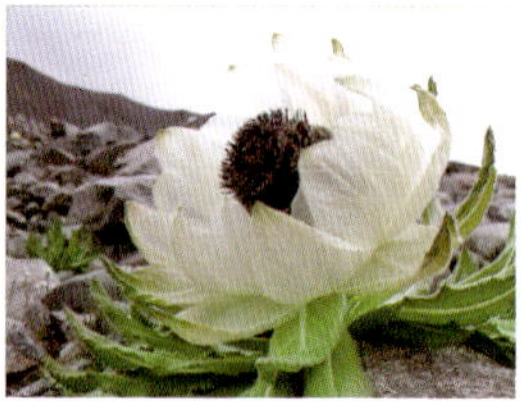

雪莲花

温肾固摄

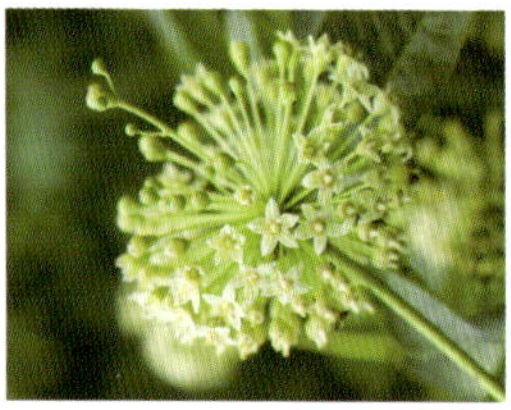

人参花

益气养阴

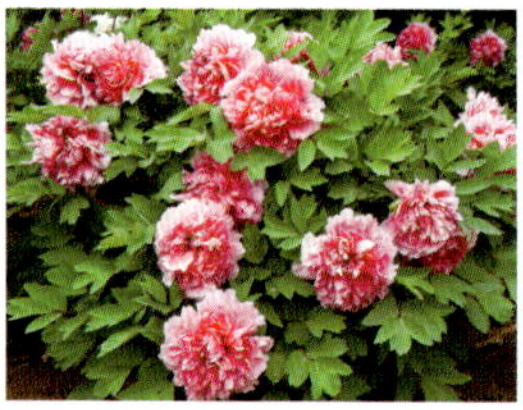

芍药花

柔肝养血

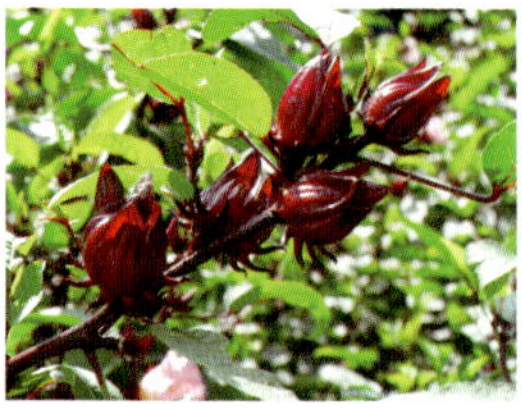

洛神花

生津滋阴

芳香疗法

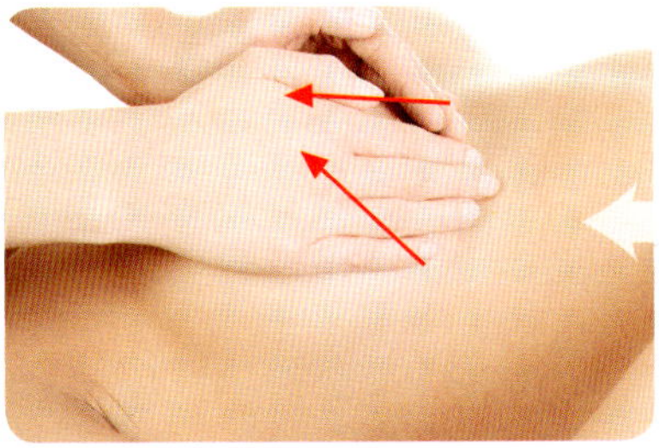

1. 托提乳房

将茉莉花精油稀释成2.5%的浓度，均匀涂抹于两手手掌，用一手的手掌托起一侧乳房，另一手从外下方往内上推托，定型10秒后缓慢放手，重复20遍，一天可多次按摩。茉莉花精油能增加皮肤弹性，结合按摩动作，能预防乳房松弛和下垂。

2. 按摩乳房

将茉莉花精油稀释成2.5%的浓度，均匀涂抹于两乳（除乳头）。避开乳头，以内上外下的顺序按摩两个乳房各20圈；再轻揪乳头数次。能促进乳房气血循环，疏导乳腺及乳导管，减少乳房萎缩，以防止乳房松弛下垂。

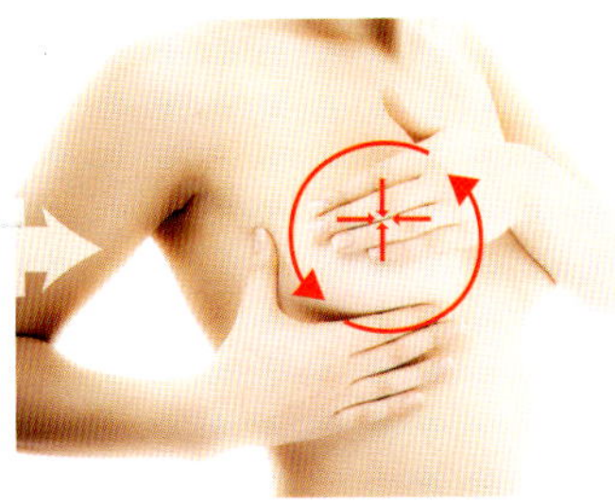

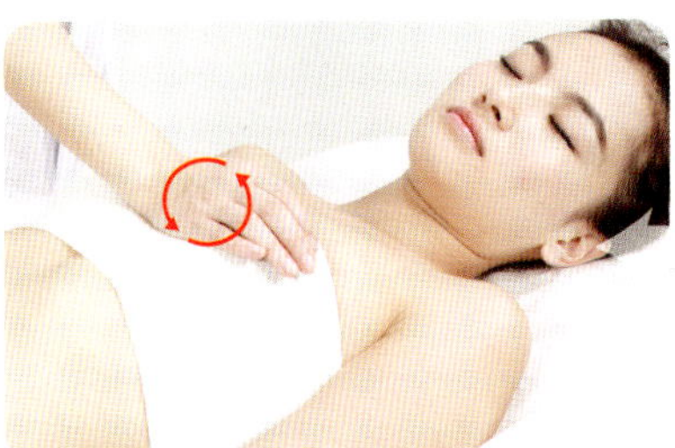

3. 按揉胸骨，捏拿肩井

将茉莉花精油稀释成2.5%的浓度，涂抹于两处。用手掌大鱼际打圈按揉胸骨5分钟；拇指和其余四指相对，捏拿肩井穴50次。能宽胸通络、益气固摄，促进乳房气血循环、淋巴回流，荣养乳房，减少乳房的萎缩，以防止乳房松弛下垂。

4. 摩腹搓背

将茉莉花精油用橄榄油稀释成2.5%的浓度，均匀涂抹于腹部和背部。以顺时针方向按摩整个腹部10分钟。双手从臀前往上搓摩整个背部，先脊旁，逐渐往外，重复多次。能调和阴阳，有助于食物的消化吸收，使气血充足，乳房丰满挺拔。

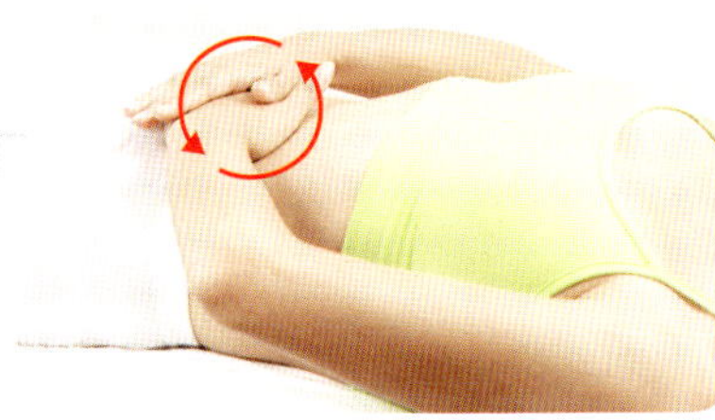

症状21 性福生活，花也能帮忙

随着性观念开放，人们不惧于表达性需求，很多夫妻享受性与爱的过程。但很多女性总是在性爱后感到下腹部不适、下体瘙痒、白带增多，甚至带有血性分泌物，患上妇科病。这可能是因为性交过于频繁、性卫生没有做好、阴道干涩等所致。

花养原则：清热解毒，活血调经，益气养阴，健脾补肾。

花性专养

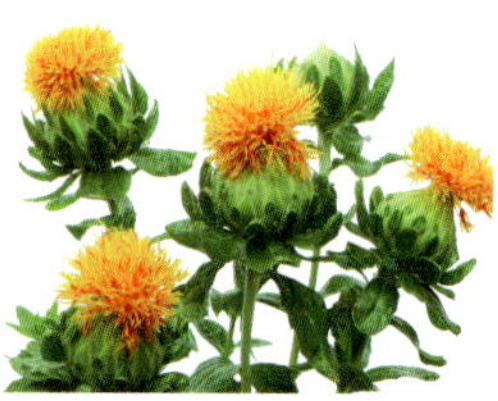

红花

活血调经、消炎止带

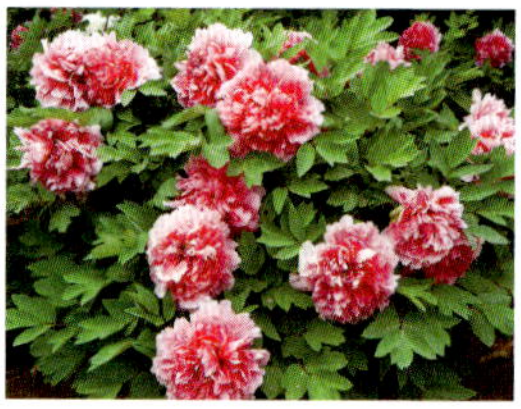

芍药花

柔肝养阴

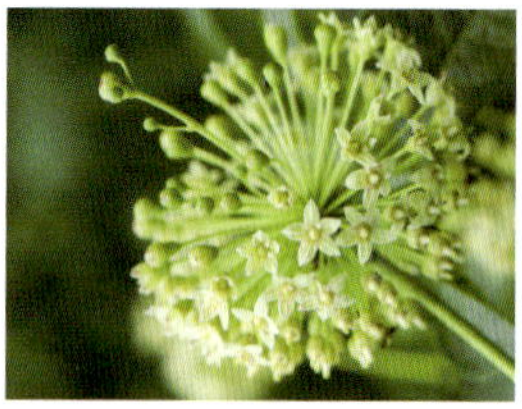

人参花

益气养阴、补肾固本

芳香疗法

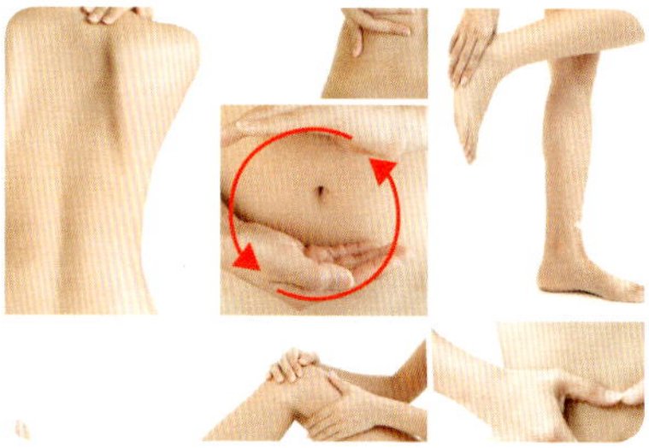

揉胸、摩腹、擦腰、按腿

将橙花精油用橄榄油稀释成2%的浓度，倒适量于手心，两手搓匀。用手沿着胸、腹、腰、腿抹匀，再轻轻按揉、摩擦。能增加敏感度和促进全身气血循环。

Part 05

九种体质，花来调养

《黄帝内经》大致将人的体质分为九种：
平和体质、气虚体质、阳虚体质、阴虚体质、血瘀体质、痰湿体质、湿热体质、气郁体质、特禀体质。
每种体质，有其适宜的寒热温凉花性，
选用对症补虚泻实功效的花，
才能有效改善体质，
使体内阴阳平和，
减少疾病的发生。

体质 01

平和体质：身体协调少生病

平和体质的人，体态适中，面色红润，肌肤润泽，唇色红润，头发稠密有光泽，目光有神，鼻色明润，嗅觉通利，不易疲劳，精力充沛，耐受寒热，饮食正常，睡眠好，二便通畅，舌色淡红、苔薄白，脉和缓有力。这种人性格开朗、社会和自然适应能力强。

易发疾病

平和体质是一种气血阴阳调和、自稳能力强的体质，通常表现为情绪稳定，生活规律，体重波动小等；对于环境和气候的变化适应能力比较强，得病少；生病以后，对治疗的反应敏感，好治，自我康复能力强。

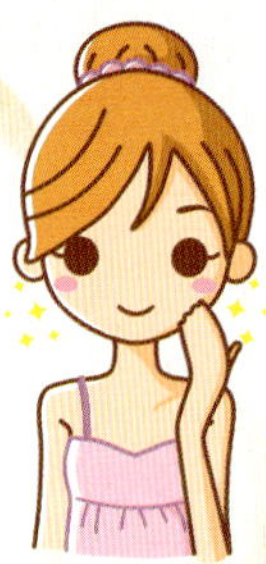

花性宜忌

性质平和、药性温和的花，控制用量，能每天食用。

性温热或寒凉的花，搭上与其相反性质的花，调和寒热，也能长期食用。大寒大热之品单用，偶然为之，不宜长期食用。

适宜花配

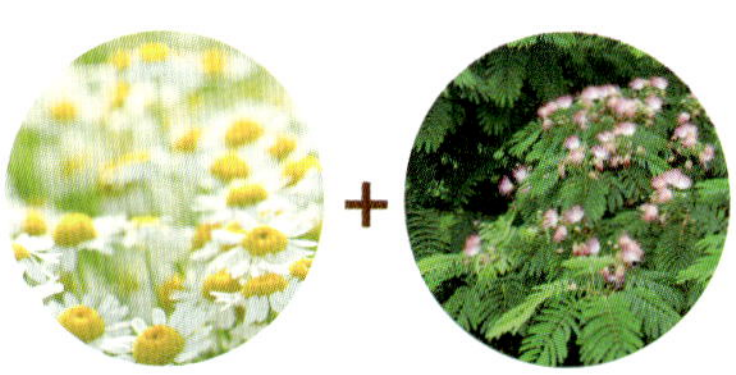

白菊花+合欢花

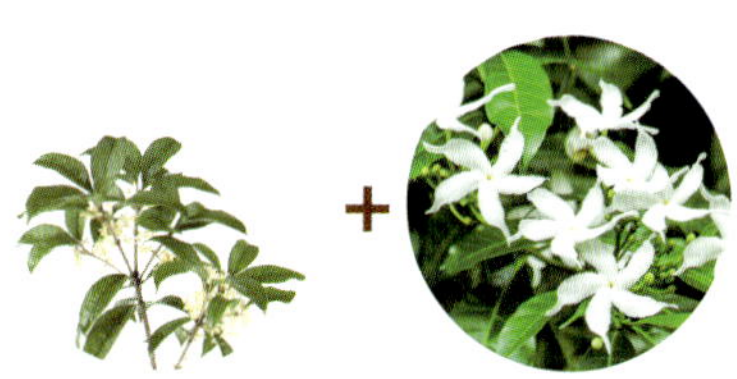

桂花+茉莉花

气虚体质：乏力懒言易感冒

气虚体质的人，肌肉松软不实，面色白或萎黄，肌肤缺少光泽，一般说话没劲、声低句短，经常出虚汗，容易呼吸短促，气短懒言，容易疲乏，精神不振，舌淡红，舌边有齿痕，脉弱。这种人一般性格内向，情绪不够稳定，比较胆儿小，做事不爱冒险。

易发疾病

气虚体质是一种元气不足、不耐受风寒暑湿邪的体质，通常体质较弱；气候或环境变化容易生病，易患感冒、内脏下垂等病；病后康复缓慢，或极易反复。

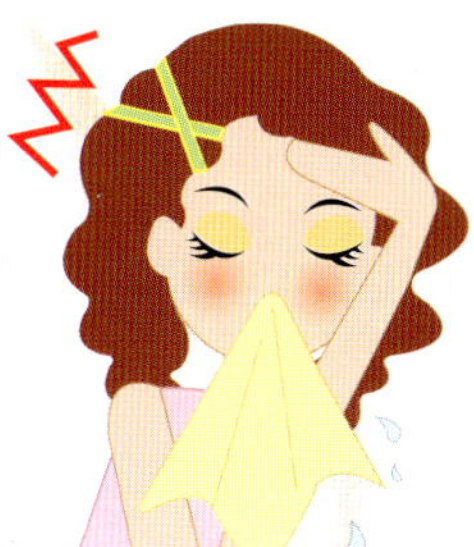

花性宜忌

性平、性温的花较适宜，可搭配少许寒凉的花，起到温补或清补作用的。

若无明显病症，不宜选用大热、大寒性质的花。

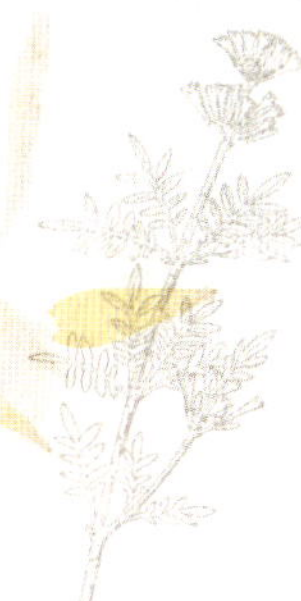

✓适宜花配

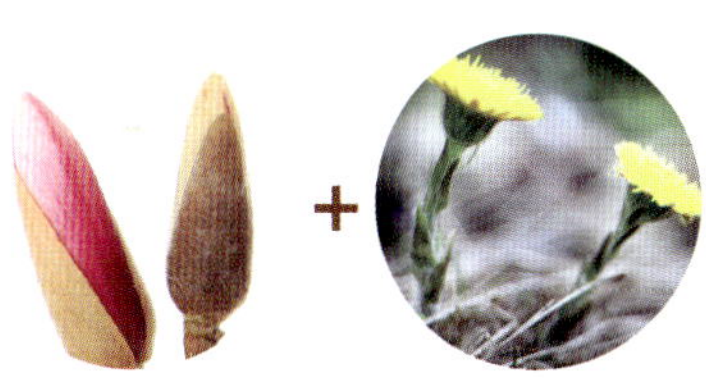

辛夷花+款冬花

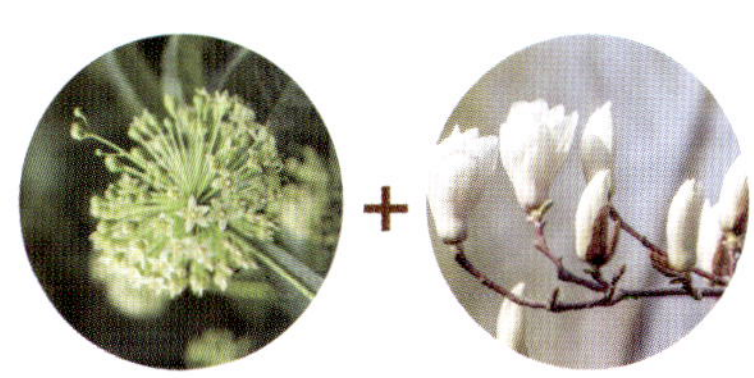

人参花+白玉兰

体质03 阳虚体质：火力不足易受凉

阳虚体质的人，面色苍白、浮肿，明显怕冷，手脚凉过肘膝，口淡不渴，喜食热茶热汤热饭菜，动则心慌、气短、容易出汗，夜间多尿，小便清长或尿少浮肿，大便稀溏，受寒后易腹泻，劳累后浮肿，精神不振，舌淡胖嫩、苔白滑、脉沉迟无力。性格多内向。

易发疾病

阳虚体质的人怕冷不怕热，全年手脚冰凉，穿得比别人厚，夏天不敢吹冷风，吃凉的东西容易拉肚子；耐夏不耐冬，易感受风寒湿邪，患痰饮、肿胀、泄泻、性欲减退、不孕不育等病；病后易从寒化，病程中不容易发热或热势低，呈阴盛阳虚的证状表现。

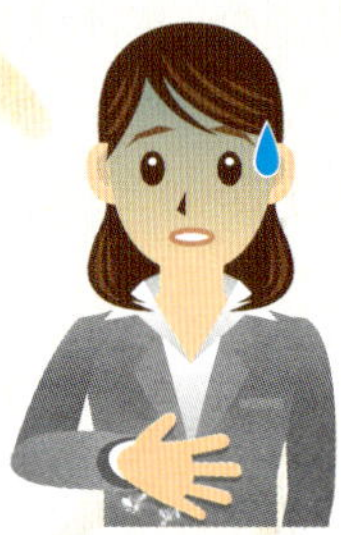

花性宜忌

性温或性平，能起到温补祛寒、通络止痛作用的花适宜。

若无热证，不宜使用寒凉性质的花，或仅用少许搭配使用。

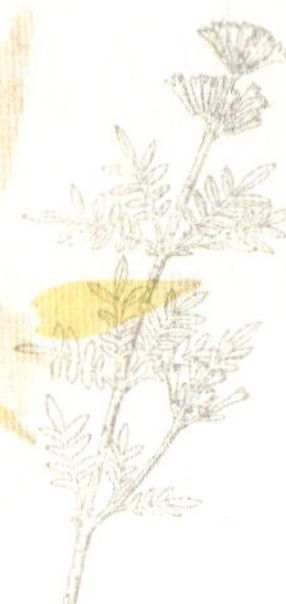

适宜花配

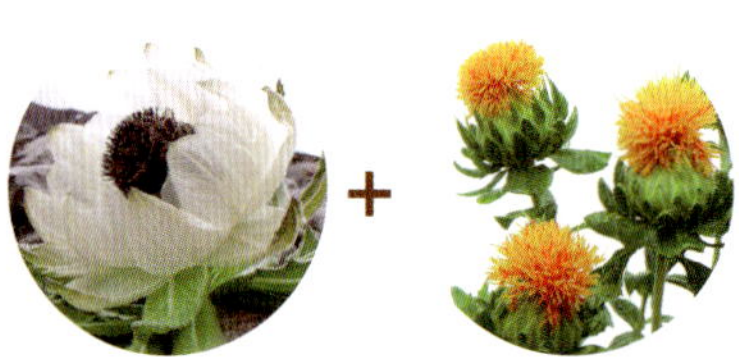

雪莲花+红花

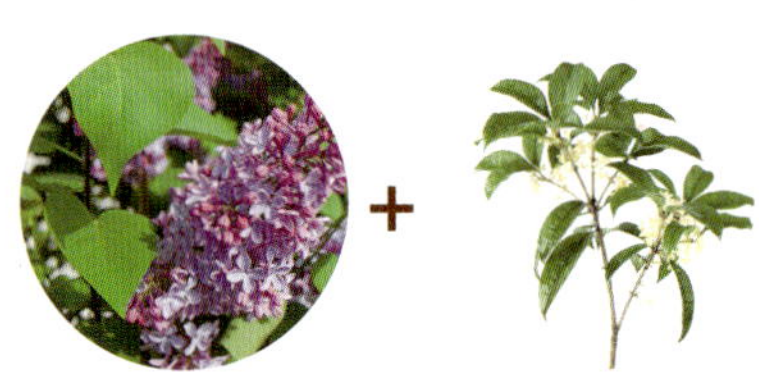

丁香花+桂花

体质 04

阴虚体质：心烦失眠最怕热

阴虚体质的人，体形偏瘦，怕热，经常感到手脚心发热，面颊潮红或偏红，胸闷烦躁，皮肤干燥易生皱纹，口干舌燥，鼻燥易出血，眼睛干涩，口渴喜冷饮，眩晕耳鸣，睡眠差，经常大便干结，小便短而黄，舌质红少津少苔，脉象细弦或数。性格比较外向。

易发疾病

阴虚体质的人阴津亏损、容易干燥、上火，一般形体瘦长；不耐受暑热燥邪，耐冬不耐夏，易患虚劳、失精、失眠、长斑、便秘、咽喉炎、口腔溃疡、胃肠炎等病；感邪易从热化，病中多见发热或干燥症状。

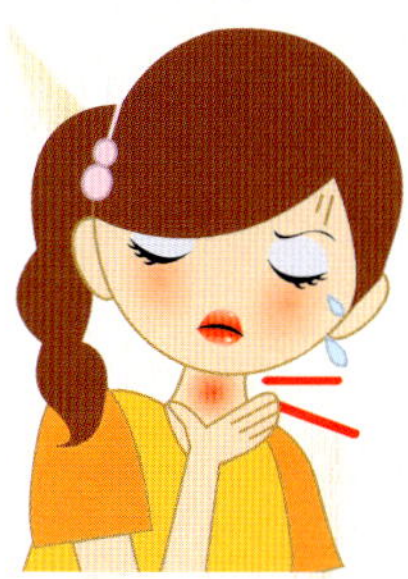

花性宜忌

适合使用性寒凉，有滋阴生津、清热除烦效果的花。

若无寒证，不宜使用温热性质的花，或搭配少许作温通经络之效。

适宜花配

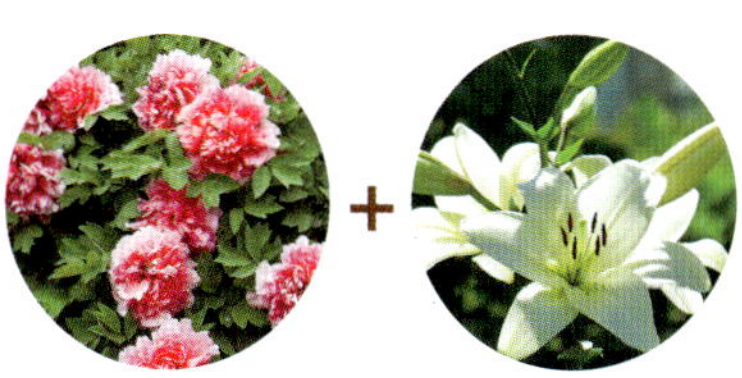

芍药花+百合花

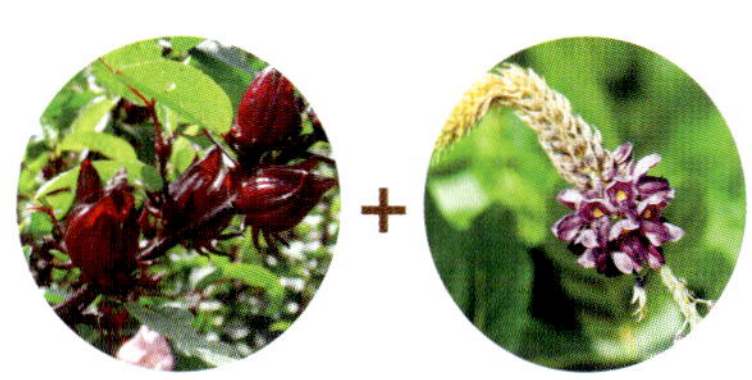

洛神花+葛花

体质 05

痰湿体质：喜食肥甘易肥胖

痰湿体质的人，体形肥胖，腹部肥满而松软，面色黄、胖而暗，眼胞微浮，面部皮肤油脂较多，多汗且黏，经常感觉脸上有一层油，多喜食肥甘，口黏腻或甜，身重不爽，大便正常或不实，小便不多或微混，容易困倦，舌胖大、苔白腻、脉滑。性格偏温和稳重。

易发疾病

这类人痰湿内盛、阳气被困、气机不升，多见于心宽体胖者；对梅雨季节及潮湿环境适应能力差，易患湿证、糖尿病、高血压、中风、不孕、眩晕等病症；病程缠绵，容易反复。

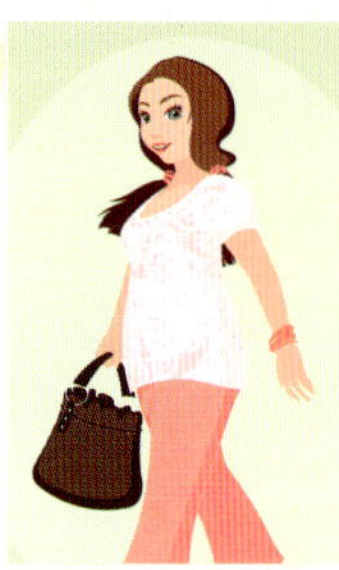

花性宜忌

花性应根据寒证还是热证对症使用，热者寒之，寒者热之，达到化痰祛湿通络的效果。

因痰湿多有经络、阳气瘀阻不通，所以一般会搭配少许行气温通之效的花。

适宜花配

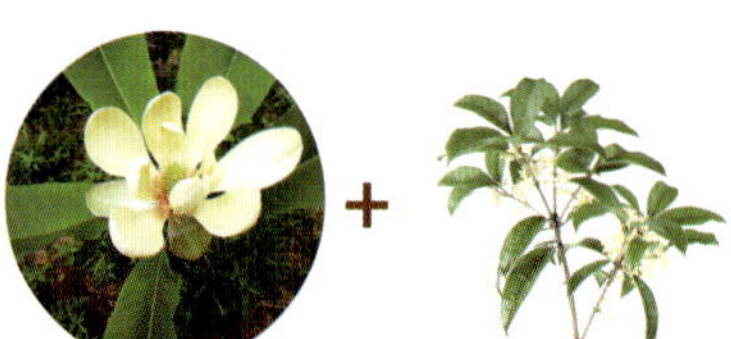

厚朴花+桂花

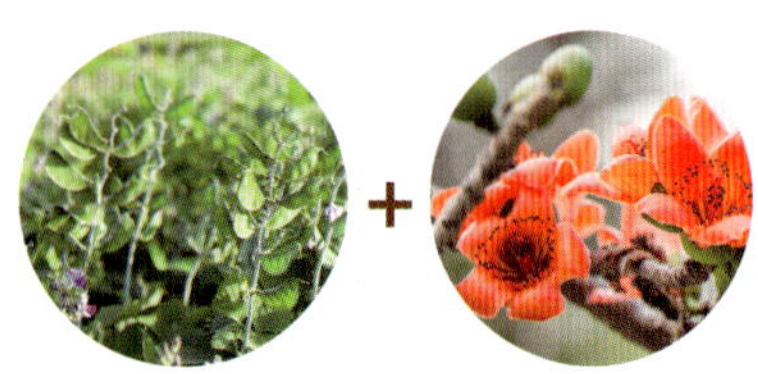

扁豆花+木棉花

体质 06

湿热体质：油光满面爱长痘

湿热体质的人，头面油腻，常生粉刺、疮疖，容易口臭，汗臭味大，汗液发黄，小便浓黄、味道大，大便很臭，下体外阴异味较大，白带色黄，胸闷口苦，烦躁易怒，出汗身热不减，食欲不振，口渴不欲饮，舌偏红、苔黄腻、脉滑数。性格多急躁易怒。

易发疾病

湿热体质的人，肝胆郁结化热、脾胃积滞化湿、湿热互结内蕴，多见于急性子；对夏末秋初湿热气候、湿重或气温偏高环境较难适应，易患脂溢性脱发、痤疮、泌尿道感染、带下病、黄疸等病症；感邪容易化热，多反复发作。

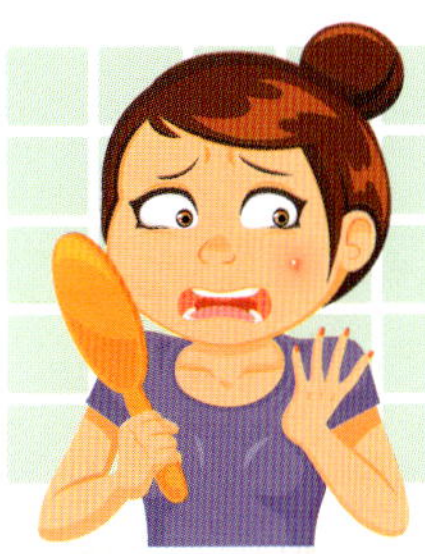

花性宜忌

宜重用性寒凉的花，达到清热化湿排毒的效果。

辅以少许行气活血（多为温性）的花，以助清利之功。

适宜花配

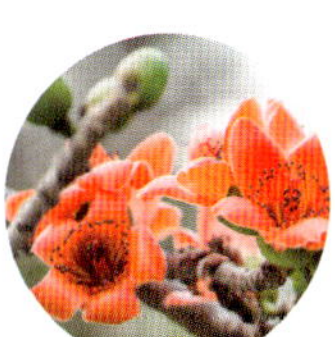 + 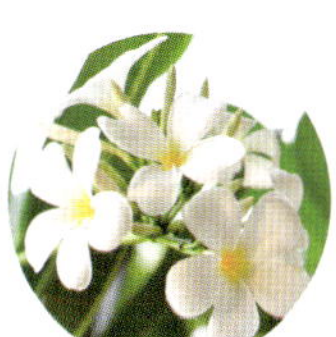

木棉花+鸡蛋花

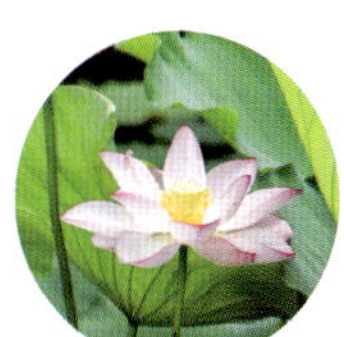 + 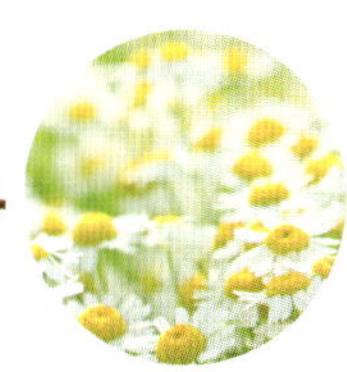

荷花+菊花

体质 07 血瘀体质：常见瘀斑与疼痛

血瘀体质的人，头发易脱落，肤色暗沉易出现瘀斑，唇色暗紫，眼眶暗黑，牙龈容易出血，眼有红丝，皮肤常干燥、粗糙，常出现身体疼痛，容易烦躁，记忆力也不太好，容易健忘，舌暗或有瘀点，舌下络脉紫暗或增粗，脉细涩。大部分人长期心情抑郁。

易发疾病

血瘀体质以血液瘀滞、脉络不通为特点，面色暗沉、容易出血；不耐受寒邪，易患肿瘤、偏头痛、痹症、出血、痛经、心血管疾病等病症；久了容易化热，出现干渴烦躁；病程多较长。

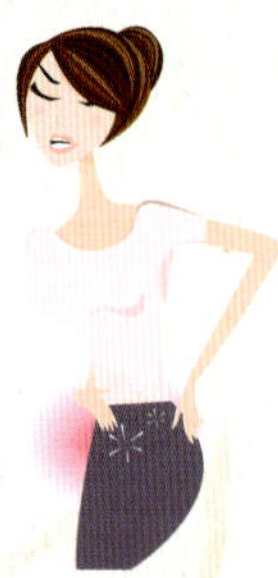

花性宜忌

血瘀需区分属寒证还是有热证，寒者温通，热则凉行。

气行则血行，常搭少许行气作用的花。

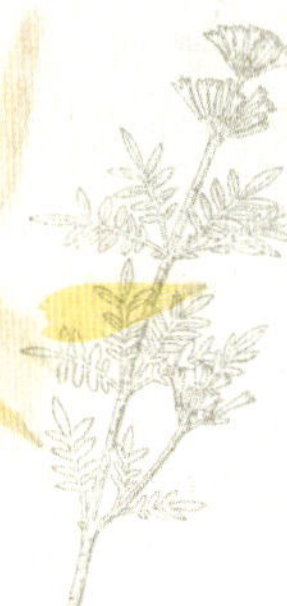

适宜花配

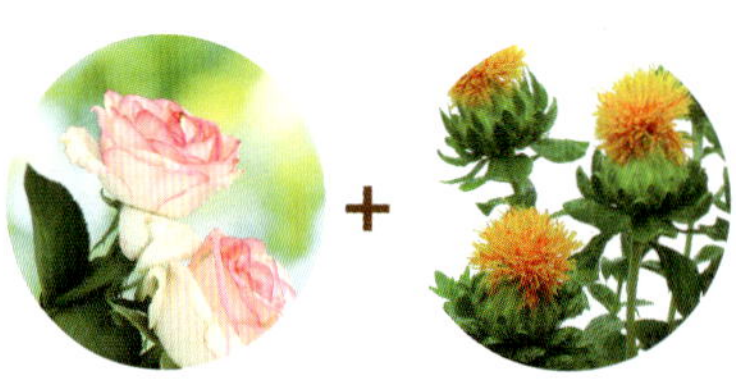

月季花+红花

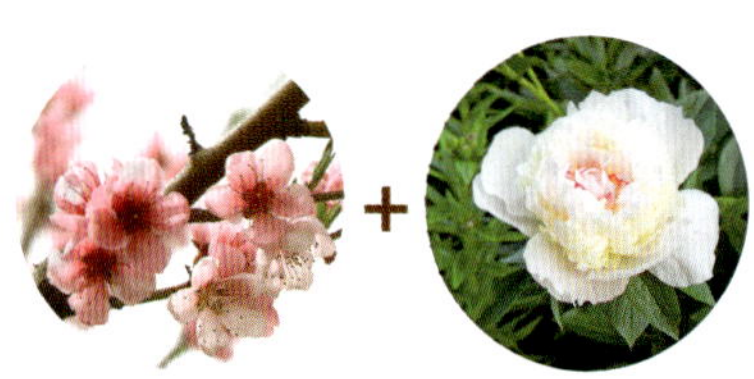

桃花+牡丹花

体质 08

气郁体质：爱生闷气胁胀痛

气郁体质的人，以形体瘦者为多，面色苍暗或萎黄，食欲不振，经常闷闷不乐，多愁善感，容易心慌失眠，一旦生病则胸肋胀痛或窜痛，舌淡红，苔薄白，脉弦。性格内向不稳定、忧郁脆弱、敏感多虑。

易发疾病

气郁体质以体内气机郁滞不通为特点，情绪压抑的人多见；对精神刺激适应能力较差，不适应阴雨天气，易患脏躁、梅核气、抑郁症、乳腺增生等；病情长短、轻重多和情绪相关。

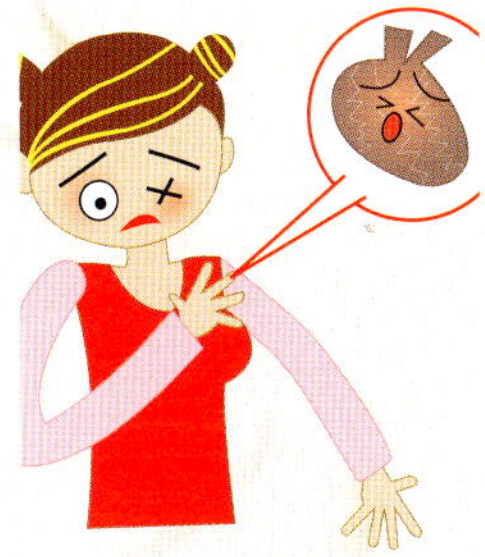

花性宜忌

多用有疏肝行气解郁药效的花，有热证选性寒凉之品，有痛证选性温热之品。

肝体阴用阳，常添滋润柔肝的花一起用。

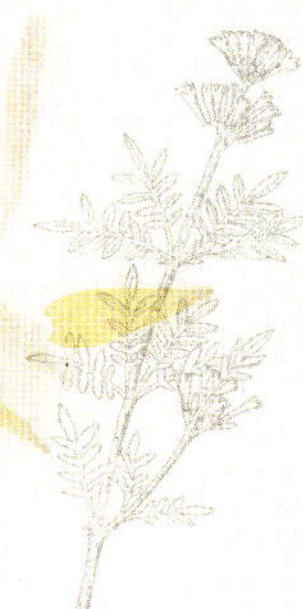

适宜花配

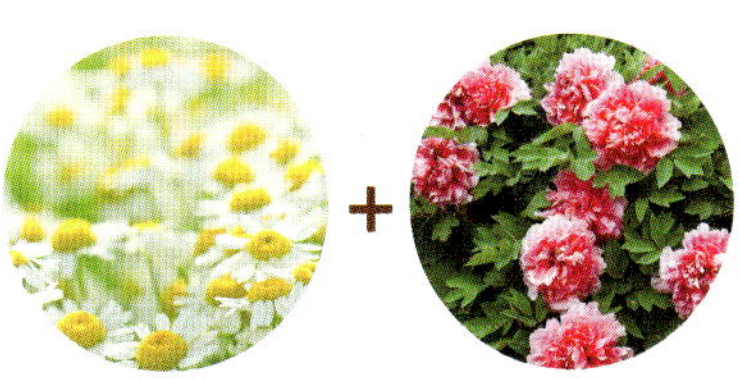

菊花+芍药花

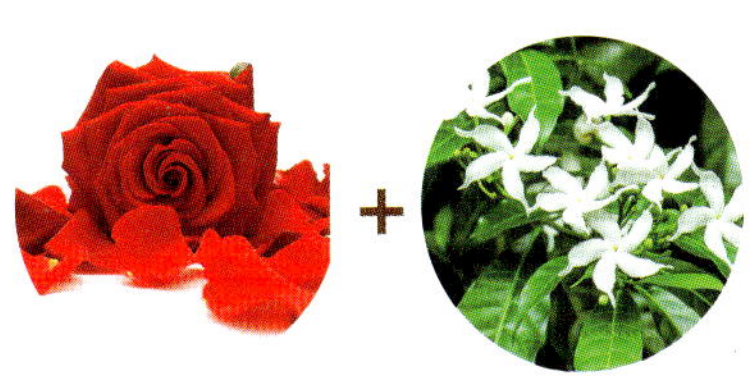

玫瑰花+茉莉花

09 体质 特禀体质：多为遗传常过敏

特禀体质的人，包括因过敏源如花粉、食物、油漆等诱发过敏现象的过敏体质者；血友病、先天愚型等遗传性疾病患者；五迟（立迟、行迟、发迟、齿迟和语迟）、五软（头软、项软、手足软、肌肉软、口软）、解颅、胎惊等胎传性疾病患者。无性格特异性。

易发疾病

特禀质多是遗传所致，若为过敏体质应尽量减少接触过敏源，如花粉过敏春季减少外出，芒果过敏则不食该物；若发病，以缓解症状为主。

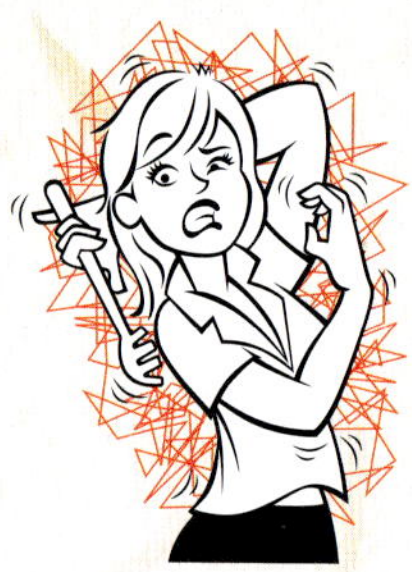

花性宜忌

过敏体质的人切忌远离会致敏的花，更不宜食用该花，多选用性质温和不易致敏的花。

辨别属于其余8种哪类体质而用花。

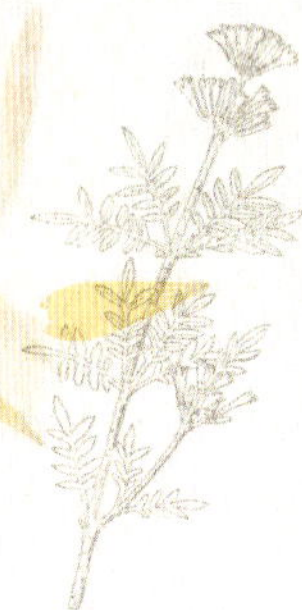

适宜花配

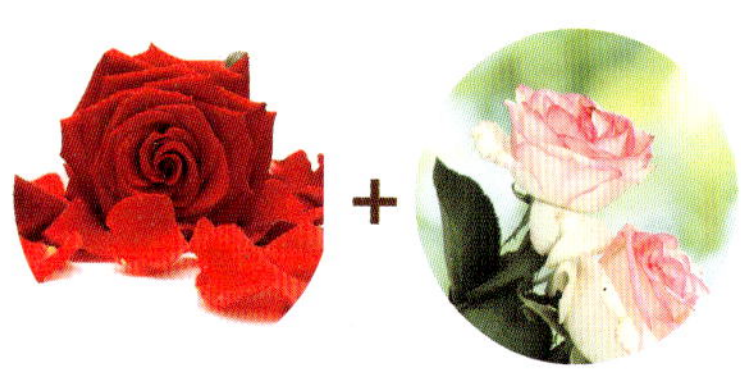

玫瑰花+月季花

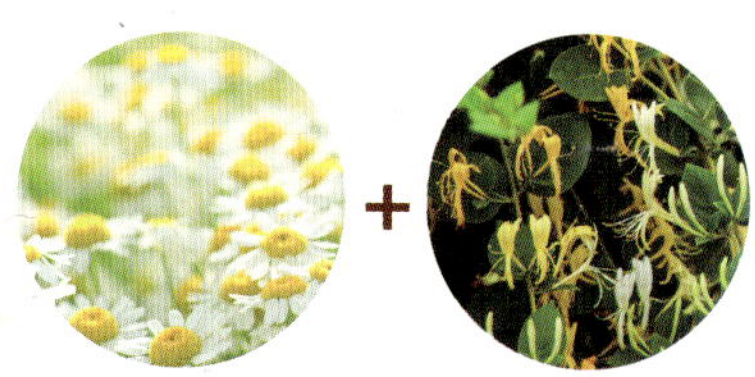

菊花+金银花